普通高等教育中医药类创新课程"十四五"精品教材
全国高等中医药院校教材

医用物理学

供中医类·临床医学·预防医学·口腔医学
·康复治疗学等专业用

主 编

韦相忠　郭晓玉

副主编

邬家成　杨林静　袁　颖

汪　捷　叶　红　王蕴华

主 审

邵建华

上海科学技术出版社

图书在版编目（CIP）数据

医用物理学 / 韦相忠，郭晓玉主编. -- 上海 ： 上
海科学技术出版社，2023.12
　　普通高等教育中医药类创新课程"十四五"精品教材
全国高等中医药院校教材
　　ISBN 978-7-5478-6395-4

　　Ⅰ．①医… Ⅱ．①韦… ②郭… Ⅲ．①医用物理学－
中医学院－教材 Ⅳ．①R312

中国国家版本馆CIP数据核字（2023）第207426号

医用物理学

主编　韦相忠　郭晓玉

上海世纪出版(集团)有限公司
上 海 科 学 技 术 出 版 社 　出版、发行
（上海市闵行区号景路 159 弄 A 座 9F - 10F）
邮政编码 201101　　www.sstp.cn
上海盛通时代印刷有限公司印刷
开本 787×1092　1/16　印张 15.5
字数 360 千字
2023 年 12 月第 1 版　2023 年 12 月第 1 次印刷
ISBN 978 - 7 - 5478 - 6395 - 4/O·121
定价：58.00 元

编 委 会 名 单

编 写 说 明

为适应新时代我国高等医药教育教学改革发展和高等医药院校物理学现代化教育的需要，落实高校立德树人的根本任务，根据教育部大学物理课程教学指导委员会制定的《医药类专业大学物理课程教学基本要求》，构建与新时代、新医科发展相匹配的大学物理课程新体系尤为重要。本教材是普通高等教育中医药类创新课程"十四五"精品教材和全国高等中医药院校教材，由全国9所高等中医药院校从事大学物理教学的21位教学经验丰富的老师组成编委会，结合高等中医药院校的特点和各个院校的教学实践经验以及参考国内外同类教材编写而成，供高等中医药院校医学类相关本科专业学生学习使用，也可供各医药院校、医疗行业领域从事与物理学科相关的医药工作者参考使用。

医用物理学是全国各类医药院校医学类本科专业开设的一门必修课程，在培养医学类专业人才教育中起着其他学科不可替代的作用，特别是在能力和素质培养方面起着极其重要的作用，也是医学类专业学生后续专业课学习的必备基础。在新时代和"新工科、新医科、新农科、新文科"背景下，作为从事医学相关专业基础课程医用物理学一线教学的老师，迫切需要将学科前沿成果和与医学相关知识融入课堂教学中，广大师生也急需适应这一要求的相应教材。本教材编写过程中遵从两个原则，一是着重保持物理学知识体系的系统性和完整性，注意理论联系实践；二是在内容选取及结构设计上充分体现物理学科与医学学科的紧密衔接的特点，编写时着重选取一些与医学相关的内容作为切入点，多选一些与医学相关的例题、习题、拓展阅读材料等，内容突出专业交叉和相关知识的最新应用等。同时，高度契合国家执业医师考核制度改革和国家创新型人才培养战略的要求。全书共11章，分别是力学基础知识，流体动力学，液体的表面现象，振动和波，声，静电场，直流电，电磁现象，波动光学，量子力学基础，X射线，原子核和放射性。在教材内容、结构设计和编写、出版过程中，多次论证，层层把关，采用多层次、多视角的展示形式，使读者能够很自然地认识到物理学与自己专业知识内在的必然联系，充分激发学生学好医用物理学的动力，积蓄专业课程学习潜能，提高科学素养，培养爱国情怀。本教材为融合教材，拓展了数字教学配套资源，以扫描二维码作为本课程学习的辅助模式，包括学习课件、拓展阅读和课程思政、拓展练习及答案、课后习题答案等板块，这是出版融合发展方面的积极创新，对切实提高教学质量，促进学生学习和练习、推动本课程建设有着重要意义。

本教材编者多为具有丰富教学实践经验的本校本学科的学科带头人，其中包括历任教育部高等学校大学物理课程教学指导委员会委员1人。编者充分利用网络资源，通过线上、线下各种交流研讨的机会并结合各自多年的教学实践体会,精心编写。全书结构紧密、内容经典、语言精练、配套阅读资料丰富,任课老师在基本要求的范围内可根据各自学校教学安排的实际情况灵活选取,对教学内容可做适当调整。

　　本教材的编写工作,得到广西中医药大学、上海中医药大学、河南中医药大学以及各参编单位领导的关心和支持,各位参编老师付出了辛勤的劳动,在此一并表示衷心的感谢!教材建设是一项长期任务,本教材中难免存在不足之处,恳切期望同行、读者提出宝贵意见和建议,以便进一步修订,使其更臻完善。

《医用物理学》编委会

2023 年 9 月

本书配套数字教学资源

微信扫描二维码,加入医用物理学读者交流圈,获取配套教学视频、学习课件、课后习题和沟通交流平台等板块内容,夯实基础知识

目　　录

第一章　　力学基础知识 / 1

第一节　刚体的转动 / 2

一、刚体定轴转动的描述 / 2

二、刚体转动的动力学 / 5

三、陀螺的进动 / 13

第二节　物体的弹性 / 15

一、正应力和正应变 / 15

二、切应变和切应力 / 18

三、体应变和体应力 / 20

第三节　骨骼和肌肉的力学性质 / 21

一、骨骼的力学性质 / 21

二、肌肉的力学性质 / 22

小结 / 24

习题 / 25

第二章　　流体动力学 / 28

第一节　理想流体的稳定流动 / 28

一、描述流体运动的基本概念 / 28

二、连续性方程 / 30

三、理想流体的伯努利方程 / 31

四、连续性方程和伯努利方程的应用 / 32

第二节　黏性流体的流动和血液的流动 / 35

一、牛顿黏滞性定律 / 35

二、层流、湍流和雷诺数 / 36

三、泊肃叶定律 / 37

四、斯托克斯定律 / 38

五、血液的流动 / 39

小结 / 41

习题 / 43

第三章　液体的表面现象 / 45

第一节　液体的表面张力和表面能 / 45

一、液体的表面张力 / 45

二、表面能 / 48

第二节　弯曲液面的附加压强 / 48

第三节　毛细现象和气体栓塞现象 / 50

一、润湿与不润湿现象 / 50

二、毛细现象 / 51

三、气体栓塞现象 / 52

第四节　表面活性物质与表面吸附 / 53

附：肺泡的物理现象 / 55

小结 / 55

习题 / 56

第四章　振动和波、声 / 57

第一节　简谐振动 / 57

一、简谐振动方程 / 57

二、简谐振动的特征量 / 58

三、简谐振动的旋转矢量表示法 / 61

四、单摆和复摆 / 62

五、简谐振动的能量 / 64

第二节　简谐振动的合成 / 65

一、同方向同频率简谐振动的合成 / 66

二、同方向不同频率简谐振动的合成 / 68

第三节　阻尼振动、受迫振动和共振 / 69

一、阻尼振动 / 69

二、受迫振动、共振 / 71

第四节　机械波 / 72

一、机械波的产生和传播 / 72

二、平面简谐波的波动方程 / 76

三、波的能量、能流密度 / 81

第五节　波的干涉 / 84

一、惠更斯原理 / 84

二、波的干涉 / 85

第六节　声波 / 91

一、声波的分类 / 91

二、声压 / 91

三、声强 / 91

四、声强级与响度 / 92

五、听觉域 / 92

六、超声波在医药上的应用 / 93

第七节　多普勒效应 / 93

一、波源不动,观测者相对介质运动 / 93

二、观测者不动,波源相对介质运动 / 94

三、波源与观测者同时相对介质运动 / 95

四、多普勒效应的应用 / 95

小结 / 96

习题 / 97

第五章　　静电场 / 100

第一节　库仑定律和电场强度 / 100

一、库仑定律 / 100

二、电场和电场强度 / 101

第二节　静电场的高斯定理 / 104

一、电场线和电通量 / 105

二、高斯定理及其应用 / 106

第三节 静电场的电势 / 109

一、电场力所做的功 / 109

二、电势与电势差 / 110

三、电场强度与电势的关系 / 113

第四节 电偶极子、电偶层和心电知识 / 114

一、电偶极子 / 114

二、电偶层 / 115

三、心肌细胞的电偶极矩 / 116

四、心电向量和心电向量环 / 117

五、心电图的形成 / 118

第五节 电容器和静电场的能量 / 118

一、电容器的能量 / 118

二、静电场的能量 / 120

小结 / 120

习题 / 121

第六章 直流电 / 122

第一节 恒定电流 / 122

一、电流密度 / 123

二、欧姆定律的微分形式 / 123

三、电流的功和功率 / 124

第二节 直流电路 / 125

一、一段含源电路的欧姆定律 / 125

二、基尔霍夫定律 / 127

三、电泳和电疗 / 130

小结 / 131

习题 / 132

第七章 电磁现象 / 134

第一节 磁场和磁感应强度 / 134

一、磁场 / 134

二、磁感应强度 / 135

三、毕奥—萨伐尔定律 / 135

四、磁通量和磁场中的高斯定理 / 136

五、安培环路定理 / 138

第二节　磁场对运动电荷的作用 / 139

一、洛伦兹力 / 139

二、质谱仪 / 139

三、霍尔效应 / 140

第三节　磁场对载流导体的作用 / 141

一、安培力 / 141

二、磁场对载流线圈的作用 / 142

第四节　电磁感应 / 143

一、电磁感应定律 / 143

二、电磁感应的本质 / 144

三、自感和互感 / 146

小结 / 148

习题 / 151

第八章　　波动光学 / 154

第一节　光的干涉 / 154

一、光的相干性 / 154

二、光程和光程差 / 155

三、杨氏双缝干涉实验 / 156

四、洛埃镜实验 / 158

五、薄膜干涉 / 159

第二节　光的衍射 / 161

一、惠更斯—菲涅耳原理 / 161

二、单缝衍射 / 161

三、圆孔衍射 / 163

四、光栅衍射 / 164

第三节　光的偏振 / 165

　　一、自然光和偏振光 / 165

　　二、起偏器和检偏器 / 166

　　三、马吕斯定律 / 167

　　四、光的双折射现象和布儒斯特定律 / 167

　　五、物质的旋光性 / 168

第四节　光的吸收 / 169

　　一、光的吸收性质 / 169

　　二、吸收定律和朗伯—比尔定律 / 170

小结 / 170

习题 / 172

第九章　量子力学基础 / 173

第一节　黑体辐射 / 173

　　一、黑体辐射问题 / 173

　　二、普朗克能量量子化假设 / 174

第二节　光电效应 / 176

　　一、光电效应问题 / 176

　　二、爱因斯坦光子假设 / 177

第三节　康普顿效应 / 178

　　一、康普顿效应 / 178

　　二、光子理论对康普顿效应的解释 / 178

第四节　玻尔氢原子理论 / 179

　　一、氢原子光谱 / 179

　　二、玻尔的氢原子理论模型 / 179

　　三、四个量子数 / 182

第五节　物质波及其波动性 / 183

　　一、德布罗意物质波 / 183

　　二、波函数及其统计解释 / 185

　　三、不确定关系 / 186

第六节　激光 / 187

一、激光的发展历程和基本原理 / 187

二、激光的特点和激光器的分类 / 190

三、激光在生物医学的应用 / 192

小结 / 195

习题 / 196

第十章　　X射线 / 197

第一节　X射线的产生及基本性质 / 197

一、X射线的产生 / 197

二、X射线的强度和硬度 / 198

三、X射线的基本性质 / 199

四、X射线谱 / 199

第二节　X射线与物质的作用及其应用 / 201

一、X射线的衍射 / 202

二、X射线的吸收 / 203

三、X射线的衰减 / 204

第三节　X射线在临床医学上的应用 / 206

一、X射线治疗 / 206

二、X射线诊断 / 206

小结 / 210

习题 / 211

第十一章　　原子核和放射性 / 212

第一节　原子核的组成 / 212

第二节　原子核的基本性质 / 213

一、原子核的自旋、磁矩 / 213

二、原子核的质量亏损、结合能 / 214

第三节　原子核的放射性衰变 / 216

一、核衰变类型 / 216

二、核衰变定律 / 218

第四节 原子核的磁共振现象 / 221

一、原子核的磁性 / 221

二、核磁共振的基本原理 / 221

第五节 辐射剂量与辐射防护 / 224

一、辐射剂量 / 224

二、辐射防护 / 225

第六节 放射性核素在医学上的应用 / 226

一、诊断方面 / 226

二、治疗方面 / 226

三、核医学影像 / 227

小结 / 228

习题 / 230

主要参考文献 / 231

附录 常用物理常数 / 232

本书配套数字教学资源

第一章
力学基础知识

　　物体的机械运动是很复杂的，为了简化问题就需要找出其本质，建立理想模型来进行研究。质点作为一个理想模型，是指具有质量的点，忽略了物体的形状和大小。但在许多实际问题中，必须考虑物体的形状和大小，甚至是其形状和大小的变化。很多情况下，物体的变形可以忽略。经过这样的简化，我们就引入了新的理想模型——**刚体**(rigid body)，即无论在多大的外力作用下，其形状和大小都不发生任何变化的物体。因此，刚体上任意两点的距离始终不变。

　　刚体最简单和最基本的运动是平动和定轴运动，其运动形式是多样化的，但再复杂的形式都可以看成是其质心的平动和绕通过质心轴转动的合成。当刚体运动时，如果刚体内任一条直线，在运动过程中始终彼此平行，这种运动称**平动**(translation)。做平动的刚体，其上各点的运动状态完全相同，可把它视为一质点来处理。那么，描述质点运动的各种物理量（如位移、速度、加速度等）以及牛顿定律都适用于刚体的平动。

　　但是在许多实际问题中，物体的变形是不可或缺的，必须考虑物体的弹性形变或塑性形变。这样我们就从刚体走向了更普遍的弹性体和弹塑性体。研究这些物体的弹性力学和塑性力学，以及第二章所讨论的流体力学，统称连续介质力学。

一、刚体定轴转动的描述

（一）刚体定轴转动的特点

刚体的**转动**（rotation），即刚体上各个质点在运动中都绕同一直线做圆周运动。这一直线称转动轴，简称转轴。其转轴固定不动的转动称**定轴转动**（rotation about a fixed axis），如电动机的转子绕轴转动就是定轴转动。定轴转动是刚体最简单的一种转动形式，有以下特点。① 除转轴上的点以外，刚体上任意一个质点都绕转轴做圆周运动，但各个质点做圆周运动的半径不一定相等；② 各质点做圆周运动的平面垂直于轴线，圆心就是该平面与轴线的交点；③ 各质点的矢径，在相同时间内转过的角度都相等，因此，只需要一个独立的转角（变量）就可以确定刚体的位置。

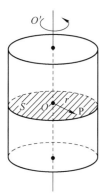

图 1-1　刚体转动的描述

如图 1-1 所示，根据定轴转动的特点，在描述刚体的转动时，通常取任意一个垂直于定轴 OO' 的平面 S 作为转动平面。当刚体做定轴转动时，只要了解转动平面的运动情况，就可以确定整个刚体的运动情况。当然，仅用位移、速度、加速度这些物理量来描述刚体各质点的运动情况是很不方便的，因为转动平面上各质点的位移、速度、加速度各不相同。为此，需要用角位移、角速度和角加速度等物理量来描述刚体的定轴转动。

（二）描述刚体转动的物理量

1. 角坐标与角位移　研究转动平面上任意一点 P。如图 1-2(a) 所示，设想规定水平向右为参考方向，则从圆心 O 到 P 点的连线，即 P 点的矢径 r，与参考方向的夹角 θ 称**角坐标**（angular coordinate），它是描写刚体位置的一个变量。当选取不同的参考方向时，角坐标的值也不同。通常规定：以参考方向为准，矢径 r 沿逆时针方向旋转，角坐标为正（$\theta > 0$）；矢径 r 沿顺时针方向旋转，角坐标为负（$\theta < 0$）。刚体做定轴转动时，其角坐标 θ 将随时间而变，函数 $\theta = f(t)$ 就是转动时的运动方程。角坐标的单位是弧度（rad）。

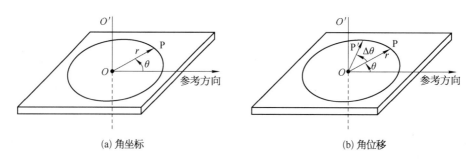

(a) 角坐标　　　　　　　　　　　　　　　(b) 角位移

图 1-2　刚体的角坐标和角位移

设 t 时刻质点在 P 点，角坐标为 θ。在 $t + \Delta t$ 时刻，质点到达 P′点，角坐标为 $\theta + \Delta\theta$，则在这段时间 Δt 内，角坐标的增量 $\Delta\theta$ 称**角位移**（angular displacement）。

角位移是一个矢量，其大小就等于矢径 r 转过的角度[图 1-2(b)]；对于定轴转动来说，由于只有逆、顺时针两个转动方向，因而角位移可用正、负号表示，一般规定沿逆时针方向转动的角位移为正,沿顺时针方向转动的角位移为负。角位移的单位也是弧度(rad)。

2. 角速度(angular velocity) 这是描述刚体转动的快慢的物理量。设刚体从 t 到 $t+\Delta t$ 这段时间内的角位移为 $\Delta\theta$,则角位移与所用时间之比称这段时间 Δt 内的平均角速度,用 $\bar{\omega}$ 表示,即:

$$\bar{\omega}=\frac{\Delta\theta}{\Delta t} \tag{1-1}$$

当 $\Delta t \rightarrow 0$ 时,平均角速度的极限值称为 t 时刻的瞬时角速度,用 ω 表示,即:

$$\omega=\lim_{\Delta t \to 0}\frac{\Delta\theta}{\Delta t}=\frac{\mathrm{d}\theta}{\mathrm{d}t} \tag{1-2}$$

角速度的单位为弧度·秒$^{-1}$(rad·s^{-1})。

角速度是矢量,其方向由**右手螺旋法则**(right-hand screw rule)确定(图1-3):将右手拇指伸直,其余四指弯曲,使右手螺旋转动的方向与刚体的转动方向一致,这时拇指的方向就是角速度 $\boldsymbol{\omega}$ 的方向。当刚体同时参与多个转动时,其总角速度是各分转动的角速度的矢量和。

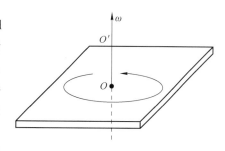

图 1-3 右手螺旋法则

在任意相等的时间内,如果刚体转过的角位移都相等,那么这种转动称**匀速转动**(uniform rotation)。

3. 角加速度(angular acceleration) 刚体在 t 时刻的角速度大小为 ω,经过时间 Δt 后,在 $t+\Delta t$ 时刻的角速度大小为 $\omega+\Delta\omega$,则角速度的增量 $\Delta\omega$ 与时间 Δt 之比,称在 Δt 这段时间内刚体转动的平均角加速度,用 $\bar{\beta}$ 表示,即:

$$\bar{\beta}=\frac{\Delta\omega}{\Delta t} \tag{1-3}$$

当 Δt 趋近于零,那么这个比值就趋近某一极限值,即:

$$\beta=\lim_{\Delta t \to 0}\frac{\Delta\omega}{\Delta t}=\frac{\mathrm{d}\omega}{\mathrm{d}t} \tag{1-4}$$

β 称为在 t 时刻刚体转动的瞬时角加速度,简称角加速度。角加速度的单位是弧度·秒$^{-2}$(rad·s^{-2})。

角加速度 $\boldsymbol{\beta}$ 也是矢量,依 $\boldsymbol{\beta}=\dfrac{\mathrm{d}\boldsymbol{\omega}}{\mathrm{d}t}$ 定义,$\boldsymbol{\beta}$ 的方向与 $\boldsymbol{\omega}$ 的变化情况有关;对于定轴转动,当刚体转动加快时 $\boldsymbol{\beta}$ 和 $\boldsymbol{\omega}$ 方向相同,当刚体转动减慢时 $\boldsymbol{\beta}$ 与 $\boldsymbol{\omega}$ 方向相反。

4. 匀变速转动 刚体做匀速和匀变速转动,用角量(描述刚体转动的物理量)表示的运动方程与质点做匀速直线运动和匀变速直线运动的运动方程相似。

匀速转动($\beta=0$)的运动方程为:

$$\theta=\theta_0+\omega t \tag{1-5}$$

匀变速转动(β 为一常数)的运动方程为:

$$\omega=\omega_0+\beta t \tag{1-6a}$$

$$\theta = \omega_0 t + \frac{1}{2}\beta t^2 \tag{1-6b}$$

$$\omega^2 = \omega_0^2 + 2\beta\theta \tag{1-6c}$$

上式中 θ、ω、ω_0 和 β 分别表示角位移、角速度、初角速度和角加速度。

（三）刚体转动角量与线量的关系

我们通常把描写质点运动的物理量称线量，描写刚体转动的物理量称角量。由于刚体做定轴转动时，刚体上的每个质点（轴线上的点除外）都在做圆周运动。所以，从描写质点运动的角度来说，用的是线量；从描写整个刚体转动的角度来说，用的是角量。因此，角量与线量之间必然有一定的关系。

如图 1-4 所示，刚体在 dt 时间内角位移为 $d\theta$，P 点在这段时间内的位移为 ds（弦长），弦长可以认为等于弧长，所以有 $ds = rd\theta$。

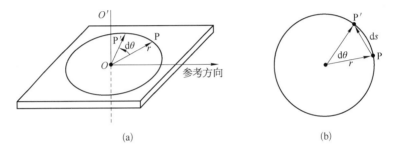

图 **1-4** 线量与角量的关系

两边除以 dt，则得：

$$\frac{ds}{dt} = r\frac{d\theta}{dt}$$

而 $v = \dfrac{ds}{dt}$，$\omega = \dfrac{d\theta}{dt}$，所以上式改写为：

$$v = r\omega \tag{1-7}$$

写成矢量形式为：

$$\boldsymbol{v} = \boldsymbol{\omega} \times \boldsymbol{r} \tag{1-8}$$

式 1-8 是一个矢量叉乘式，它既表示速度的大小，又表示速度的方向，其方向由右手螺旋法则确定。

将式 1-7 两边对时间 t 求导数，由于 r 是恒量，得：

$$\frac{dv}{dt} = r\frac{d\omega}{dt}$$

即：

$$a_\tau = r\beta \tag{1-9}$$

这就是切向加速度 a_τ 与角加速度 β 之间的关系式。把 $v = r\omega$ 代入向心加速度的公式 $a_n = \dfrac{v^2}{r}$，可得：

$$a_n = \frac{v^2}{r} = r\omega^2 \tag{1-10}$$

这就是向心加速度 a_n 与角速度 ω 之间的关系式。

二、刚体转动的动力学

（一）刚体的转动动能

刚体可以看成是由许多质点所组成。设各质点的质量分别为 Δm_1，Δm_2，…，Δm_i，…，Δm_n，各质点到转轴的距离分别为 r_1，r_2，…，r_i，…，r_n。当刚体以角速度 ω 绕 OO' 轴转动时,各质点的角速度都相等,均为 ω,但线速度 v_i 各不相同(图 1-5)。

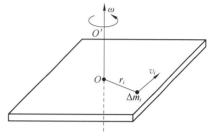

设第 i 个质点的线速度为 v_i,其大小为 $v_i = r_i\omega$,则其相应的动能为:

$$\Delta E_{ki} = \frac{1}{2}\Delta m_i v_i^2 = \frac{1}{2}\Delta m_i r_i^2 \omega^2$$

图 1-5　刚体转动惯量

整个刚体的总动能是所有各质点的动能之和,即:

$$\begin{aligned}
E_k &= \frac{1}{2}\Delta m_1 v_1^2 + \frac{1}{2}\Delta m_2 v_2^2 + \cdots + \frac{1}{2}\Delta m_n v_n^2 \\
&= \frac{1}{2}\Delta m_1 r_1^2 \omega^2 + \frac{1}{2}\Delta m_2 r_2^2 \omega^2 + \cdots + \frac{1}{2}\Delta m_n r_n^2 \omega^2 \\
&= \sum_{i=1}^{n} \frac{1}{2}\Delta m_i r_i^2 \omega^2
\end{aligned}$$

因 $\frac{1}{2}\omega^2$ 对各质点都相同,可从括号内提出,所以刚体转动动能为:

$$E_k = \frac{1}{2}\left(\sum_{i=1}^{n}\Delta m_i r_i^2\right)\omega^2 \tag{1-11}$$

式 1-11 中,括号内的量常用 I 来表示,称刚体对给定转轴的**转动惯量**(moment of inertia),因此刚体的转动动能可写成:

$$E_k = \frac{1}{2}I\omega^2 \tag{1-12}$$

式中

$$I = \sum_{i=1}^{n}\Delta m_i r_i^2 \tag{1-13}$$

式 1-13 是一个数学连加式,如果 n→∞,其形式可改写成积分形式:

$$I = \int r^2 \mathrm{d}m \tag{1-14}$$

（二）刚体的转动惯量

1. 转动惯量　由式 1-13 可知,转动惯量等于刚体中每个质点的质量与这一质点到转轴的距离平方的乘积之和,即所有质点的质量与其转动半径的平方的乘积之和。把转动动能与平动动能公式相比较可知，转动惯量对应于平动的惯性质量，它是刚体转动时转动惯性大小的量度。转动惯量的单位是千克·米²（kg·m²）。

对于质量连续体分布的刚体，式 1-14 应写成：

$$I = \int r^2 \rho \mathrm{d}V \qquad (1-15)$$

式 1-15 中，$\mathrm{d}V$ 表示质元 $\mathrm{d}m$ 对应的体积（简称体元），ρ 表示体元处的质量体密度，$\mathrm{d}m = \rho\mathrm{d}V$ 表示体元的质量，r 是体元与转轴之间的垂直距离。

对于质量连续面分布的刚体，式 1-14 应写成：

$$I = \int r^2 \sigma \mathrm{d}S \qquad (1-16)$$

式 1-16 中，$\mathrm{d}S$ 表示面元的面积，σ 表示质量面密度，$\mathrm{d}m = \sigma\mathrm{d}S$ 表示面元的质量，r 是面元与转轴之间的垂直距离。

对于质量连续线分布的刚体，式 1-14 应写成：

$$I = \int r^2 \lambda \mathrm{d}l \qquad (1-17)$$

式 1-17 中，$\mathrm{d}l$ 表示线元的长度，λ 表示线元处的质量线密度，$\mathrm{d}m = \lambda\mathrm{d}l$ 表示线元的质量，r 是线元与转轴之间的距离。

从转动惯量的定义可以看出，刚体转动惯量的大小取决于下列三个因素：① 与刚体的质量有关，一般来说质量越大，其转动惯量越大。② 在质量一定的情况下，还与质量的分布有关，即与刚体的形状、大小和各部分的密度有关。例如，同材料的等质量的空心球体和实心球体绕直径转轴的转动惯量，前者转动惯量较大。③ 转动惯量与转轴的位置有关，如同一均匀细长棒，对于通过棒的中心并与棒垂直的转轴和通过棒的一端并与棒垂直的另一转轴，转动惯量是不相同的，后者较大。所以，只有指出刚体对某一转轴的转动惯量才有明确意义（表 1-1）。

表 1-1　几何形状简单的、密度均匀的几种物体对某一转轴的转动惯量

名称	圆柱体	圆 筒	薄圆盘	球 体	薄球壳	薄的矩形板
转轴	中心对称轴	中心对称轴	过中心且垂直于盘面	直径	直径	垂直板面通过中心
图示						
转动惯量	$\frac{1}{2}mR^2$	$\frac{1}{2}m(R_1^2 + R_2^2)$	$\frac{1}{2}mR^2$	$\frac{2}{5}mR^2$	$\frac{2}{3}mR^2$	$\frac{1}{12}m(a^2 + b^2)$

2. 平行轴定理　如图 1-6 所示，刚体对任意一根转轴 OO' 的转动惯量 I 与对通过其质心的平行轴 CC' 的转动惯量 I_c 之间有如下关系：

$$I = I_C + mh^2 \tag{1-18}$$

式 1-18 中，m 为刚体的总质量；h 为两平行轴之间的垂直距离。式 1-18 称**平行轴定理**（parallel-axis theorem），应用该定理可以求出刚体绕与通过其质心的转轴平行的任意一根转轴的转动惯量。

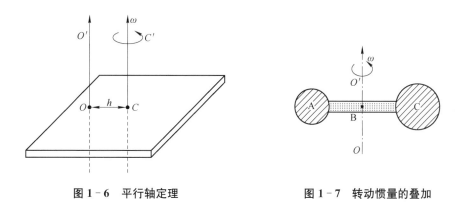

图 1-6　平行轴定理　　　　　　　图 1-7　转动惯量的叠加

3. **转动惯量的叠加性**　如图 1-7 所示，刚体由两个球 A、C 及细杆 B 组成，它对转轴 OO' 的转动惯量为 I，根据式 1-13 得到

$$I = I_A + I_B + I_C \tag{1-19}$$

式 1-19 中，I_A、I_B 和 I_C 分别是 A、B 和 C 对转轴 OO' 的转动惯量。式 1-19 表明，由几部分物体组成的刚体对转轴的转动惯量等于其各部分物体对同一轴的转动惯量之和。这一特性，是利用实验方法来测定特殊形状物体的转动惯量的基本依据。

例 1-1　质量为 m，半径为 R 的均匀薄圆盘（面密度为 σ，如图 1-8）。求其绕通过盘心且垂直于盘面的中心转轴的转动惯量。

解：圆盘质量面密度 $\sigma = \dfrac{m}{\pi R^2}$，取半径为 r，宽为 $\mathrm{d}r$ 的细圆环作为质量元 $\mathrm{d}m$，$\mathrm{d}m = \sigma \mathrm{d}s = \dfrac{m}{\pi R^2} 2\pi r \mathrm{d}r$，所以质量元对转轴的转动惯量 $\mathrm{d}I$ 为：

$$\mathrm{d}I = r^2 \mathrm{d}m = \frac{m}{\pi R^2} 2\pi r^3 \mathrm{d}r$$

于是，圆盘对给定轴的转动惯量 I 为：

$$I = \int_0^R \frac{m}{\pi R^2} 2\pi r^3 \mathrm{d}r = \frac{2m}{R^2} \int_0^R r^3 \mathrm{d}r = \frac{1}{2} mR^2$$

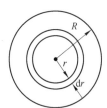

图 1-8　均匀薄圆盘

例 1-2　如图 1-9 所示，两小球的质量为 m_1 和 m_2，分别连在一根质量为 m、长为 $2l$ 的均匀刚性细棒的两头，整体绕通过中心 O 的垂直轴转动。求在下列情况时，刚体总的转动惯量：(1) 不计小球的大小；(2) 小球的半径分别为 r_1 和 r_2。

解：该问题应用转动惯量的叠加性和平行轴定理来求解。

(1) 不计小球的大小，两小球 m_1 和 m_2 绕轴的转动惯量分别

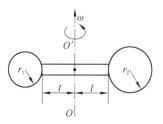

图 1-9　转动惯量的叠加

为 $I_1 = m_1 l^2$，$I_2 = m_2 l^2$。

棒的转动惯量为 $I_3 = \dfrac{1}{3} m l^2$。

总的转动惯量为 $I = I_1 + I_2 + I_3 = m_1 l^2 + m_2 l^2 + \dfrac{1}{3} m l^2$。

（2）计入小球的大小后，首先应用平行轴定理求出各小球对轴的转动惯量是：

$$I_1 = I_1' + m_1(l + r_1)^2 = \frac{2}{5} m_1 r_1^2 + m_1(l + r_1)^2$$

$$I_2 = I_2' + m_2(l + r_2)^2 = \frac{2}{5} m_2 r_2^2 + m_2(l + r_2)^2$$

再应用转动惯量的叠加性求出总的转动惯量为：

$$I = I_1 + I_2 + I_3 = \frac{2}{5} m_1 r_1^2 + m_1(l + r_1)^2 + \frac{2}{5} m_2 r_2^2 + m_2(l + r_2)^2 + \frac{1}{3} m l^2$$

（三）刚体的转动定律

在讨论刚体绕定轴转动时的运动规律——转动定律，须先引入力矩的概念，然后，给出刚体所受外力矩与在其作用下产生角加速度的定量关系。

1. **力矩**　要使处于静止状态有固定转轴的刚体发生转动，仅仅施加外力是不够的。事实上，刚体转动状态的改变不仅与力的大小、方向有关，而且与力的作用线到转轴的距离有关。也就是说，要使原来静止的刚体以某一角速度转动，或者使转动的刚体改变其角速度，则必须对刚体施加外力矩。设刚体所受外力 $\boldsymbol{F}$ 在垂直于转轴 OO' 的平面内，如图 1-10(a)所示，力的作用线和转轴之间的垂直距离 d 称力对转轴的**力臂**(arm of force)。力和力臂的乘积称力对转轴的**力矩**(moment of force)，用 M 表示。即：

$$M = Fd \tag{1-20}$$

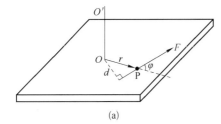
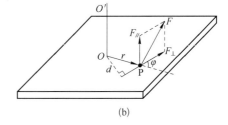

图 1-10　力矩

设力的作用点是 P，P 点至转轴 OO' 的垂直距离为 r，相应的矢径为 $\boldsymbol{r}$。从图 1-10(a)可知，$d = r\sin\varphi$，φ 角是力 $\boldsymbol{F}$ 与矢径 $\boldsymbol{r}$ 之间的夹角，所以式 1-20 也可写成：

$$M = Fr\sin\varphi \tag{1-21}$$

力矩是矢量，亦可用矢量式表示，即：

$$\boldsymbol{M} = \boldsymbol{r} \times \boldsymbol{F} \tag{1-22}$$

式 1-22 既表示了力矩的大小，又表示了力矩的方向，它的方向按右手螺旋法则确定，即让右手四指沿矢径 **r** 的方向，经过小于平角的角度转到力 **F** 的方向，此时拇指的方向就是力矩 **M** 的方向。

如果刚体所受的作用力不在垂直于转轴的平面内，那就必须把外力分解为两个互相垂直的分力，一个是与转轴平行的分力 $F_{/\!/}$，它不能使物体转动；另一个是与转轴垂直的分力 $F_\perp$，它能使物体转动，如图 1-10(b)所示。力矩的单位为牛顿·米(N·m)。

2. **转动定律**　刚体运动的动力学规律可以在牛顿运动定律的基础上演绎和推导出来。

图 1-11 表示一个绕 OO' 轴转动的刚体，P_i 为构成刚体的任一质点在 t 时刻所经过的位置，质点的质量为 Δm_i，P_i 点离转轴的距离为 r_i，相应的矢径为 r_i。设在 t 时刻，刚体绕 OO' 轴转动的角速度和角加速度分别为 ω 和 β，此时质点 P_i 所受外力为 F_i，内力 f_i（刚体中其他各质点对质点 P_i 所施作用力的合力）。设 F_i、f_i 都在转动平面内且与 r_i 的夹角分别为 φ_i 和 θ_i。根据牛顿第二定律，得：

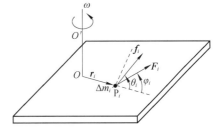

$$F_i + f_i = \Delta m_i a_i$$

图 1-11　转动定律的推导

上式中，a_i 是质点 P_i 的加速度。质点 P_i 绕转轴做圆周运动，可把力和加速度都沿径向和切向分解。由于径向力的方向是通过转轴的，其力矩为零，因此，可不予考虑。切向分量的方程为：

$$F_i \sin \varphi_i + f_i \sin \theta_i = \Delta m_i a_{it}$$

$$或\ F_i \sin \varphi_i + f_i \sin \theta_i = \Delta m_i r_i \beta$$

上式中，$a_{it} = r_i \beta$，是质点 P_i 的切向加速度。上式左边表示质点 P_i 所受的切向力。在上式的两边各乘以 r_i 可得：

$$F_i r_i \sin \varphi_i + f_i r_i \sin \theta_i = \Delta m_i r_i^2 \beta$$

可见左边第一项是外力 F_i 对转轴的力矩，第二项是内力 f_i 对转轴的力矩。

同理，对刚体中全部质点都可写出类似的方程。把这些式子全部相加，则有：

$$\sum_i F_i r_i \sin \varphi_i + \sum_i f_i r_i \sin \theta_i = \left(\sum_i \Delta m_i r_i^2 \right) \beta$$

上式与力 f_i 相关的项表示内力对转轴的力矩的代数和，而内力总是成对出现的，每一对都是大小相同、方向相反、力臂相同，所以该项等于零，即：

$$\sum_i f_i r_i \sin \theta_i = 0$$

于是得：

$$\sum_i F_i r_i \sin \varphi_i = \left(\sum_i \Delta m_i r_i^2 \right) \beta$$

上式的左边是刚体所有质点受的外力对转轴力矩的代数和，称**合外力矩**（resultant

external moment of force),用 M 表示;而右边的 $\sum_i \Delta m_i r_i^2$ 是刚体对该轴的转动惯量 I,于是有:

$$M = I\beta \qquad (1-23)$$

式 1-23 表明,刚体做定轴转动时,刚体的角加速度与它所受合外力矩成正比,与它的转动惯量成反比(M、I、β 都是对同一根转轴而言)。这个关系称**转动定律**(the law of rotation),它体现了转动的规律性,是刚体动力学的一个基本方程式。

用矢量式表示时,转动定律可写作:

$$\boldsymbol{M} = I\boldsymbol{\beta} = I\,\frac{\mathrm{d}\boldsymbol{\omega}}{\mathrm{d}t} \qquad (1-24)$$

3. 力矩所做的功 如图 1-12(a)所示,刚体在垂直于转轴的平面内的合外力 F 作用下,在 $\mathrm{d}t$ 时间内绕轴转过一极小的角位移 $\mathrm{d}\theta$,力 $\boldsymbol{F}$ 作用点 P 的位移为 $\mathrm{d}s = r\mathrm{d}\theta$(弦长等于弧长),$r$ 为 P 点到转轴的垂直距离,位移 $\mathrm{d}s$ 与 r 垂直,与 $\boldsymbol{F}$ 的夹角为 ϕ。 根据功的定义,力 $\boldsymbol{F}$ 在这段位移中所做的功为:

$$\mathrm{d}W = F\cos\phi\,\mathrm{d}s = Fr\cos\phi\,\mathrm{d}\theta$$

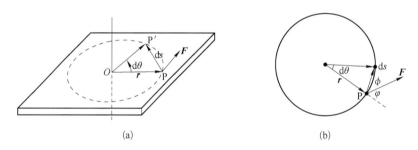

图 1-12 力矩做功

由图 1-12(b)可见,因 $\phi + \varphi = \dfrac{\pi}{2}$,所以 $\cos\phi = \sin\varphi$ 又因 $M = Fr\sin\varphi$,故上式可写成:

$$\mathrm{d}W = M\mathrm{d}\theta \qquad (1-25)$$

它表明,刚体在力矩的作用下,产生了角位移 $\mathrm{d}\theta$,则力矩所做的元功 $\mathrm{d}W$ 等于力矩 $\boldsymbol{M}$ 和角位移 $\mathrm{d}\theta$ 的乘积。

在恒力矩 $\boldsymbol{M}$ 作用下刚体转过 θ 角,则力矩对刚体所做的功为:

$$W = M\theta \qquad (1-26)$$

在变力矩作用下刚体从 θ_1 转到 θ_2,则力矩对刚体所做的功为:

$$W = \int_{\theta_1}^{\theta_2} M\mathrm{d}\theta \qquad (1-27)$$

4. 动能定理 从转动定律 $\boldsymbol{M} = I\boldsymbol{\beta}$ 出发可以推导出刚体定轴转动中的动能定理。

因

$$\beta = \frac{\mathrm{d}\omega}{\mathrm{d}t} = \frac{\mathrm{d}\omega}{\mathrm{d}\theta}\cdot\frac{\mathrm{d}\theta}{\mathrm{d}t} = \omega\,\frac{\mathrm{d}\omega}{\mathrm{d}\theta}$$

而
$$M = I\left(\omega\,\frac{\mathrm{d}\omega}{\mathrm{d}\theta}\right)$$

于是有：
$$M\mathrm{d}\theta = I\omega\,\mathrm{d}\omega = \mathrm{d}\left(\frac{1}{2}I\omega^2\right) \tag{1-28}$$

当刚体的角速度从 t_1 时刻的 ω_1 改变为 t_2 时刻的 ω_2 时，在这过程中，合外力矩对刚体所做的功为：
$$W = \int_{\theta_1}^{\theta_2} M\mathrm{d}\theta = \int_{\theta_1}^{\theta_2} \mathrm{d}\left(\frac{1}{2}I\omega^2\right) = \frac{1}{2}I\omega_2^2 - \frac{1}{2}I\omega_1^2 \tag{1-29}$$

式 1-29 表明，合外力矩对定轴刚体所做的功等于刚体转动动能的增量。这一关系称刚体定轴转动中的动能定理。

例 1-3　质量均匀分布的圆盘，半径为 R，质量为 m_1，使它通过中心与盘面垂直的转轴转动，在盘边缘上挂一质量为 m_2 的重物，求此圆盘的角加速及圆盘边缘上切向加速度（摩擦力不计）。

解：设物体 m_2 下落的加速度为 a（也就是圆盘边缘的切向加速度），物体 m_2 匀加速下落的同时圆盘也做匀加速转动。圆盘的角加速度为 β 有：
$$a = R\beta$$

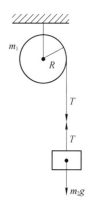

图 1-13 所示，由转动定律和牛顿第二定律，有：
$$TR = \frac{1}{2}m_1R^2\beta$$
$$m_2g - T = m_2a$$

联解上三式，得：
$$\beta = \frac{m_2}{\left(m_2 + \dfrac{m_1}{2}\right)R}g\,;\quad a = \frac{m_2}{m_2 + \dfrac{m_1}{2}}g$$

图 1-13　圆盘的角加速度

例 1-4　将 20 N·m 的恒定力矩作用在转轮上，在 10 s 内该轮的角速度由零增加到 100 rev·min^{-1}，然后移去此外力矩，转轮因受轴承的摩擦力矩（视为恒定的转矩）作用经 100 s 而停止。求：（1）轮的转动惯量和摩擦力矩。（2）自开始转动到停止，转轮转过的圈数。

解：（1）依题意可知，转轮在前 10 s 做匀加速转动，后 100 s 做匀减速转动，已知在 10 s 时刻的角速度为 $\omega = 100 \times 2\pi \times \dfrac{1}{60} = \dfrac{10\pi}{3}$ rad·s^{-1}，设在前 10 s 的角加速度大小为 β_1，由 $\omega = \omega_0 + \beta t$ 得：
$$\beta_1 = \frac{\omega}{t} = \frac{\dfrac{10}{3}\pi}{10} = \frac{\pi}{3}(\text{rad·s}^{-2})$$

设后 100 s 的角加速度大小为 β_2，依题意可知，10 s 末的角速度就是后 100 s 开始的初速

度,由 $\omega = \omega_0 + \beta t$ 得:

$$\beta_2 = \frac{\frac{10}{3}\pi}{100} = \frac{\pi}{30}(\text{rad} \cdot \text{s}^{-2})$$

设轴承所受的摩擦力矩为 M',转轮的转动惯量为 I,由转动定律 $M = I\beta$ 得:

$$20 - M' = I\beta_1$$
$$M' = I\beta_2$$

联解上两式得: $I = \dfrac{600}{11\pi} = 17.37(\text{kg} \cdot \text{m}^2)$, $M' = \dfrac{20}{11} = 1.82(\text{N} \cdot \text{m})$。

(2)前 10 s 做匀加速转动,角加速度为 β_1;后 100 s 做匀减速转动,角加速度为 β_2,由 $\theta = \omega_0 t + \dfrac{1}{2}\beta t^2$ 得:

$$\theta = \theta_1 + \theta_2 = \frac{1}{2}\beta_1 t_1^2 + \omega t_2 - \frac{1}{2}\beta_2 t_2^2 = \frac{550\pi}{3}(\text{rad})$$

$$N = \frac{\theta}{2\pi} = \frac{275}{3} = 91.67(\text{rev})$$

(四) 角动量定理及角动量守恒定律

1. 角动量定理

(1)角动量的概念:动量是描述物体平动状态的物理量。在刚体做定轴转动时,以角动量来描述其转动状态。设刚体在恒定的合外力矩 M 的作用下绕定轴转动,转动惯量为 I,刚体的转动惯量 I 和角速度 ω 的乘积,$I\omega$ 定义为**角动量**(angular momentum),又称动量矩,与物体平动动量 mv 类似,它是描述刚体绕定轴转动状态的一个物理量,用 L 表示,它是一个矢量,方向与 ω 的方向一致:

$$L = I\omega \tag{1-30}$$

角动量的单位是千克·米^2·秒$^{-1}$(kg · m^2 · s^{-1})。

(2)角动量定理:刚体所受力矩的作用往往不是瞬间的,而是持续的。因此,必须要研究力矩对时间的积累作用规律。

刚体做定轴转动时,I 不变,转动定律可表示为:

$$M = I\beta = I\frac{d\omega}{dt} = \frac{d(I\omega)}{dt} = \frac{dL}{dt}$$

或 $$Mdt = dL \tag{1-31}$$

式 1-31 表明,作用在刚体上的合外力矩等于刚体的角动量(或动量矩)对时间的变化率;或者说,刚体上的合外力矩对时间累积等于刚体角动量的增量;这一关系称**角动量定理**(theorem of angular momentum)。这种表达式比 $M = I\beta$ 的形式适用范围更广泛,如同 $Fdt = dP$ 形式的牛顿第二定律比起 $F = ma$ 更为普遍一样。式 1-31 中,Mdt 是力矩对时间的积累,称**冲量矩**(moment of impulse),与物体平动时的冲量 Fdt 类似。

当刚体由 t_1 时刻的角速度 ω_1 改变为 t_2 时刻的角速度 ω_2 时,力矩 M 的冲量矩为:

$$\int_{t_1}^{t_2} M \mathrm{d}t = \int_{\omega_1}^{\omega_2} \mathrm{d}(I\omega) = I\omega_2 - I\omega_1 \qquad (1-32)$$

冲量矩也是一个矢量,方向与角动量的变化方向相同,单位是牛顿·米·秒(N·m·s)。

2. 角动量守恒定律　根据式 1-31,当作用的合外力矩 $M=0$ 时,刚体的角动量为:

$$\boldsymbol{L} = I\boldsymbol{\omega} = 恒矢量 \qquad (1-33)$$

式 1-33 说明,当刚体所受的合外力矩等于零时,其角动量(或动量矩)保持不变。这就是**角动量守恒定律**(the law of conservation of angular momentum),又称动量矩守恒定律。

角动量保持不变有两种情况:① 对于定轴刚体,其转动惯量 I 是保持一定的,刚体的角速度 ω 也是保持一定的。即原来静止就永远静止,原来做匀速转动仍然做匀角速度转动。② 对于定轴非刚体,由于刚体上各质点对轴的位置是可以改变的,即 I 是可变的,因 $I\omega = I_0\omega_0$,得 $\omega = \dfrac{I_0\boldsymbol{\omega}_0}{I}$,这时物体的角速度随转动惯量的改变而变化,但乘积 $I\omega$ 保持不变。转动惯量增大则角速度变小,反之转动惯量变小则角速度增大。

在日常生活中有许多应用角动量守恒的例子,如舞蹈、花样滑冰、杂技、跳水等表演节目中,当演员旋转身体时,常把伸开的双臂收回靠拢身体,以便迅速减小转动惯量、增加角速度使身体旋转加快。

例 1-5　一飞轮的质量为 m_1,半径为 R 并以角速度 ω 旋转着,某一瞬间有一质量为 m_2 的碎片从飞轮边缘飞出,假定碎片脱离飞轮时的瞬时速度方向正好竖直向上。问:(1)它能上升多高?(2)余下部分的角速度又是多少?

解:(1)依题意可知:从边缘上飞出的碎片的速度为 $v = R\omega$

有机械能守恒定律可得:$m_2 gh = \dfrac{1}{2} m_2 v^2 = \dfrac{1}{2} m_2 R^2 \omega^2$

上升的高度为:
$$h = \frac{R^2 \omega^2}{2g}$$

(2)设余下部分的角速度为 ω',其转动惯量为 $\left(\dfrac{1}{2} m_1 R^2 - m_2 R^2\right)$,根据角动量守恒得:

$$\frac{1}{2} m_1 R^2 \omega = \left(\frac{1}{2} m_1 R^2 - m_2 R^2\right) \omega' + m_2 R^2 \omega$$

所以,$\omega = \omega'$,保持原来的角速度不变。

三、陀螺的进动

刚体运动时,形式是多样的,如果刚体内有一点始终保持不动,则称**定点转动**(fixed point rotation)。陀螺、回转罗盘(用于航空和航海方面)等,都是刚体定点转动的实例。陀螺绕自身对称轴转动的同时,其对称轴又绕着竖直方向做回旋运动,这种现象称陀螺的**进动**(precession)。

刚体定点转动与定轴转动不同之处在于转动轴只通过一个定点,转动轴在空间的取向随着时间的改变而变化,因而角速度、角动量的大小和方向随着时间在变化。这是一个三维空间的转动问题,比定轴转动复杂得多。因为在定轴转动时,角速度、角动量的方向只沿着固定的转动轴。

图 1-14(a)是一个绕其自身对称轴以角动量 $\boldsymbol{L}$ 高速旋转的陀螺，O 点是固定点。对称轴 OO' 与 z 轴成 θ 角，通过 O 点的支撑力不产生绕 O 点的力矩，只有重力对 O 产生一个力矩 $\boldsymbol{M}$，其大小为：

$$M = mgr \sin \theta$$

其中，m 是陀螺的质量，r 是其质心到 O 点的距离，若对称轴 OO' 在 xz 平面内，重力矩的方向沿 y 轴正方向。根据角动量定理，在一段微小时间 dt 内，有：

$$dL = M dt$$

从图 1-14(b)中可以看出：

$$dL = L \sin \theta d\varphi$$

$d\varphi$ 是 $\boldsymbol{L}$ 的顶端的轨迹在 dt 时间内所划的圆心角。由以上三式得到：

$$\Omega = \frac{d\varphi}{dt} = \frac{mgr}{L}$$

$$\Omega = \frac{mgr}{I\omega} \tag{1-34}$$

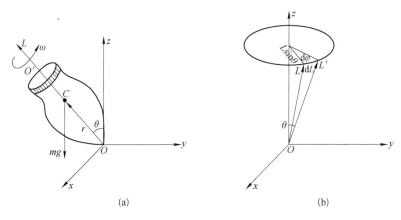

图 1-14 陀螺的进动

其中，I 是陀螺绕自身对称轴 OO' 转动的转动惯量，$\boldsymbol{\omega}$ 是陀螺绕自身对称轴 OO' 转动的角速度，$\boldsymbol{\Omega}$ 就是陀螺绕竖直 Z 轴做回旋运动的角速度，称**进动角速度**（angular velocity of precession）。

式 1-34 表明，陀螺的进动角速度 $\boldsymbol{\Omega}$ 与转动惯量 I 及自转角速度 $\boldsymbol{\omega}$ 成反比，与其重心的位置 r 成正比；转动惯量越大，自转角速度越高，重心位置越低，进动就越缓慢，反之亦然。进动角速度越小，表明角动量的方向变化就越缓慢，在很长时间内可保持角动量相对稳定，这一性质被广泛地应用于航空、航海和制导中。陀螺进动的机械模型，也是我们用经典理论研究微观结构的重要图像。例如，著名的拉莫尔进动频率成功地用经典的方法解释了原子光谱线在磁场中的分裂现象。原子核在磁场中能级也会发生分裂，在射频作用下发生核磁共振现象。在药物结构研究中，通过核磁共振实验可以测出核的进动频率，以研究药物分子的结构。

第二节　物体的弹性

　　我们从牛顿质点动力学和刚体转动力学知道,如果物体受到的合外力和合外力矩均为零,物体就会处于平衡状态,但这并不意味这些力和力矩没有作用效果。实际情况,抛开刚体这一理想模型的概念,任何物体在外力作用下,其形状和大小都会发生变化,称**形变**(deformation)。在大多数实际问题中,物体的形变是不能被忽略的。例如,设计建造高楼大厦的承重梁和大桥的桥梁时,必须充分考虑构件在受力时所产生的形变;在运动生物力学中,一项非常重要的基础工作就是研究人体骨骼、肌肉等器官的力学特性,也必须充分考虑骨骼、肌肉等器官在受力时所产生的形变。

　　目前,研究物体在外力作用下产生的形变又分为两类:如果撤除外力物体能完全恢复原状,该形变称**弹性形变**(elastic deormation);如果撤除外力物体不能完全恢复原状,该形变称**塑性形变**(plastic deormation)。在实际问题中,弹性形变与塑性形变的界限也不是十分清晰,物体发生弹性形变时也伴随有微小的塑性形变,通常把这种情况也作为弹性形变来处理。一般来说,形变分伸长、缩短、弯曲、切变、扭转5种类型。伸长和缩短又称线变,而线变和切变又是弹性形变的两种基本类型,弯曲和扭转形变都可以由线变和切变的复合而成。为了表示弹性体的形变程度,须引入**应变**(strain)这一概念,即弹性体在外力作用下所发生的相对形变量。物体之所以能具有一定的形状和大小,是因为构成物质的原子、分子之间通过某些相互作用力维持着某种稳定结构,我们称原子之间和分子之间的相互作用力为内力。任何使原子、分子间距改变的外力作用都会引起内力发生改变而产生附加内力,故定义为:在物体内部附加内力作用的截面上某点处,单位面积上的附加内力称该点处的**应力**(stress)。

　　本节首先通过学习应变和应力这两个概念,研究应力与应变的关系曲线,以更深入理解弹性模量的物理意义;并对骨骼和肌肉的力学特性以及生物材料的黏弹性进行初步讨论。

一、正应力和正应变

(一) 正应变

　　当圆柱形直棒受到拉力或压力时,其长度发生改变。设其原长为 l_0,受力后细棒的长度变为 l,则长度变化量 $\Delta l = l - l_0$。为表示直棒拉伸(或压缩)时的相对形变程度,把 Δl 和 l_0 之比称**正应变**(normal strain),用符号 ε 表示,即:

$$\varepsilon = \frac{\Delta l}{l_0} \tag{1-35}$$

　　正应变是无量纲的物理量。当直棒被拉伸时,正应变称**张应变**(tensile strain),$\varepsilon > 0$;当直棒被压缩时,正应变称**压应变**(compressive strain),$\varepsilon < 0$。

(二) 正应力

　　当物体受到外力(拉力或压力)时,其长度会发生改变(伸长或缩短)。为简单起见,假设受力物体为一根匀质圆柱形直棒,沿轴线对圆柱形直棒施加拉力或压力。可以认为内力 F 垂直于直棒的横截面 S,此时单位横截面积上的内力,称**正应力**(normal stress),用符号 σ 表示,即:

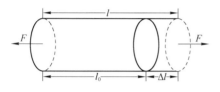

图 1 - 15　正应变和正应力

$$\sigma = \frac{F}{S} \qquad (1-36)$$

σ 的单位是牛・米$^{-2}$（N・m^{-2}）。如图 1 - 15 所示，使直棒拉伸的正应力称**张应力**（tensile stress），$\sigma > 0$；使直棒压缩的正应力称**压应力**（compressive stress），$\sigma < 0$。

（三）弹性模量

1. 应力—应变曲线　物体的弹性可以通过应力—应变关系来描述。不同的材料，有着不同的应力—应变关系，但也有着共同的基本特征。图 1 - 16 表示的是一种典型材料的应力—应变曲线。该曲线是在假设截面积不变的条件下得到的，称工程应力—应变曲线，与考虑截面积即时变化的真实应力—应变曲线有所不同，工程曲线的实际应用相对更广泛。曲线的开始部分从原点 O 到 a 点，应力与应变呈线性正比关系，曲线上的 a 点是该段最大应力点，称**正比极限**（proportional limit）。从 O 点开始到 a 点，不超过正比极限范围，其应力与应变的比值是一个不变的量，它反映了该种物体所具有的弹性性质，应力与应变成正比，这一规律称**胡克定律**（Hooke's law）。从 a 点到 b 点的范围内，应力与应变不再成正比关系，在此范围内撤去外力，材料仍可恢复原来的形状和大小，此范围内的形变称**弹性形变**（elastic deformation），b 点是材料处于弹性形变范围内最大的应力点，称**弹性极限**（elastic limit），又称**屈服点**（yield point）。应力超过弹性极限 b 点后，撤去外力时材料就不能恢复原来的形状和大小，将会留下永久形变，称**范性（塑性）形变**（plastic deformation）。当应力超过 b 点，将经历屈服阶段和硬化阶段，达到 c 点，正应力达到最大值，称**极限强度**（strength limit）。超过 c 点以后将进入颈缩阶段，物体的横截面积急剧缩小，即使不再加大负荷，也会很快伸长，直至材料断裂，这里的 d 点称**断裂点**（fracture point），d 点应力称**抗断强度**（break strength）。

骨骼也是一种弹性材料，与许多工程材料类似。图 1 - 17 给出了湿润致密的成人桡骨、腓骨和肱骨的张应力、张应变的关系曲线。可见在应变<0.5%的条件下，这三种四肢骨的应力—应变曲线为直线，呈正比关系，满足胡克定律。

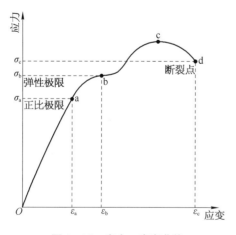

图 1 - 16　应力—应变曲线

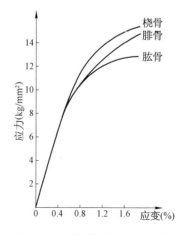

图 1 - 17　骨骼的应力—应变曲线

应力—应变关系曲线中的正比极限范围内，应力与应变成正比，该比值称材料的**弹性模**

量(modulus of elasticity),用 E 表示,单位与应力相同。弹性模量是材料本身的固有属性,不同材料的弹性模量不同。弹性模量就物体的刚度而言,它是描述物体抵抗形变难易程度的物理量,弹性模量越大则刚度越大,物体抗形变能力就越强。

2. 杨氏模量 物体在张应力或压应力作用下,在正比极限范围内,正应力 σ 和正应变 ε 成正比,其比值(即张应力和张应变的比值,或压应力和压应变的比值)称**杨氏模量**(Young's modulus),用符号 Y 表示,

$$Y = \frac{\sigma}{\varepsilon} = \frac{F/s}{\Delta l/l_0} = \frac{Fl_0}{S\Delta l} \tag{1-37}$$

杨氏模量是表征材料抗拉伸或抗压缩形变能力的物理量,杨氏模量越大则材料抗拉伸或抗压缩形变能力就越大。几种材料的杨氏模量见表 1-2。

表 1-2 一些常见材料的杨氏模量

材 料	低碳钢	铸铁	花岗岩	铅	骨(拉伸)	骨(压缩)	木材	腱	橡胶	血管
杨氏模量 $Y(10^9\ \mathrm{N\cdot m^{-2}})$	196	78	50	17	16	9	10	0.02	0.001	0.000 2

(四)弯曲

弯曲形变是一种比较复杂形变,为了简单起见,在这里仅讨论二维平面情况——平面弯曲。所谓平面弯曲是指物体具有一个纵向的对称面,外力的合力方向仅限于对称面内。具体来说,物体在受重力和支撑物支持力的同时,往往还受到其他物体的横向压力或拉力作用,这些力的方向仅限在对称面内,这样我们可以用研究对称面代替整个物体。

如图 1-18(a)所示,把横梁放到两个支架上。当横梁受到一个垂直于轴线的横向压力 P 时,如图 1-18(b)所示,横梁发生弯曲,显然易见,凸的一侧被拉伸,凹的一侧被压缩。分析横梁横截面上应力分布情况,如图 1-18(c)所示,由于横梁发生弯曲,横梁上侧发生压缩形变,即出现压应力,且上侧越靠边缘压缩形变越大,压应力也就大,边缘上压应力最大;横梁下侧发生拉伸形变,即出现拉应力,且下侧越靠边缘拉伸形变越大,拉应力也就大,边缘上拉应力最大;而中间对称轴一层既不受拉伸又不受压缩作用,因此中轴线这一层上无应力。由于中轴线这一层对抗弯的贡献很小,为了减轻构件重量,节省材料,通常用空心管代替实心柱,用工字梁代替方梁。大家知道,许多生物的骨骼组织结构都是管状的。对天上飞禽鸟类,它们的骨骼恰好是比较薄的管状体,主要是减轻自身的重量,以利于飞行。例如,天鹅的翅骨内径外径之比平均为 0.9,横截面积仅为相同抗弯强度实心骨的 38%。又如,人四肢长骨都是空心管状体,股骨内径外径之比平均为 0.5,横截面积仅为相同抗弯强度实心骨的 78%。股骨受力较大的部位,还有生长许多交叉的骨小梁,借以提高抗弯强度。

骨骼在受到使其轴线发生弯曲的力作用时,也将发生弯曲效应。受到弯曲作用的骨骼也存在一个没有应力和应变的中性层,中性对称轴凹的一侧面受压缩载荷作用,凸的一侧面受拉伸载荷作用。因为成人骨骼抗压强度大于抗拉强度,破裂开始于拉伸侧;相反,因为未成年人骨骼抗压强度小于抗拉强度,破裂开始于压伸侧。

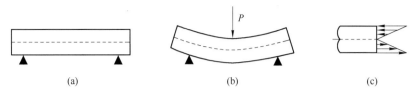

(a)　　　　　　　　　　(b)　　　　　　　　　　(c)

图 1-18　平面弯曲应力分布

二、切应变和切应力

（一）切应变

长方体在一对切向力的作用下，上下底面发生相对的平移，所产生的形变用水平虚线表示。设上下底面的相对位移量为 Δx，垂直距离为 d，则切变的相对形变程度可以表示为 Δx 和 d 的比值，即偏移角 φ 的正切，称**切应变**（shear strain），用符号 γ 表示：

$$\gamma = \frac{\Delta x}{d} = \text{tg}\,\varphi \approx \varphi \tag{1-38}$$

一般情况下 φ 很小，上式可近似为 $\gamma \approx \varphi$。切应变也是无量纲的物理量。

（二）切应力

对长方体形状的物体上下底面施加一对大小相等、方向相反、平行于底面的切向力。可以认为内力 F 均匀分布在底面上，此时单位作用面积上的内力称**切应力**（shear stress），用符号 τ 表示，即：

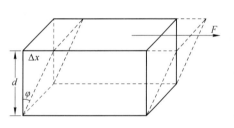

图 1-19　切应变和切应力

$$\tau = \frac{F}{S} \tag{1-39}$$

τ 的单位为牛·米$^{-2}$（N·m^{-2}）。如图 1-19 所示，可见切应力的方向与作用面平行。

在外力作用下，物体会发生形变。一般情况下，应变越大，相应的应力越大。反之，应力越大，相应的应变也越大。可见，应变与应力之间相互依赖，相互影响，存在一定的内在因果联系。

（三）切变模量

物体在切应力作用下，在正比极限范围内，切应力 τ 和切应变 γ 成正比，其比值称**切变模量**（shear modulus），用符号 G 表示，有：

$$G = \frac{\tau}{\gamma} = \frac{F/s}{\Delta x/d} = \frac{Fd}{S\Delta x} \tag{1-40}$$

大多数物体的切变模量为其杨氏模量的 1/2～1/3。几种材料的切变模量见表 1-3。

表 1-3　一些常见材料的切变模量

材　料	钨	低碳钢	铜	铸铁	玻璃熔石英	铝	骨	木材	铅
切变模量 $G(10^9\,\text{N}\cdot\text{m}^{-2})$	140	78	40	35	30	25	10	10	6

剪切作用时,成年人的骨骼所能承受的剪切载荷比拉伸和压缩载荷都低。

（四）扭转

在圆柱形构件上加上扭转载荷作用,使圆柱体两端分别受到对中心轴的力矩,且方向相反,使其沿轴线产生扭曲,两相邻横截面产生相对转动,即为扭转形变(图1-20)。扭转是一种比较复杂的形变,这里仅讨论圆杆扭转形变。如图1-21所示,将圆杆构件下端固定,给上端施加一个对中心轴的力矩,使圆杆各个横截面发生相对转动,即产生一定的角位移,设母线 AA' 发生倾斜移到 AA'',母线 AA' 与 AA'' 的夹角为 φ,此时,圆杆上端的横截面相对下端的横截面的角位移 δ 称扭转角。实验证明,各个横截面的角位移与该横截面到下端横截面的距离成正比,扭转角 δ 与母线的倾斜角 φ 之间的关系为:

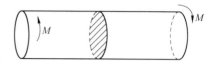

图1-20 圆柱形构件的扭转

$$a\delta = l\varphi \tag{1-41}$$

其中,l 为圆柱体的长度,a 为圆柱体的半径。

设想圆柱体做微小扭转时,可以认为扭转前后圆柱体的各个横截面大小不变,各个横截面上的点有相同角位移,而不发生轴向位移。实验证明,扭转角与扭转力矩有以下关系:

$$M = \frac{\pi G a^4}{2l}\delta \tag{1-42}$$

其中,G 为材料的切变横量。

从式1-42可知,在相同扭转角的条件下,扭转力矩 M 与杆半径 a 的四次方成正比,显然杆越粗,半径就越大,要产生相同的扭转角,需要扭转力矩就越大。

在圆杆被扭转时,横截面上每一点都受到切应力的作用,但切应力的大小与该点到中心轴的距离成正比。可见,离中心轴越远的点所受的切应力越大,边缘的应力最大。由式1-40和式1-41可知,外缘的切应力为:

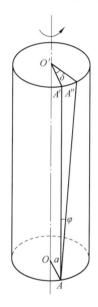

图1-21 圆柱形构件
扭转现象图

$$\tau = G\frac{a\delta}{l} \tag{1-43}$$

结合式1-42,得到最大切应力为:

$$\tau_{max} = \frac{2M}{\pi a^3} \tag{1-44}$$

显然,圆柱体因扭转发生破裂,首先从外缘开始。所以说,了解最大切应力,对于防止因扭转发生破裂是十分重要的。

在圆杆被扭转时,圆杆的外缘材料承担最大的切应力,靠近中心轴各层作用不大。因此,常用空心管代替实心柱,这样既可节省材料又可以减轻重量。因人体骨骼抗扭转强度和极限扭转角比较小,人体四肢长骨很容易在扭转的情况下发生扭转性骨折。表1-4是人体四肢长骨的扭转强度和极限扭转角。

表 1-4　人体四肢长骨髎的扭转强度和极限扭转角

	骨	扭断力矩(N·m)	扭转角		骨	扭断力矩(N·m)	扭转角
	股骨	140	1.5°		肱骨	60	5.9°
下肢	胫骨	100	3.4°	上肢	桡骨	20	15.4°
	腓骨	12	35.7°		尺骨	20	15.2°

三、体应变和体应力

(一) 体应变

物体受到体应力时,体积因受到压力作用而发生变化,但形状不改变。为表示物体体积的相对形变程度,把体积改变量 ΔV 与原体积 V_0 之比,称**体应变**(bulk strain),用符号 θ 表示,即:

$$\theta = \frac{\Delta V}{V_0} \tag{1-45}$$

(二) 体应力

当物体受到各向同性的压力作用时,物体内部各方向横截面积上的压力大小相等,即具有相同的压强(图 1-22)。此时的压强也称**体应力**(bulk stress)或**体压强**(bulk pressure),用符号 p 表示:

$$p = \frac{F}{S} \tag{1-46}$$

(三) 体变模量

物体在体应力(压强)作用下,在正比极限范围内,体应力 p 和体应变 θ 成正比,其比值称**体变模量**(bulk modulus),用符号 K 表示:

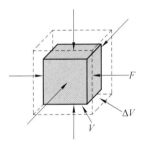

图 1-22　体应变和体应力

$$K = \frac{-p}{\theta} = -\frac{p}{\Delta V/V_0} = -V_0 \frac{p}{\Delta V} \tag{1-47}$$

负号表示压强增大时,体积缩小。几种材料的体变模量见表 1-5。

表 1-5　一些常见材料的体变模量

材料	钢	铜	铁	铝	玻璃熔石英	水银	水	乙醇
体变模量 $K(10^9 N \cdot m^{-2})$	158	120	80	70	36	25	2.2	0.9

体变模量的倒数,称**压缩率**(compression rate),用符号 k 表示,有:

$$k = \frac{1}{K} = -\frac{\Delta V}{pV_0} \tag{1-48}$$

物质的 k 越大,越容易被压缩。

例 1-6 人用一条腿骨持整个体重(相当于 500 N 的力)。腿原长为 0.4 m,横截面积平均为 5 cm^2,骨的杨氏模量可按 1×10^{10} N·m^{-2} 计算。试求其长度缩短多少? 占原长的百分之几?

解: 由 $Y=\dfrac{\sigma}{\varepsilon}=\dfrac{F/s}{\Delta l/l_0}=\dfrac{Fl_0}{S\Delta l}$ 得:

$$\Delta l=\frac{l_0F}{SE}=\frac{0.4\times(5\times10^2)}{(5\times10^{-4})\times10^{10}}=4.0\times10^{-5}\,(\text{m})$$

$$\frac{\Delta l}{l_0}=\frac{4.0\times10^{-5}}{0.4}=1.0\times10^{-4}=0.01\%$$

例 1-7 如图 1-23 所示,一根质量均匀分布的弹性直杆,密度为 ρ,杨氏模量 Y。将此杆竖直悬挂,使上端固定,下端自由。求杆中的应力和应变。

解: 设杆在悬挂时的长度为 l,横截面积为 S。以悬挂点向下作 Ox 轴,如图 1-23 所示,计算坐标 $x(O\sim l)$ 的横截面处的应力和应变。

弹性杆在自身重力作用下伸长,同一横截面内的应力和应变相同,但不同横截面内的应力不同,应变也不同。自身重力作用下伸长变化很微小,可以认为密度不变。

由 $\sigma=\dfrac{F}{S}$ 得:

$$\sigma=\frac{\rho(l-x)Sg}{S}=\rho(l-x)g$$

又由 $\sigma=Y\varepsilon$ 得:

$$\varepsilon=\frac{\sigma}{Y}=\frac{\rho(l-x)g}{Y}$$

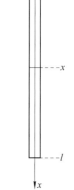

图 1-23

第三节 骨骼和肌肉的力学性质

人体的运动系统又称肌肉骨骼系统,由骨骼、肌肉和关节组成,为人体提供了结构、支撑、稳定和运动。运动系统各部分系统的形态和结构,与其功能协调统一,遵循着一定的力学规律,具有优良的力学特性。在运动过程中,骨骼是运动的杠杆,关节是运动的枢纽,肌肉是运动的动力。

一、骨骼的力学性质

骨骼是人体内部最坚固的部分,在人体活动中起着机械作用。人体共有 206 块骨头,包括 80 块中轴骨骼和 106 块附肢骨。根据骨骼的形态,又可分为长骨、短骨、扁骨和不规则骨 4 种。骨的形态和分布是与功能相适应的。分布在四肢的长骨(也称管状骨),肌肉通过肌腱和韧带附着在骨上,骨系统加上肌肉支持着人体,如股骨。短骨主要分布在负重、受压或运动的复杂部位,如手的腕骨和脚的跗骨。扁骨呈板状,如肩胛骨和颅骨,其中颅骨围成的颅骨腔,起保护大脑和神经的作用。

骨是一种复合材料,由有机质和无机质组成。有机质主要是骨胶原和骨黏蛋白等,构成骨的支架,赋予骨以弹性和韧性。无机质主要是磷酸钙等矿物质,使骨坚硬结实。去除无机质后,骨仍可保持原骨形状,但变得柔软有弹性。骨的磷酸钙具有晶体结构,塑性形变范围很小,属于脆性物质。其弹性模量和抗断强度也较整体骨的弹性模量、抗断强度要小。但将这些坚硬而脆性的骨矿物质,附着在柔软的骨胶原基质上构成骨整体,却可以使得骨既有一定的强度和硬度,又有一定的弹性和韧性,就像钢筋混凝土一样,力学性能得到了显著的提高。成年人骨中,有机质和无机质的比例约为 3:7,这样的骨具有较大的硬度和一定的弹性,最为合适。老年人骨中,无机质所占比变大,脆性增加。

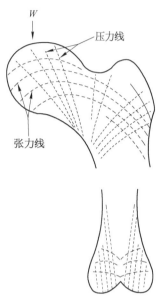

图 1 - 24 骨的骨小梁

骨骼的形状和结构是生物在进化过程中根据力学需要形成的,它的优越性体现在支撑体重、持物等力学性能方面。骨主要由骨质构成,骨质分为骨密质和骨松质。骨密质主要分布在骨的表面,质地坚硬;骨松质主要分布在骨的内部,质地疏松,具有一定的韧性,能承受较大的弹性形变。骨松质是由细线状的骨小梁构成,图 1 - 24 所示为股骨,其骨小梁的排列显示为两个基本方向,一个是与重力方向一致,称压力线;另一个与肌肉的拉力方向一致,称张力线。承受压力的压力线和承受张力的张力线相互垂直,这样的排列可以使股骨能承受最大压力和张力。骨小梁不能承受较大的弯曲应力,这种应力主要集中在长骨的中部,因此骨小梁主要分布在长骨的两端。长骨的中部主要分布的是抗弯强度较高的骨密质。

长骨结构也体现了良好的抗弯性能。如图 1 - 25 所示,将横梁置于两个支撑物之上,在竖直方向上施加负荷将导致横梁弯曲。现考虑横梁左侧的应力,如箭头所示。横梁的上部被挤压出现压应力,而横梁下部被拉伸出现张压力。两者之间存在没有受到压缩和拉伸,应力为零的区域,称中性层,一般位于上下两水平对称面的中间位置。从顶部的压应力到底部的张应力,距离中性层越远,所受应力越大;距离中性层越近,所受应力越小。对于一般情况下的不规则物体,其中间部位都会只受到较小应力,可见外加负荷对中性层的影响很小。根据这个原理,制造器件时应将材料分布在离中性层尽量远的位置,形成两端厚、中间薄的结构。若使用同样数量材料制成长梁,这样的空心结构可以承受更大的负荷。人体的骨骼也进化出了相似的构造,长骨的中央是空腔,最外层是韧性很好的骨膜,往里依次为骨密质、骨松质、骨髓腔,把密度较大和强度较高的材料配置在高应力区,减轻了骨重量,降低了对营养的消耗,却可以具有较高的受力强度。此外,长骨的两端都比中部肥大,增大了关节处的接触面积,减少了压强。可见,骨骼有着极为理想的承力结构。

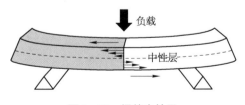

图 1 - 25 梁的中性层

二、肌肉的力学性质

肌肉是运动系统的动力部分,在神经系统的支配下,肌肉收缩,牵引骨骼产生运动。肌肉的基本功能是将化学能转变为机械能。肌肉包括平滑肌、心肌和骨骼肌 3 种,它们的构成要素相同,收缩的机制也大致一样,但结构、功能及力学性质等方面存在一定差异。心肌、平滑肌的收缩是机体自主控制进行的,研究较为困难。目前关于肌肉力学性质的研究,大部分都是针对骨骼肌进行的。以下以骨骼肌为例,说明肌肉的力学性质。

骨骼肌收缩是指肌肉张力增加和肌肉长度缩短的机械变化,其形式可以分为等长收缩和等张收缩。肌肉收缩时,长度不变而张力增加,称等长收缩。肌肉收缩时,张力不变而长度缩短,称等张收缩。肌肉发生等长收缩还是等张收缩,主要取决于其所承受的负荷。肌肉所承受的负荷可分为前负荷和后负荷两种。肌肉在收缩前就承受的负荷,称前负荷。前负荷可以增加肌肉收缩前的长度,进而增加肌肉的收缩力。肌肉收缩开始时所承受的负荷称后负荷,后负荷是肌肉收缩的阻力。此时肌肉不能立即缩短,而是先增加张力发生等长收缩,当张力增加超过后负荷时,肌肉缩短而张力不再增加,发生等张收缩。但实际上,人体内没有单纯的等长或等张收缩,骨骼肌的收缩采用的是混合形式。对于与维持身体姿势有关的骨骼肌,收缩时以产生张力为主,偏于等长收缩。对于与肢体运动和屈曲有关的骨骼肌,收缩时以长度缩短为主,偏于等张收缩。

骨骼肌的收缩形式又可以分为单收缩和强直收缩。骨骼肌受到一次短促的刺激后,先产生一次动作电位,紧接着出现一次机械收缩,称单收缩。如肌肉接受连续刺激后,出现持续的收缩,则称强直收缩。正常体内骨骼肌收缩几乎都属于强直收缩。

(一) 肌肉张力和收缩速度的关系

1938 年,诺贝尔奖得主英国生理学家和生物物理学家希尔(A. V. Hill)根据他使用青蛙缝匠肌所做的大量实验,提出了肌肉收缩的力学模型,建立了著名的**希尔方程**(Hill equation),为整个肌肉力学奠定了基础(图 1-26)。该方程描述了骨骼肌在强直状态下快速释放时,肌肉张力 T(或负荷)和肌肉收缩速度 v 之间的关系:

$$(T+a)(v+b)=b(T_0+a) \tag{1-49}$$

式 1-49 中 T_0 表示初始张力,a、b 为肌肉动力学常数。Hill 方程与实际气体的范德瓦尔斯方程在形式上相似,说明在生化反应释放能量时,其释放速率是一恒定值。

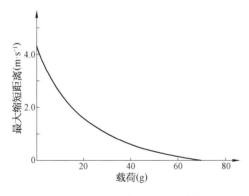

图 1-26　最大收缩速度和载荷

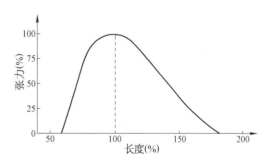

图 1-27　等长收缩时张力—长度关系曲线

(二) 肌肉张力和长度的关系

实验表明,逐渐增大肌肉收缩的初长度(即收缩前的长度),肌肉收缩时产生的张力也逐渐增加。以青蛙缝匠肌为试样的结果如图 1-27 所示。当初长度继续增大到某一数值时,张力将达到最大值。此后,继续增大肌肉收缩的初长度,张力反而减小,收缩效果也将减弱。

1957 年,英国生物学家赫克斯列(H. E. Huxley)提出肌丝滑行理论,对这种肌肉张力和长度的关系进行了解释。肌肉由肌原纤维组成,肌节是肌原纤维的基本单位,而肌节又由肌丝组成。肌肉初长度处于适宜水平时,肌节长度为 $2.0\sim2.2\ \mu m$,粗、细肌丝正处于最理想的重叠状态,此时粗肌丝依附于细肌丝上形成的横桥数目最多,表现收缩张力最大。反之,肌肉拉得过长,粗、细肌丝趋于分离,形成的横桥数目减少,则肌肉张力下降。同理,肌肉过于缩短时,细肌丝中心端在肌节中央交错,形成的横桥数目也减少,肌张力将急剧下降。这个理论目前已被广泛接受。

小 结

1. **刚体**　无论在多大的外力作用下,其形状和大小都不发生任何变化的物体。
2. **平动**　刚体内任一条直线,在运动过程中始终彼此平行的运动。
3. **定轴转动**　刚体转轴固定不动的转动。
4. **定点转动**　刚体内有一点始终保持不动的转动。
5. **转动动能**　$E_k = \dfrac{1}{2}I\omega^2$
6. **转动惯量**　物体所有质点的质量与其转动半径的平方的乘积之和。
7. **角动量**　刚体的转动惯量 I 和角速度 ω 的乘积。
8. **弹性模量**　在正比极限内,应力和应变成正比(胡克定律),该比值称为弹性模量。
9. 平动与转动的重要公式及其比较

质点的直线运动（刚体的平动）	刚体的定轴转动	质点的直线运动（刚体的平动）	刚体的定轴转动
速度 $v = \dfrac{ds}{dt}$	角速度 $\boldsymbol{\omega} = \dfrac{d\boldsymbol{\theta}}{dt}$	力 $\boldsymbol{F}$,质量 m 牛顿第二定律 $\boldsymbol{F} = m\boldsymbol{a}$	力矩 $\boldsymbol{M}$,转动惯量 I 转动定律 $\boldsymbol{M} = I\boldsymbol{\beta}$
加速度 $\boldsymbol{a} = \dfrac{d\boldsymbol{v}}{dt}$	角加速度 $\boldsymbol{\beta} = \dfrac{d\boldsymbol{\omega}}{dt}$	动量 $m\boldsymbol{v}$,冲量 $\boldsymbol{F}t$(恒力) 动量原理 $\boldsymbol{F}t = m\boldsymbol{v} - m\boldsymbol{v}_0$ (恒力)	角动量 $I\boldsymbol{\omega}$,冲量矩 $\boldsymbol{M}t$ (恒力矩) 角动量原理 $\boldsymbol{M}t = I\boldsymbol{\omega} - I_0\boldsymbol{\omega}_0$(恒力矩)
匀速直线运动 $s = vt$	匀角速转动 $\boldsymbol{\theta} = \boldsymbol{\omega}t$	动量守恒定律 $(\boldsymbol{F} = 0)$ $p = \sum m\boldsymbol{v} =$ 恒量	角动量守恒定律 $(\boldsymbol{M} = 0)$ $L = \sum I\boldsymbol{\omega} =$ 恒量
匀变速直线运动 $v = v_0 + at$ $s = v_0t + \dfrac{1}{2}at^2$ $v^2 - v_0^2 = 2as$	匀变速运动 $\omega = \omega_0 + \beta t$ $\theta = \omega_0 t + \dfrac{1}{2}\beta t^2$ $\omega^2 - \omega_0^2 = 2\beta\theta$	平动动能 $\dfrac{1}{2}mv^2$ 恒力的功 $W = Fs$ 动能定理 $A = \dfrac{1}{2}mv^2 - \dfrac{1}{2}mv_0^2$ (恒力)	转动动能 $\dfrac{1}{2}I\omega^2$ 恒力矩的功 $W = M\theta$ 动能定理 $A = \dfrac{1}{2}I\omega^2 - \dfrac{1}{2}I\omega_0^2$ (恒力矩)

10. 进动角速度　$\Omega = \dfrac{mgr}{I\omega}$

陀螺的进动角速度 $\boldsymbol{\Omega}$ 与自转角动量 L 成反比,与其质心到定点的距离 r 成正比。

11. 应变和应力、弹性模量

名　称	应　力	应　变	弹性模量
正应变	$\boldsymbol{\sigma} = \dfrac{F}{S}$	$\varepsilon = \dfrac{\Delta l}{l_0}$	$Y = \dfrac{\sigma}{\varepsilon}$
切应变	$\boldsymbol{\tau} = \dfrac{F}{S}$	$\gamma = \dfrac{\Delta x}{d}$	$G = \dfrac{\tau}{\gamma}$
体应变	$\boldsymbol{p} = \dfrac{F}{S}$	$\theta = \dfrac{\Delta V}{V_0}$	$K = \dfrac{-p}{\theta}$

习　题

1-1　直径为 0.6 m 的转轮,从静止开始做匀变速转动,经 20 s 后,它的角速度达到 $100\pi\ \text{rad}\cdot\text{s}^{-1}$,求角加速度和在这一段时间内转轮转过的角度。

1-2　求质量为 m,长为 l 的均匀细棒对下面几种情况的转动惯量。(1)转轴通过棒的中心并与棒成垂直;(2)转轴通过棒的一端并与棒垂直;(3)转轴通过棒上离中心为 h 的一点并与棒成垂直;(4)转轴通过棒中心并和棒成 θ 角。

1-3　如图 1-28 所示,一铁制飞轮,已知密度 $\rho = 7.8\ \text{g}\cdot\text{cm}^{-3}$, $R_1 = 0.030\ \text{m}$, $R_2 = 0.12\ \text{m}$, $R_3 = 0.19\ \text{m}$, $b = 0.040\ \text{m}$, $d = 0.090\ \text{m}$,求它对转轴的转动惯量。

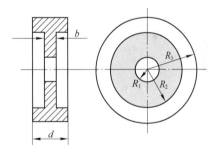

图 1-28　习题 1-3 图

1-4　一飞轮直径为 0.3 m,质量为 5 kg,边缘绕绳,现用恒力拉绳一端,使它由静止均匀地加速,经 0.5 s 转速达到 $10\ \text{rev}\cdot\text{s}^{-1}$,假定飞轮可看作实心圆柱体,求:(1)飞轮的角加速度及其在这段时间内转过的转数;(2)从拉动后 $t = 10\ \text{s}$ 时飞轮的角速度及轮边缘上一点的速度和加速度;(3)拉力及拉力所做的功。

1-5　用线绕于半径 $R = 1\ \text{m}$,质量 $m = 100\ \text{kg}$ 的圆盘上,在绳的一端作用 10 kg 的拉力,设圆盘可绕过盘心垂直于盘面的定轴转动,求:(1)圆盘的角加速度;(2)当线拉下 5 m 时,圆盘所得到的动能。

1-6　如图 1-29 所示,两个质量为 m_1 和 m_2 的物质分别系在两条绳上,这两条绳又分别绕在半径为 r_1 和 r_2 并装在同一轴的两鼓轮上。已知两鼓轮绕轴的转动惯量为 I,轴间摩擦不计,绳子的质量忽略不计,求鼓轮的角加速度。

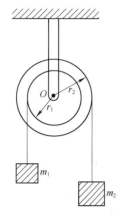

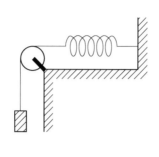

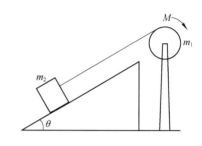

图 1-29 习题 1-6 图　　　图 1-30 习题 1-7 图　　　图 1-31 习题 1-8 图

1-7　如图 1-30 所示,已知滑轮的半径为 30 cm,转动惯量为 0.50 kg·m²,弹簧的劲度系数 $k=2.0$ N·m^{-1}。问:质量为 60 g 的物体落下 40 cm 时的速率是多大?(设开始时物体静止且弹簧无伸长,在物体下落过程中绳子与滑轮无相对滑动)

1-8　如图 1-31 所示,一不变的力矩 M 作用在绞车的鼓轮上使轮转动。轮的半径为 r,质量为 m_1,缠在鼓轮上的绳子系一质量为 m_2 的重物,使其沿倾角为 θ 的斜面滑动,重物和斜面之间的滑动摩擦系数为 μ,绳子的质量忽略不计,鼓轮可看作均质实心圆柱,在开始时此系统静止,试求鼓轮转过角 φ 时的角速度。

1-9　一转台绕竖直轴转动,每 10 s 转一周,转台对轴的转动惯量为 1 200 kg·m²。质量为 80 kg 的人,开始站在台的中心,随后沿半径向外跑去。问当人离转台中心 2 m 时,转台的角速度是多少。

1-10　有圆盘 A 和 B,盘 B 静止,盘 A 的转动惯量为盘 B 的一半。它们的轴由离合器控制,开始时,盘 A、B 是分开的,盘 A 的角速度为 ω_0,两者衔接到一起后,产生了 2 000 J 的热,求原来盘 A 的动能为多少。

1-11　一根质量为 m,长为 l 的均匀细棒,绕一水平光滑转轴 O 在竖直平面内转动。O 轴离 A 端距离为 $\dfrac{l}{3}$,此时的转动惯量为 $\dfrac{1}{9}ml^2$,今使棒从静止开始由水平位置绕 O 轴转动,求:(1)棒在水平位置上刚起动时的角加速度;(2)棒转到竖直位置时角速度和角加速度;(3)转到垂直位置时,在 A 端的速度及加速度。(重力作用点集中于距支点 $\dfrac{l}{6}$ 处)

1-12　如图 1-32 所示,一圆形飞轮可绕垂直轴转动,边缘绕有绳子,在绳子下端挂以质量 $m_2=20$ kg 的物体。已知圆形飞轮半径 $R=2.0$ m,质量 $m_1=300$ kg。求:(1)圆形飞轮的角加速度;(2)绳子下端挂的物体下落 4 m 后圆形飞轮的角速度和转动动能。(已知转动惯量 $I=\dfrac{1}{2}m_1R^2$)

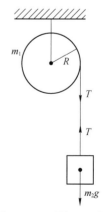

图 1-32 习题 1-12 图

1-13　一磨轮直径为 1.0 m,质量为 8 kg,以 900 rev·min^{-1} 的转速转动。一工具以 200 N 的正压力作用在轮的边缘上,使磨轮在 10 s 内停止,求磨轮和工具之间的摩擦系数(已知磨轮的转动惯量 $I = \frac{1}{2}mR^2$,轴上的摩擦可忽略不计)。

1-14　固定的发动机飞轮,转动惯量为 2 000 kg·m²,在恒外力矩的作用下,飞轮从静止开始转动,经过 100 s 后,转速达 15 rev·s⁻¹,求:(1)外力矩的大小;(2)此时的转动动能的大小;(3)经过 100 s 时,发动机飞轮转过的圈数。

1-15　如图 1-33 所示,实心圆柱体的半径为 $R = 7.6$ cm,质量 $m_1 = 23$ kg,一根轻而薄的带子绕在圆柱体上面,圆柱体放在倾角为 $\theta = 30°$ 的斜面上,带子跨过滑轮后系在质量 $m_2 = 4.5$ kg 的重物上。设圆柱体在斜面只有滚动而无滑动,求:(1)圆柱体沿斜面向下滚动的加速度;(2)带子中的张力。

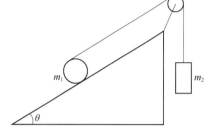

图 1-33　习题 1-15 图

1-16　人体骨骼系统中,肌腱可将肌肉的下端连到肘关节下面的骨骼上。设肱二头肌对相连的骨骼可施加大约 600 N 的力。肱二头肌横截面积平均为 $S_1 = 5.0 \times 10^{-3}$ m²,肌腱的截面积为 $S_2 = 5.0 \times 10^{-5}$ m²,求肱二头肌和肌腱的张应力。

1-17　某人体肱二头肌在松弛的状态下是一条长为 0.20 m、横截面积为 50 cm² 的均匀柱体,若要使其伸长 2.0 cm,所需要的力为 10 N。当它处于挛缩状态而主动收缩时,产生相同的伸长量需要 200 N 的力。求上述两种状态下它的杨氏模量。

1-18　实心圆柱体的直径为 10 cm,长为 2 m,两端所加的扭矩 1×10⁴ N·m。设材料的切变模量为 8×10¹⁰ N·m,求扭转角和最大切变力。

1-19　设边长为 0.02 m 的正方体的两个相对面上,各施加一个大小相等、方向相反的切向力 9.8×10² N,求施加力后两面的相对位移(设该材料的切变模量为 4.9×10⁷ N·m⁻²)。

本书配套数字教学资源

微信扫描二维码,加入医用物理学读者交流圈,获取配套教学视频、学习课件、课后习题和沟通交流平台等板块内容,夯实基础知识

第二章
流 体 动 力 学

自然界中的物质有固态、液态和气态三种状态,气体和液体统称**流体**(fluid)。流体没有固定形状,内部各部分之间很容易发生相对运动,这种性质称流动性。流动性是流体最基本的特性,也是流体与固体之间最主要的区别。研究流体流动时的运动规律以及它与相邻其他物体之间相互作用的学科称流体动力学。生物体内的许多生命活动过程,如血液循环、呼吸道内气体的输运、养分的输送及废物的排泄,都与流体的流动有关。本章讨论流体动力学的一些基本规律,重点是不可压缩流体运动的基本规律,再研究黏性流体的运动情况,并介绍流体力学规律在医药学中的一些基本应用。

第一节 理想流体的稳定流动

一、描述流体运动的基本概念

流体除了流动性外,还有其他一些特性。任何流体都可以压缩,这种性质称可压缩性。但是液体的可压缩性很小,如 $10℃$ 的水,增加 $1\ 000$ 个大气压,体积仅减少 5%。因此,一般情况下液体的压缩性可以忽略。气体的可压缩性很大,但它的流动性强,只要有很小的压强差,气体就会迅速流动起来,使各处的密度差异减小。所以,在研究气体的流动时,只要压强差不大,气体的压缩性也可以忽略。除此之外,流体都有黏滞性,黏滞性就是流体中各部分之间存在内摩擦力的特性。实际流体总是或多或少地具有黏滞性,但是像水和乙醇等流体的黏滞性很小,气体的黏滞性更小。因此,在很多实际问题中,可压缩性和黏滞性只是影响流体运动的次要因素,而流动性才是决定流体运动的主要因素。所以,在流体动力学中用**理想流体**(ideal fluid)这一理想化的模型来代替实际流体进行分析,从而得出理想流体运动的基本规律。所谓理想流体,就是绝对不可压缩,完全没有黏滞性的流体。

在物理学研究中,为了突出被研究对象的主要特性和简化问题,常用理想化的模型来代替实际对象进行分析。理想流体这个模型忽略了研究对象的可压缩性和黏滞性,突出其流动性,在研究可压缩性和黏滞性较小的流体运动时,是一种科学的抽象。

实际流体的流动是非常复杂的,一般情况下,流体流动时,流体粒子流经空间各点的流速不相同,且随时间变化,这种流速随时间而变化的流动称非稳定流动。如果空间任意固定点的流速不随时间而变,即同一时刻流体内各处的流速可能不同,但流体粒子流经空间任一给定点的速度是确定的,不随时间变化,我们就说其流动状态是稳定的,这种流动称**稳定流动**(steady flow)。

为了形象地描述流体的运动,可以在流体流动的空间做一些假想的曲线,使曲线上每一点的切线方向都与流体粒子流经该点的速度方向一致,如图 2-1 所示,这些曲线称该时刻的**流线**(stream line)。流线形象地表示了空间流速的瞬时分布。在稳定流动中,空间各点的流速不随时间而变,因此,稳定流动的流线分布不随时间而变,即在不同时刻相继出现在空间同一点的流体粒子总以同样的速度通过该点。因为每一时刻空间一点上只能有一个速度,故流线不能相交。图 2-1 中,虽然流体粒子流经 A、B、C 三点的速度不同,但任何时刻流体粒子流经 A 点的速度总是 v_A,流经 B 点的速度总是 v_B,流经 C 点的速度总是 v_C。在稳定流动中,流线就是流体粒子运动的轨迹。可以用流线的疏密程度反映流体流动速度的大小,流线密集的地方流速大,反之,流线稀疏的地方流速小。

在稳定流动的流场中,由许多流线围成的管状区域称**流管**(stream tube),如图 2-2 所示。因为流管的边界由流线组成,不会有垂直于管壁的流速分量。所以,流动过程中流管内的流体不会流出管外,流管外的流体也不会流入管内,流管中的流体就好像在一个固定管子中流动。在稳定流动中,可以将流动的流体划分为许多流管,只要掌握每一流管中流体的运动规律,就能知道整个流体的运动规律。在许多实际问题中,当流体在固定管道中做稳定流动时,往往把整个管道作为一个流管来研究,有时为了方便还可以忽略流速在横截面积上的变化,而用横截面上的平均速度来描述管内流体的流动情况。

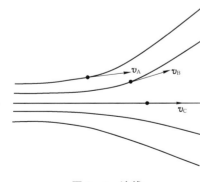

图 2-1　流线

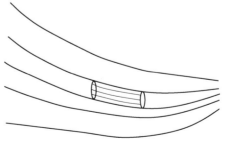

图 2-2　流管

二、连续性方程

连续性方程是讨论在稳定流动的情况下,流量与流速、横截面积的关系。

如图 2-3 所示,在流场中任意选取一根截面积很小的流管,设想不可压缩的流体在流管内做稳定流动。根据质量守恒原理,由流管的一端流入多少流体就一定有等量的流体从流管的另一端流出,这就是流体流动时的连续性原理。设垂直于流管的截面积 S_1 和 S_2 处的流速分别为 v_1 和 v_2,经过一段时间 Δt,流过横截面积 S_1 和 S_2 的流体的体积分别为:

$$V_1 = S_1 v_1 \Delta t$$
$$V_2 = S_2 v_2 \Delta t$$

因为研究对象是不可压缩流体的稳定流动,那么,在相同时间内,流过同一流管任意横截面的流体体积相等,即:

$$S_1 v_1 \Delta t = S_2 v_2 \Delta t$$

又为
$$S_1 v_1 = S_2 v_2 \qquad\qquad (2-1)$$

这一关系对流管中任意与流管垂直的截面 S 都成立。我们把单位时间内流过同一流管任一横截面积的流体体积 Sv 称流体的**体积流量**(volume rate of flow),用 Q 表示,其单位是 $\mathrm{m^3 \cdot s^{-1}}$,故不可压缩流体做稳定流动的**连续性方程**(continuity equation)可表示为:

$$Q = Sv = 恒量 \qquad\qquad (2-2)$$

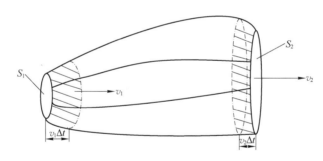

图 2-3 连续性方程的推导

连续性方程表明,当不可压缩流体做稳定流动时,流体的速度与横截面积的乘积为恒量。横截面积大的地方,流速小;横截面积小的地方,流速大,通过各处的流量相同。因此,连续性方程式 2-1、式 2-2 反映了流量、流速和横截面积三者之间的关系。

例 2-1 正常成人休息时,通过主动脉的平均血流速率为 $v = 0.33\ \mathrm{m \cdot s^{-1}}$,主动脉半径平均为 $r = 9.0 \times 10^{-3}\ \mathrm{m}$。求通过主动脉的平均血流量。

解:因为主动脉的横截面积为:

$$S = \pi r^2 = 3.14 \times (9.0 \times 10^{-3})^2 = 2.5 \times 10^{-4}\ (\mathrm{m^2})$$

则通过主动脉的平均血流量为:

$$Q = Sv = 2.5 \times 10^{-4} \times 0.33 = 8.3 \times 10^{-5}\ (\mathrm{m^3 \cdot s^{-1}})$$

三、理想流体的伯努利方程

理想流体做稳定流动时,流体在流管中各处的流速、压强和高度之间有一定的关系。下面利用功能原理来进行推导。

如图 2-4 所示,设理想流体在重力场中做稳定流动,在流体中取一细流管。S_1 和 S_2 为流管中任取的两个与流管垂直的截面 M、N 上的面积。由于流管很细,截面 M 和截面 N 处的各物理量可看成分别相等。M 处的压强为 p_1,流速大小为 v_1,高度为 h_1;N 处的压强为 p_2,流速大小为 v_2,高度为 h_2。选取某一时刻 t 在 MN 之间的流体为研究对象,并设经过很短时间 Δt,这部分流体从 MN 位置移动到 M'N' 位置。由于 Δt 很短,MM'间和 NN'间的流体粒子在此期间的各物理量可近似认为相同。

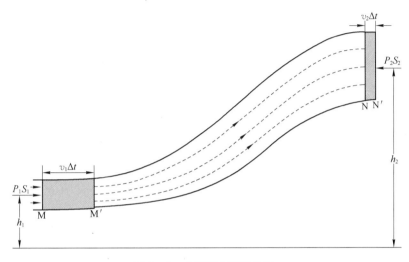

图 2-4　伯努利方程的推导

接着分析在 Δt 时间内,研究对象动能和势能的变化以及引起这些变化的外力和非保守内力所做的功。

分析可知,MN 这段流体在移动过程中,所受的非保守力包括:两端面上的压力、垂直于流管侧面上的正压力、流管界面外相邻流体层作用于这段流管的黏滞力(摩擦阻力)。

由于理想流体没有黏滞性,故不存在能量损耗。流管外的流体对这部分流体的压力垂直于流管表面,与流速垂直,因而不做功。因此,只需考虑作用在这段流体上的外力做功。作用于端面 S_1 的压力 $p_1 S_1$ 的方向与流体运动方向一致做正功,而作用于端面 S_2 的压力 $p_2 S_2$ 的方向与流体运动方向相反做负功。

所以,Δt 时间内周围流体的压力所做的总功为:

$$A = p_1 S_1 v_1 \Delta t - p_2 S_2 v_2 \Delta t = (p_1 - p_2)\Delta V \tag{2-3}$$

式 2-3 中,$\Delta V = S_1 v_1 \Delta t = S_2 v_2 \Delta t$,表示 MM'、NN'这段流体的体积。

由于是理想流体做稳定流动,所以 M' 和 N 之间的那部分流体(MN 段与 M'N' 段流体相重叠的部分)的机械能保持不变。因此,只需考虑 MM'之间和 NN'之间的流体机械能的变化。由于理想流体不可压缩,MM'之间流体的体积一定等于 NN'之间流体的体积,均为 ΔV。设流体的密度均匀,大小为 ρ,则这两部分流体的质量也相等,均为 Δm。那么,Δm 可表示为:

$$\Delta m = \rho S_1 v_1 \Delta t = \rho S_2 v_2 \Delta t = \rho \Delta V$$

MN 间的流体在 Δt 时间内机械能的增量为：

$$\Delta E = (E_{k2} + E_{p2}) - (E_{k1} + E_{p1}) = \left(\frac{1}{2}\rho v_2^2 + \rho g h_2\right)\Delta V - \left(\frac{1}{2}\rho v_1^2 + \rho g h_1\right)\Delta V \quad (2-4)$$

根据功能原理，物体系机械能的增量等于它所受的外力所做的总功，即：

$$\left(\frac{1}{2}\rho v_2^2 + \rho g h_2\right)\Delta V - \left(\frac{1}{2}\rho v_1^2 + \rho g h_1\right)\Delta V = (p_1 - p_2)\Delta V$$

将上式两边除以 ΔV，并移项，得：

$$\frac{1}{2}\rho v_1^2 + \rho g h_1 + p_1 = \frac{1}{2}\rho v_2^2 + \rho g h_2 + p_2 \quad (2-5)$$

由于 M、N 是在流管内任取的两个横截面，所以在同一流管内任一横截面有：

$$\frac{1}{2}\rho v^2 + \rho g h + p = 恒量 \quad (2-6)$$

式 2-5 和式 2-6 都称**伯努利方程**（Bernoulli's equation），式中 $\frac{1}{2}\rho v^2$ 是单位体积流体的动能、$\rho g h$ 是单位体积流体的势能。压强 p 所做的功 $A = pSv\Delta t = p\Delta V$，由此可见，压强 p 相当于单位体积流体通过某一截面时压力所做的功，常把它称压强能。所以伯努利方程表明，理想流体做稳定流动时，同一流管内任一横截面处单位体积流体的动能、势能和压强能的总和是一恒量。伯努利方程实质上是能量守恒定律在流体力学中的具体表达形式。

如果流管中的截面 S_1 和 S_2 趋近于零，这时流管就变成了流线，v、h、p 为流线上某点的流速、高度、压强的精确值。因此，伯努利方程的适用条件是理想流体做稳定流动时同一细流管的任意横截面或同一流线上的任意点。

四、连续性方程和伯努利方程的应用

流体流动的许多实际问题，可以运用连续性方程和伯努利方程加以解决。

（一）小孔流速

如图 2-5 所示，有一盛有水的大容器，设在距离水面 A 处为 h 的地方开一小孔 B，则水将从小孔流出，A、B 处的流速分别为 v_A、v_B，根据连续性方程，由于水面的面积大，小孔的面积小，所以小孔处的流速比水面的流速大得多，可认为水面的流速 $v_A \approx 0$，同时水面和小孔都与大气接触，故 A、B 两处的压强都等于大气压强 p_0，于是 A、B 两处可列出伯努利方程为：

$$p_0 + \rho g h = p_0 + \frac{1}{2}\rho v_B^2$$

由此可得：

$$v_B = \sqrt{2gh} \qquad (2-7)$$

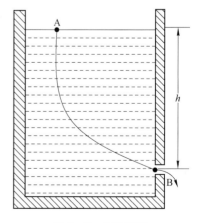

图 2-5　小孔流速

（二）压强与流速的关系

1. 空吸作用　如图 2-6 所示，一水平放置的管道 A 处和 C 处的截面积大于 B 处的截面积。管内流体由 A 处流向 C 处。水平管可看作一流管，由于管道水平放置，有 $h_A = h_B$，伯努利方程可写为：

$$\frac{1}{2}\rho v_A^2 + p_A = \frac{1}{2}\rho v_B^2 + p_B \tag{2-8}$$

可见，在同一水平管中，流速大处压强小，流速小处压强大。

又因 $S_A > S_B$，由连续性方程 $S_A v_A = S_B v_B$，可知 $v_A < v_B$。表明在水平管中流动的流体，横截面积越小，流速越大，压强就越小。当 S_A/S_B 的值足够大，则 B 处的流速足够大，以至 B 处的压强小于大气压，容器 D 中的液体因受大气压的作用沿竖直管上升，直至被压到 B 处，而被水平管中的液体带走，这种作用称**空吸作用**（suction effect）。

空吸作用的应用很广，如喷雾器、水流抽气机、内燃机中的汽化器等均是根据这一原理制成的。

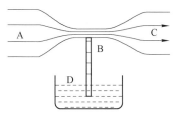
　　图 2-6　空吸作用

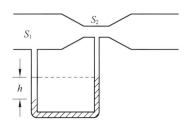
　　图 2-7　流量计原理

2. 文丘利（Venturi）流量计　如图 2-7 所示，为文丘利流量计的原理图。测量流体流量时，将它水平地连接到被测管道（如自来水管）上。由伯努利方程可得：

$$\frac{1}{2}\rho v_1^2 + p_1 = \frac{1}{2}\rho v_2^2 + p_2$$

由连续性方程可得：

$$S_1 v_1 = S_2 v_2$$

由以上两式消去 v_2，可得：

$$v_1 = S_2 \sqrt{\frac{2(p_1 - p_2)}{\rho(S_1^2 - S_2^2)}}$$

若两竖管中水银液面的高度差为 h，则上式中压强差 $p_1 - p_2 = (\rho_{Hg} - \rho)gh$，再代入上式得：

$$v_1 = S_2 \sqrt{\frac{2(\rho_{Hg} - \rho)gh}{\rho(S_1^2 - S_2^2)}}$$

上式中，ρ 为流经水平管道流体的密度，ρ_{Hg} 为竖直管中水银的密度。

因此，流体的流量为：

$$Q = S_1 v_1 = S_1 S_2 \sqrt{\frac{2(\rho_{\text{Hg}} - \rho)gh}{\rho(S_1^2 - S_2^2)}} \quad\quad (2-9)$$

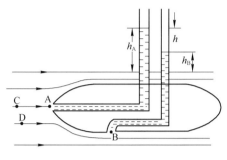

图 2-8　流速计

3. 流速计　如图 2-8 所示是皮托管(流速计)的原理图。两个弯成 L 形的管子,其中一个管子的开口 A 迎着流来的流体,另一个管子的开口 B 在侧面,与流体的流动方向相切。C 与 A 及 D 与 B 分别在两根流线上,分别满足伯努利方程。

C,D 在很远处靠得很近,运动状态几乎相同,加之皮托管本身很细,可以认为 A、B 高度差不计。因此,A、B 两点有如下等式关系:

$$\frac{1}{2}\rho v_A^2 + p_A = \frac{1}{2}\rho v_B^2 + p_B$$

因为流体在 A 处受阻,流速 $v_A \approx 0$,所以 $\frac{1}{2}\rho v_B^2 = p_A - p_B$,A、B 两处的压强差可由两管中流体上升的高度差求出,即 $p_A - p_B = \rho g(h_A - h_B)$。 这样,流体的流速为:

$$v = v_B = \sqrt{2g(h_A - h_B)} = \sqrt{2gh} \quad\quad (2-10)$$

(三) 压强与高度的关系

血压与体位的关系　如果均匀管中流动的液体流速不变,或者在非均匀管道内流速的变化影响可忽略时,则压强与高度的关系为:

$$\rho g h_1 + p_1 = \rho g h_2 + p_2$$

即: $$\rho g h + p = 常量 \quad\quad (2-11)$$

可见,高处的压强小,而低处的压强大。

根据式 2-11 压强和高度的关系,可以解释血压与体位的关系。图 2-9 表示人体取平卧位时头部动脉压 12.7 kPa,静脉压为 0.7 kPa;而当取直立位时头部动脉压为 6.8 kPa,静脉压变为 -5.2 kPa。减少的 5.9 kPa 是由高度改变所造成的。同理,对于脚部来说,由平卧位改为直立位时,动脉压将由 12.7 kPa 变为 24.4 kPa,静脉压将由 0.7 kPa 变为 12.4 kPa,增加的 11.7 kPa 也是由高度原因造成的。因此,测量血压一定要考虑体位和测量部位对测量值的影响。同时,平卧位时头与足部的动脉平均血压,比靠近心脏的平均动脉血压要低 0.6 kPa,这是血液黏滞性的影响所造成的。动脉血液由心脏流到头与足的过程中,要克服血液流动过程中摩擦力做功。头与足血压降低的程度,与血液流动中克服摩擦力做功的多少有关。

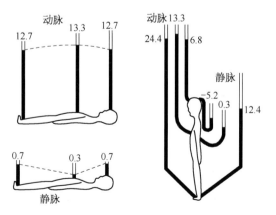

图 2-9　血压与体位的关系

前面讨论理想流体的运动规律时,忽略了流体流动时流层间由于存在相对运动而产生的内摩擦力,因此认为流体在流动过程中没有能量损失。但在实际情况中,对一些黏滞性较大流体的流动,或者虽然黏滞性不大,但在较长的输送中能量损失明显时,则必须考虑到内摩擦力的存在。

一、牛顿黏滞性定律

(一)液体的内摩擦现象

如图 2-10 所示,在一竖直圆管中注入无色甘油,上部再加一段着色甘油,其间有明显的分界面。打开管子下部的活门使甘油缓缓流出,经一段时间后,着色甘油的下部呈舌形界面,说明甘油流出时,沿管轴流动的速度最大,距轴越远则流速越小,在管壁上,甘油附着层流速为零。可见,甘油的流动是分层的。

管中流动的甘油可分成许多同轴圆筒状的薄层,由于任意两个相邻层之间存在相对运动,流动较快的流层作用于流动较慢的邻层有一向前拉力,而流动较慢的流层作用于流动较快的邻层有一向后的阻力。这一对力与接触面平行,大小相等而方向相反,称内摩擦力或黏滞力,如图 2-11 所示。

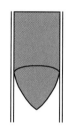

图 2-10　流体的黏滞性

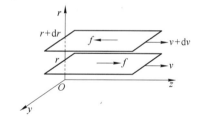

图 2-11　速度分布示意图

(二)牛顿黏滞性定律

如图 2-11 所示为速度分布示意图,即把沿 z 方向流动的液体在垂直于 r 方向的平面上分成许多互相平行的薄层,各层之间有相对滑动。设想流层的流速随着 r 的增加而增大,在 r 方向相距 dr 的两液层的速度差为 dv,则 dv/dr 表示在垂直于流速方向上,相距单位距离的液层间的速度差,称**速度梯度**(velocity gradient),单位是秒$^{-1}$(s^{-1})。对于图 2-10 所示,甘油是分层流动的,在距离管轴不同 r 处的速度梯度不同,距管轴越远,速度梯度的绝对值越大。

实验表明,流体内相邻两层接触面间的内摩擦力 f 大小与接触面积 S 及速度梯度 dv/dr 成正比,即:

$$f = \eta \frac{dv}{dr} S \qquad (2-12)$$

式 2-12 称**牛顿黏滞性定律**(Newton's viscosity law)。式中的比例系数 η 称**黏滞系**

数(coefficient of viscosity)或黏度,单位是 Pa·s。由式 2-12 可见,其值取决于流体的性质,黏滞性越大的流体,其值越大。由实验可知,黏滞系数的大小不但与流体种类及杂质浓度有关,而且还与温度有关。一般说来,液体的黏度随温度升高而减小,气体的黏度随温度的升高而增大(表 2-1)。

表 2-1　几种流体的黏度值

流　体	温度(℃)	η (Pa·s)	流　体	温度(℃)	η (Pa·s)
水	0	1.729×10^{-3}	乙醇	20	1.2×10^{-3}
	20	1.005×10^{-3}	水银	20	1.55×10^{-3}
	37	0.69×10^{-3}	蓖麻油	17.5	1225×10^{-3}
	100	0.284×10^{-3}	甘油	20	0.830
空气	0	1.709×10^{-5}	血液	37	$2.5 \sim 4.0 \times 10^{-3}$
	20	1.808×10^{-5}	血浆	37	$1.0 \sim 1.4 \times 10^{-3}$
	100	2.175×10^{-5}	血清	37	$0.9 \sim 1.2 \times 10^{-3}$

实际上,不是任何流体流动都遵守上述牛顿黏滞性定律,我们把遵守牛顿黏滞性定律、黏度 η 为一常量的流体称**牛顿流体**(Newtonian fluid)。黏度 η 不为常量,而与压力、速度梯度有关,不遵守牛顿黏滞性定律的流体称非牛顿流体。例如,水和血浆等均为牛顿流体,而全血和悬浊液则是非牛顿流体。

二、层流、湍流和雷诺数

黏性流体在管道输送过程中,能量的损耗不仅与流体的黏滞系数有关,还与流体的流动状态及管道的几何形状密切相关。

根据实际情况,流体的流动可分为层流和湍流两种状态。当流体的流速不大时,各层流体之间只做相对滑动,每个流体质点都沿着一条明确的路线做平滑运动。没有横向混杂,这种流动状态称**层流**(laminar flow)。当流体的流速超过一定数值时,层流状态被破坏,层与层间的流体相互混杂,形成紊乱无章的流动状态,甚至出现旋涡,这种流动状态称**湍流**(turbulent flow)。

如图 2-12 所示的实验装置可以观察到这两种不同形式的流动状态。如(a)所示,在一个盛水的容器 A 中,水平地装有一根玻璃管 B,另一个竖直放置的玻璃管 D 内盛有着色水,着色水通过 D 管下端的细管引入 B 管。当打开阀门 C,水从 B 管流出。若水流的速度不大时,着色水在 B 管中形成一条清晰、与 B 管平行的细流。如(b)所示的这种水流即为层流。当开大阀门 C,增加水流的速度到

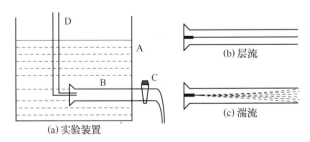

(b)层流

(c)湍流

(a)实验装置

图 2-12　层流和湍流

某一定值时,流动不再稳定,着色水的细流散开而与无色水混合起来。如(c)所示,这时的流动称湍流。

英国物理学家雷诺(Reynolds)通过大量实验研究后指出,影响流动状态的因素除平均流速外,还有流体的密度(ρ)、黏滞系数(η)和流体的管道内直径(d)等。把这些因素归纳为一个数——**雷诺数**(Reynolds number),用 Re 表示,以它来确定流体的流动状态是层流还是湍流。它的定义是:

$$Re = \frac{\rho v d}{\eta} \tag{2-13}$$

包括血液在内的许多流体,当 $Re < 2\,000$ 时,流体做层流;当 $Re > 3\,000$ 时,流体做湍流;而当 $2\,000 < Re < 3\,000$ 时,流体既可做层流也可做湍流,称过渡流。

例 2-2　设主动脉的内直径为 0.02 m,血液的流速、黏滞系数、密度分别为 $v = 0.25\,\mathrm{m \cdot s^{-1}}$、$\eta = 3.0 \times 10^{-3}\,\mathrm{Pa \cdot s}$、$\rho = 1.05 \times 10^3\,\mathrm{kg \cdot m^3}$,求雷诺数并判断血液以何种形态流动。

解:雷诺数为:

$$Re = \frac{\rho v d}{\eta} = \frac{1.05 \times 10^3 \times 0.25 \times 0.02}{3.0 \times 10^{-3}} = 1\,750$$

这一数值 $< 2\,000$,故血液在主动脉中为层流。

三、泊肃叶定律

不可压缩的牛顿流体,在等截面水平圆形细管中流动时,如果平均流速不大,流动的状态是层流。各流层为从轴线开始半径逐渐增大的圆筒形表面,中心流速最大,随着半径的增加,流速逐渐减小,管壁处流体附着于管壁内侧,流速为零。

法国医学家泊肃叶(Poiseuille)研究了血管内血液的流动,并对在两端压强差 $\Delta p = p_1 - p_2$ 的作用下,内半径为 R、长度为 L 的水平圆管中流体的流动进行了研究,得出流体从管中流出的体积流量为:

$$Q = \frac{\pi R^4 \Delta p}{8 \eta L} \tag{2-14}$$

式 2-14 称**泊肃叶定律**(Poiseuille's law),式中 η 为流体的黏滞系数。泊肃叶定律表明,不可压缩的牛顿流体在水平圆管中做稳定层流时,流量 Q 与管道内半径 R 的四次方成正比,与管两端的压强梯度 $\Delta p / L$ 成正比,与流体的黏滞系数 η 成反比。

若令 $Z = \dfrac{8 \eta L}{\pi R^4}$,那么式 2-14 式可写成:

$$Q = \frac{\Delta p}{Z} \tag{2-15}$$

式 2-15 中,Z 称**流阻**(flow resistance),单位是帕·秒·米$^{-3}$($\mathrm{Pa \cdot s \cdot m^{-3}}$)。医学上习惯称外周阻力,它的大小由液体的黏滞系数和管道的几何形状决定。特别值得注意的是,流阻与圆管半径的四次方成反比。可见,半径的微小变化对流阻的影响都是不可忽视的。如半径减小一半,流阻就要增加到 16 倍。我们都知道,血管的弹性非常好,血管大小的变化对血液流量的控制作用是很强的,特别是人体小动脉对血流流量有着非常灵敏而有效的控制。

式 2-14 适用于任何流体在任何形状的流动。对于牛顿流体在圆管中流动,Z 可由 $\dfrac{8\eta L}{\pi R^4}$ 计算;对于非牛顿流体或非圆管中流动的情形,Z 一般由实验测定。

如果流体流过数个"串联"的流管,则总流阻等于各流管流阻之和。若数个流管相"并联",则总流阻与各流阻的关系与电阻并联的情况相同。

例 2-3 成年人主动脉的半径约为 1.3×10^{-2} m,问在一段 0.2 m 距离内的流阻 Z 和压强降落 Δp 是多少? 设血流量为 1.0×10^{-4} m$^3 \cdot$ s^{-1}, $\eta = 3.0 \times 10^{-3}$ Pa $\cdot$ s。

解: $Z = \dfrac{8\eta L}{\pi R^4} = \dfrac{8 \times 3.0 \times 10^{-3} \times 0.2}{3.14 \times (1.3 \times 10^{-2})^4} = 5.35 \times 10^4 (\text{Pa} \cdot \text{s} \cdot \text{m}^{-3})$

$$\Delta p = ZQ = 5.35 \times 10^4 \times 1.0 \times 10^{-4} = 5.35 (\text{Pa})$$

可见在主动脉中,血压的下降是微不足道的。

四、斯托克斯定律

当固体在黏性流体中做相对运动时,将受到黏滞阻力,这是由于固体表面附着一层流体,该层流体随固体一起运动,因而与周围流体间有相对运动,产生内摩擦力,此力会阻碍固体在流体中的运动。

实验表明,若在黏性流体中运动的物体是一个小球,其速度很小(雷诺数 $Re < 1$ 时),所受到的黏滞阻力 f 与小球的半径 r、运动速度 v、流体的黏滞系数成正比,即:

$$f = 6\pi \eta r v \tag{2-16}$$

式 2-16 称**斯托克斯定律**(Stokes' law)。

设半径为 r 的小球体在黏性液体中由静止状态下降。刚开始时,球体受到方向向下的重力和方向向上的浮力的作用,重力大于浮力,球体将加速下降。随着下降速度的增加,黏滞阻力增大,当速度达到一定值时,重力、浮力和黏滞阻力这三个力平衡,球体将匀速下降,这时球体的速度称收尾速度或**沉降速度**(sedimentation velocity)。

设 ρ 为球体的密度,σ 为流体的密度,则球体所受的重力为 $\dfrac{4}{3}\pi r^3 \rho g$,所受的浮力为 $\dfrac{4}{3}\pi r^3 \sigma g$,黏性阻力为 $6\pi \eta r v$。 当达到收尾速度时,三力平衡,即:

$$\frac{4}{3}\pi r^3 \rho g = \frac{4}{3}\pi r^3 \sigma g + 6\pi \eta r v$$

由上式可计算出收尾速度:

$$v = \frac{2}{9}\frac{gr^2}{\eta}(\rho - \sigma) \tag{2-17}$$

式 2-17 常被用来测定流体的黏滞系数。若将已知半径为 r 和密度为 ρ 的小球放入密度为 σ 的液体中,测出小球的沉降速度 v,即可计算出液体的黏滞系数(η)。

由式 2-17 可知,小球体在流体中的沉降速度与重力加速度 g 成正比,若悬浮液中微粒很小时,如血液中的血细胞,其沉降速度就非常缓慢。为了加快沉降速度常用离心沉降法。临床上,就是利用离心沉降法来测定血细胞在血液中的百分含量。将抗凝处理过的血液放进离心管中,经离心分离后血液将分为血浆和血细胞沉淀两部分。血细胞沉淀部分的体积占血液总体积的百分比称血细胞比容,它是影响血液黏度的最重要的因素之一。

五、血液的流动

(一) 血液循环的特性

1.血液的组成和特性　血液可视为流体,血管和心脏可视为弹性体,都具有流动和变形的性质,即流变性。血液和血管以及心脏的流变性,尤其是血液的流动性是影响血液在循环系统内不断流动、实现其功能的重要因素。

血液是一种十分复杂的悬浊液,它与一般的悬浊液不同,具有以下特点:① 它是一种高浓度的悬浊液。② 血液中的溶质——血细胞不是刚性的悬浮球体,如红细胞呈双凹形碟状并可变形。血细胞还具有聚集性,如红细胞可以聚合呈串状。③ 血液中的溶剂——血浆不是均质,它含有多种生物蛋白。

2.血液的黏度　前面指出所谓牛顿黏滞性流体是黏度为常量的流体,这种流体满足泊肃叶定律,即流体的流量与其所受压强差成正比;反之,非牛顿流体不满足该关系。实验测得血液的压强—流量关系是一曲线,血清的压强—流量关系是一直线。这一结果表明,血液是非牛顿流体,而血清则为牛顿流体。对于非牛顿流体,其黏度与流动时的切应变率(即速度梯度)有关。在低切应变率范围内,血液黏度随切应变率的增大明显地减小;当切应变率增大到一定程度后,血液黏度基本上不再变化而保持为一常量,这时可视血液为牛顿流体。

研究表明,血液的黏度不但依赖于切应变率,还依赖于切应变率的作用时间,这种性质称触变性。此外,血液的切应力,即单位流层接触面上的内摩擦力,不但取决于切应变率,还与作用的历史过程有关,这种性质称黏弹性。

影响血液黏度有以下主要因素。① 血细胞比容:血细胞比容越大,则血液黏度就越大。② 红细胞的聚集性与变形性:影响红细胞聚集性的主要因素是红细胞表面电荷的多少和红细胞之间经长链的桥接作用。红细胞的变形性能决定血液在微循环中的流动性能。③ 红细胞的大小和形状:红细胞的大小和形状决定红细胞比容,从而对血液黏度产生影响。而红细胞内外的渗透压则是决定红细胞形状的重要因素。④ 血浆黏度:它主要取决于其中的蛋白质,特别是纤维蛋白的浓度。

(二) 人体血循环系统中的血流速度

血液循环系统是一个复杂的网络系统,由体循环和肺循环两部分组成,两者相互串联。心脏是推动血液循环的器官,心脏的节律性舒缩是血液循环的动力,血管是血液流动的管道。在体循环中,当心室收缩时,血液从左心室出来回到右心房去,构成体循环。就体循环而言,按血管的先后顺序,途经主动脉、大动脉、小动脉、毛细血管、小静脉和腔静脉,这些血管属于串联。而按各段血管的若干分支或全部体循环的六大分支(头、上肢、下肢、躯干、肝脾、肾)则属于血管的并联。即同类血管并联,不同类血管串联。肺循环始于右心室,血液从右心室进入肺动脉后,通过肺泡周围的毛细血管与肺泡中的空气进行交换,经肺静脉回到左心房。当液体流过若干流阻不同的管道时,如果这些管道是串联关系,则总流阻与分流阻的关系是:

$$Z = Z_1 + Z_2 + \cdots + Z_n$$

如果这些管道是并联关系，则满足：

$$\frac{1}{Z} = \frac{1}{Z_1} + \frac{1}{Z_2} + \cdots + \frac{1}{Z_n}$$

血管是比较复杂的弹性管道，血流速度时刻随着心脏的搏动而波动，且血液又是一种黏滞性流体，因而血液在心血管系统中的流动近似符合流体力学规律。根据流体的连续性方程，血液在各类血管中的流速应与该类血管的总横截面积成反比。如图 2-13 所示，主动脉中血液的流速最大，在毛细血管中血液的流速最小，这有利于血液与组织液间进行物质交换。

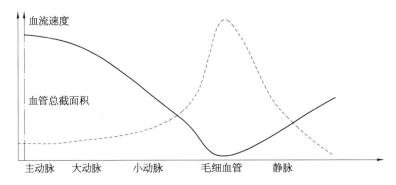

图 2-13　血液速度与血管总截面积的关系

（三）血流过程中的血压分布

血压是血管内血液对管壁的侧压强，医学上常用它高于大气压强的数值来表示。心血管系统的压强（血压）是随着心脏的收缩和舒张而变化的。心缩期中主动脉血压的最高值称收缩压，舒张期中主动脉血压的最低值称舒张压。收缩压与舒张压的差值称脉搏压。收缩压的高低与主动脉的弹性和主动脉中所容的血量有关，如动脉硬化症患者的心输出量虽然正常，但收缩压特别高。舒张压的高低则与外周阻力有密切关系。

由于血液是黏滞性流体，所以从主动脉到静脉的血压是逐渐下降的。图 2-14 代表全部血液循环系统的血压变化曲线。应该注意的是，小动脉血管段的血压下降最多，这反映小动脉血管段的流阻最大，其原因是这段血管的口径很小，数目又远不及毛细血管多。

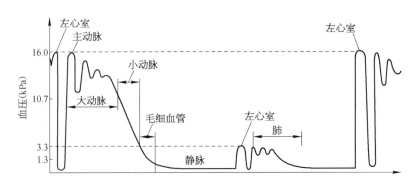

图 2-14　心血管系统的血压变化

（四）心脏的功和功率

心脏有节律地收缩与舒张，不断对血液做功，补偿血液循环过程中的能量消耗，以维持循环流动继续进行。考虑实际流体的黏滞性，伯努利方程要增加一个修正量 A。对血液循环系统而言，这个修正量为血液流动中克服内摩擦力做功的能量损失。血液的能量损失由心脏做功补偿，A 即心脏所做的功。根据修正的伯努利方程，可以计算左心室输出单位体积血液所做的功：

$$A_L = (p_1 - p_2) + \rho g(h_1 - h_2) + \frac{1}{2}\rho(v_1^2 - v_2^2)$$

上式中，p_1 为左心室输出血液时的平均压强，p_2 为血液流回左心房时的平均压强；v_1 为左心室输出血液时的血流速度，v_2 为血液流回左心房时的血流速度。考虑到血液流回左心房时的流速和压强很小，取 $P_2 = 0$，$v_2 = 0$；$h_1 - h_2$ 为左心室与左心房的高度差，由于血液进出心脏时的高度变化可以忽略，故 $h_1 - h_2 = 0$。于是：

$$A_L = p_1 + \frac{1}{2}\rho v_1^2$$

同理可以计算右心室排出单位体积的血液所做的功 A_R，右心室输出血液的流速近似等于左心室输出血液的流速 v_1，而右心室输出血液的压强 p_3 比较小，于是：

$$A_R = p_3 + \frac{1}{2}\rho v_1^2$$

由此得出整个心脏输出单位体积血液所做的功为在通常情况下：

$$A = p_1 + p_3 + \rho v_1^2$$

通常情况下，可取 $p_1 = 1.33 \times 10^4$ Pa，$p_3 = 0.22 \times 10^4$ Pa，$v_1 = 0.4$ m·s^{-1}，$\rho = 1.0 \times 10^3$ kg·m^{-3}，则 $A = 1.57 \times 10^4$ J·m^{-3}。在静息状态下，心脏每分钟的血液输出量为 5×10^{-3} m^3，相当于心脏每分钟做功 78.5 J。人运动时，心率加快，每分钟心脏的血液输出量增加，心脏做功也相应增加。

小　结

1. **理想流体**　绝对不可压缩、完全没有黏滞性的流体称理想流体。

2. **稳定流动**　如果空间任意固定点的流速不随时间而变，即同一时刻流体内各处的流速可能不同，但流体粒子流经空间任一给定点的速度是确定的，且不随时间变化，我们就说其流动状态是稳定的，这种流动称稳定流动，也称定常流动。

3. **流线**　流线是在流体经过的空间假想的一簇曲线，曲线上每一点的切线方向与流经该点的流体粒子的速度方向一致。可以用流线的疏密程度反映流体流动速度的大小，流线密集的地方流速大，流线稀疏的地方流速小。当流体做稳定流动时，流线的形状不随时间发生改变。

4. **流管**　在稳定流动的流场中，由许多流线所围成的管状区域称流管，当流体做稳定流动时,流管的形状不随时间发生改变。

5. **稳定流动的连续性方程** 设在流管上取两个和流线相垂直的截面,它们的面积分别为 S_1 和 S_2,流体通过 S_1 和 S_2 两截面的流速分别为 v_1 和 v_2,它们之间的关系如下:

$$S_1 v_1 = S_2 v_2 = Q_V$$

上式称流体稳定流动的连续性方程。它表明流体流过流管中任何截面的体积流量(单位时间内流过某一截面的流体体积,即上式中的 Q_V)均相等,并表明通过流管的流体的流速和流管的截面积成反比。

6. **伯努利方程** 当理想流体做定常流动时,同一流管各处的压强、高度和流速之间的关系如下:

$$p + \frac{1}{2}\rho v^2 + \rho g h = 常量$$

上式称为伯努利方程,式中 p 表示压强;ρ 表示流体的密度;v 表示流速;h 表示所选截面距参考面的距离;g 表示重力加速度。

7. **小孔流速公式** 若在一大容器中盛有某种液体,假设在容器的底部或侧面开一小孔,则液体将从小孔中流出,液体从小孔流出的流速可近似等于:

$$v_孔 = \sqrt{2gh}$$

上式即为小孔流速公式,式中 h 表示小孔距液面的距离。

8. **牛顿黏滞定律** 假设相邻两液层之间的距离为 dr,它们的速度差为 dv,相接触的面积为 S。实验发现,层与层之间的内摩擦力大小 f 与面积 S 及速度梯度 dv/dr 成正比,即:

$$f = \eta S \frac{dv}{dr}$$

上式称为牛顿黏滞性定律。式中比例系数 η 称为液体的黏滞系数,亦称黏度。

9. **层流** 黏性流体在流速不太大时表现为分层流动,相邻各流层因速度不同而做相对滑动,彼此不相混杂,流体的这种流动状态称层流。

10. **湍流** 当黏性流体的流速达到一定程度时,流体不再保持分层流动,出现了横向的速度分量,使流层混淆,形成紊乱的流动状态,甚至出现涡旋,流体的这种流动状态称湍流。

11. **雷诺数** 在一刚性长直圆形管道中流动的流体,它的运动状态除与平均流速 v 有关外,还与流体的密度 ρ、黏滞系数 η 以及管道的内直径 d 有关。我们把这些因素写成:

$$Re = \frac{\rho v d}{\eta}$$

上式中 Re 称雷诺数,它是一个无量纲的纯数。实验结果表明,当 $Re < 2\,000$ 时,流体做层流;当 $Re > 3\,000$ 时,流体做湍流;当 $2\,000 < Re < 3\,000$ 时,流体的运动状态不稳定,有可能做层流,也有可能做湍流。

12. **泊肃叶定律** 当黏滞流体在圆管道中做层流时,假设管道的长度为 L,管道的内半径为 R,管两端的压强差为 Δp,则通过圆管道中的流量 Q 为:

$$Q = \frac{\pi R^4 \Delta P}{8\eta L}$$

上式称泊肃叶定律,式中 η 为流体的黏滞系数。

13. **斯托克斯定律**　当固体小球在黏滞流体中运动时,由于小球的表面附着一层流体,此层流体与其相邻流层的流体之间存在着黏滞力,此黏滞力的大小 f 为:

$$f = 6\pi \eta v r$$

上式称斯托克斯定律。η 为流体的黏滞系数,r 为小球的半径,v 为小球运动的速率。

14. **小球的收尾速度**　当小球在黏滞流体中因重力作用而下落时,最初小球做加速运动。由于小球所受的黏滞力随小球的速度增大而增加,当小球所受的重力与浮力之差等于黏滞力时,小球将达到一恒定速度,并以这个速度匀速下落,我们把这一速度称收尾速度或沉降速度,并用 $v_{尾}$ 表示,其计算公式如下:

$$v_{尾} = \frac{2r^2}{9\eta}(\rho - \sigma)g$$

上式中 η 为流体的黏滞系数,r 为小球的半径,ρ 为小球的密度,σ 为流体的密度。

习　　题

2-1　连续性方程和伯努利方程适用的条件是什么?

2-2　从水龙头流出的水流,在下落过程中逐渐变细,为什么?

2-3　两艘轮船不允许近距离并排航行,否则会相碰撞,试解释这一现象。

2-4　某人在购买白酒时,将酒瓶倒置,观察瓶中小气泡上升的速度,以此来判断白酒品质的优劣。试问这种做法有无科学道理? 原因何在?

2-5　两个桶,用号码1和2表示,每个桶顶都开有一个大口,两个桶中盛有不同的液体,在每个桶的侧面、液面下相同深度 h 处都开有一个小孔,但桶1的小孔面积为桶2的小孔面积的一半,问: (1) 如果由两个小孔流出的质量流量(即单位时间内通过截面的质量)相同,则两液体的密度比值为多少? (2) 从这两个桶流出的体积流量的比值是多少? (3) 在第二个桶的孔上要增加或排出多少高度的液体,才能使两桶的体积流量相等?

2-6　在水管的某处,水的流速为 $2.0\ \mathrm{m \cdot s^{-1}}$、压强比大气压强多 $10^4\ \mathrm{Pa}$。在水管的另一处,高度上升了 $1.0\ \mathrm{m}$,水管截面积是前一处截面积的2倍。求此处水的压强比大气压强大多少?

2-7　一圆形水管的某处横截面积为 $5\ \mathrm{cm^2}$,有水在水管内流动,在该处流速为 $2\ \mathrm{m \cdot s^{-1}}$,压强比大气压大 $1.5 \times 10^4\ \mathrm{Pa}$,在另一处水管的横截面积为 $10\ \mathrm{cm^2}$,压强比大气压大 $3.3 \times 10^4\ \mathrm{Pa}$,求此点的高度与原来的高度之差。

2-8　水在截面不同的水平管中做稳定流动,出口处的截面积为管的最细处的3倍,若出口处的流速为 $2\ \mathrm{m \cdot s^{-1}}$,求最细处的压强为多少? 若在此最细处开一小孔,水会不会流出?

2-9　通过毛细血管中心的血液流速为 $0.066\ \mathrm{cm \cdot s^{-1}}$,毛细血管长为 $0.1\ \mathrm{cm}$,它的半径 r 为 $2 \times 10^{-4}\ \mathrm{cm}$,求: (1) 通过毛细血管的流量 Q(已知毛细血管压降为 $2\,600\ \mathrm{Pa}$);(2) 通过主动

脉的血液流量是 83 cm³·s⁻¹,估计体内毛细血管的总数。

2-10 直径为 0.01 mm 的水滴在速度为 2 m·s⁻¹ 的上升气流中,是否可向地面落下?(设此时空气的黏度为 1.8×10^{-5} Pa·s)

2-11 液体中有一空气泡,泡的直径为 1 mm,液体的黏滞系数为 0.15 Pa·s,密度为 0.9×10^3 kg·m⁻³。求:(1)空气泡在该液体中上升时的收尾速度是多少?(2)如果这个空气泡在水中上升,其收尾速度又是多少?(水的密度取 10^3 kg·m⁻³,黏滞系数为 1×10^{-3} Pa·s)

2-12 一个红细胞可以近似地认为是一个半径为 2×10^{-6} m 的小球,它的密度为 1.3×10^3 kg·m⁻³,求红细胞在重力作用下,在37℃的血液中均匀下降后沉降1.0 cm所需的时间(已知血液黏度为 3.0×10^{-3} Pa·s,密度为 1.05×10^3 kg·m⁻³)。

第三章

液体的表面现象

知识目标
　　1. 掌握　液体表面张力的基本规律、弯曲液面的附加压强。
　　2. 熟悉　表面能、毛细现象、表面活性物质和表面吸附。
　　3. 了解　液体表面现象的应用。

能力目标
　　1. 认识与液体表面有关的现象,根据液体表面张力、附加压强、表面能、毛细现象产生的原因和方向,能计算表面张力、变化的表面能、弯曲液面的附加压强和毛细管中液面上升(或下降)的高度。
　　2. 学会应用分子动理论解释宏观现象的方法;通过对日常生活中的液体表面现象的讨论与交流,体会物理知识在实际生活中的应用。
　　3. 体会科学探究由微观到宏观的方法和科学思维,增强逻辑推理能力和表达能力。

学习目标

　　本章主要讨论液体表面现象形成过程的基本原理以及与生命过程密切相关的几种液体表面现象。

第一节　液体的表面张力和表面能

一、液体的表面张力

　　自然界中很多现象表明,液体表面如同一张拉紧了的弹性薄膜,具有收缩趋势。例如,将钢针轻轻放在水面上,它不会下沉,而是仅仅将液面压下,略见凹陷;液滴总是先形成液球,然后一滴滴地滴下。

　　任何一个小单元液体如果忽略其重力作用,将形成球状。诸如荷叶上的小水珠、玻璃片上的小水银珠,以及经纳米技术处理过的织物表面上的油滴等。因为在体积相同的情况下,球形的表面积最小,故液体表面具有收缩到最小表面积的趋势。这种存在液体表面内沿表面切向而使液面具有收缩趋势的力,称**表面张力**(surface tension)。表面张力类似于固体内部的拉伸应力,只不过这种应力存在于极薄的表面层内,而且不是由于弹性形变所引起,是表面层内分子作用的结果。

　　这个结论可以从分子间的相互作用力得到进一步解释。组成物质的分子与分子之间存在着吸引力和排斥力,吸引力和排斥力的大小随分子之间距离而变化。如图 3-1 所示,当两个

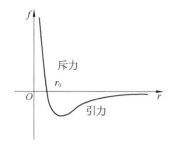

图 3-1　分子之间作用力的特性

分子之间距离 $r < r_0$ 时,合力表现为斥力;当 $r = r_0$ 时,引力与斥力相等,合力为零;当 $r > r_0$ 时,合力表现为引力,随着 r 的逐渐变大,引力快速趋近于零。

上面所述的只限于两个分子之间相互作用力,对于大量分子中的某个分子来说,离开它距离 $> 10^{-9}$ m 的分子对它作用力可视为零。因此,以这个分子为中心,以 10^{-9} m 为半径做一个球面,只有在这个球面内,其他分子对它才有力的作用,这个球面就是分子力的作用范围,称**分子作用球**(molecular sphere of action),其半径称**分子作用半径**(acting radius of molecule)。

液面下厚度约等于分子作用半径的一层液体,称液体的**表面层**(surface layer)。表面层内的分子,一方面受到液体内部分子的作用,另一方面受到外部气体分子的作用。由于气体的密度远比液体的小,通常可把气体分子的作用忽略不计。这样,表面层内的分子受到邻近各分子作用力的合力表现为一个垂直于液面、指向液体内部的引力,如图 3-2 所示的 A、B 分子。显然,引力 F_A 小于引力 F_B。图中的 h 为表面层厚度,它等于分子作用半径。而在液体内部,由于各个分子受到周围其他分子的作用力对称分布,因此合力为零,如图 3-2 所示的 C 分子。

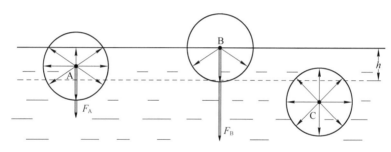

图 3-2　液体分子受力情况

液体表面层内,所有分子均受到一个指向液体内部的作用力,故而总效果是使得液体表面处于一种特殊的拉紧状态,如同一张紧张的弹性膜。

图 3-3 中的长方框所围的液体表面。设想此表面上有一条分界线 MN,将液面分为 Ⅰ 和 Ⅱ 两部分,设 Ⅰ 部分吸引 Ⅱ 部分分子的力为 f_1,Ⅱ 部分吸引 Ⅰ 部分分子的力为 f_2。f_1 和 f_2 大小相等,方向相反,并与分界线 MN 垂直。这就是液面上相接触两部分表面相互作用的**表面张力**(surface tension)。

表面张力的大小可以通过表面张力系数来描述。设想图 3-3 中的线段 MN 长为 L,由于线段 L 上每点都受力,因此线段 L 越长,Ⅰ、Ⅱ 两部分间相互作用力就越大,也就是表面张力大。实验表明,表面张力 f 作用在表面任意分界线的两侧,其方向沿着液体表面切向方向,并与分界线垂直;其大小与分界线长度 L 成正比,即:

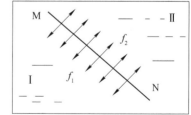

图 3-3　表面张力

$$f = \alpha L \tag{3-1}$$

式 3-1 中,α 称**表面张力系数**(coefficient of surface tension)。在数值上,表面张力系数等

于沿液体表面垂直作用于单位长度上的张力,单位是牛顿·米$^{-1}$(N·m^{-1})。

液体的表面张力系数可用简便的方法测出。如图 3-4 有一长方形金属框,AB 边可在框上自由滑动,在框上浸上一层液膜(如肥皂液膜),由于液膜收缩,AB 边将向左滑动。若在 AB 边上向右加上力 **F**,可使 AB 边保持平衡,很明显可以得出:

$$F = 2\alpha L$$

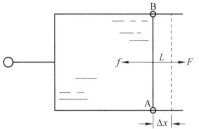

图 3-4 表面张力与表面能的关系

上式中,L 为 AB 边长,α 为液体表面张力系数,系数 2 是由于液膜具有上下两个表面的缘故。所以,测得 L 和 F 之值,即可测得 α 的数值。

液体的表面张力系数随液体的性质不同而不等,还与温度有关。温度越高,则表面张力系数越小。当然在同一温度下,液体种类不同则表面张力系数也不同。此外,表面张力系数值还与液体的纯净程度有关。

表面张力不仅存在于液—气的交界面,也存在于两种不相混合的液体的交界面上,但比液—气交界面的表面张力小。对于两种完全可以混合的液体来说,由于无明显的交界面也就无表面张力可言,即表面张力为零,利用这一原理可以测定细胞的表面张力系数。设细胞可与某种已知表面张力系数的液体完全混合,则细胞的表面张力系数必定与该种液体的表面张力系数相同,或者说就是已知液体的表面张力系数。表 3-1 给出了几种液体—空气交界面的表面张力系数,表 3-2 给出了不同温度下水和乙醇的表面张力系数。

表 3-1　几种液体—空气交界面的表面张力系数(20℃)

液　体	α (×10^{-2}N·m^{-1})	液　体	α (×10^{-2}N·m^{-1})
水	7.3	皂液	2.0
乙醚	1.7	胆汁	4.8
苯	2.9	血浆	6.0
汞	49.0	牛奶	5.0
乙醇	2.2	尿(正常人)	6.6
甘油	6.5	尿(黄疸患者)	5.5

表 3-2　不同温度下水和乙醇的表面张力系数 α (10^{-2}N·m^{-1})

液　体	0℃	20℃	40℃	60℃	80℃	100℃
水	7.564	7.275	6.956	6.618	6.261	5.885
乙醇	2.405	2.227	2.060	1.901		

二、表面能

现在计算在图3-4情形中使液体表面积增加时做功的情况。用力 F 使 AB 向右移动距离 Δx，设移到 $A'B'$ 位置，外力克服分子间引力所做的功为：

$$\Delta A = F\Delta x = 2\alpha L\Delta x = \alpha \Delta S$$

上式中，ΔS 为液膜面积的增量。根据功能原理，这个功应等于液膜增加表面积时所增加的分子势能 ΔE，分子势能也称**表面能**（surface energy）或表面自由能。即：

$$\Delta A = \alpha\Delta S = \Delta E$$

或

$$\alpha = \frac{\Delta E}{\Delta S} \tag{3-2}$$

由此可见，表面张力系数又可定义为：液体表面增加单位面积所做的功或增加单位面积时表面能的增量。因此，α 的单位还可以用焦耳·米$^{-2}$（$J \cdot m^{-2}$）表示。由式3-2可推知，在等温条件下，液面面积增加时，液面势能也增加；液面面积减小时，液面势能也减小，而势能越小越稳定。因此，液面有收缩到最小面积，也就是势能最小的趋势。

第二节　弯曲液面的附加压强

通常所见，较大面积静止液体的表面是平面。但在有些情况下液面则不呈平面，如肥皂泡、水中的气泡、液滴和靠近容器边缘的那部分液面的形状，常呈弯曲的球面或球面的一部分。有时液面呈凸形（液滴、毛细管中的水银面等），有时液面呈凹形（水中的气泡、毛细管中的水面等）。

如图3-5所示，在液面的某一部分，任意取一块小面积元 dS，dS 以外的液面对 dS 一定有表面张力的作用。由于表面张力与液面相切，作用在 dS 周界上的所有表面张力，在平面情况下，亦为水平，恰好相互平衡，如图3-5(a)所示。在曲面情况下，合成一个指向曲面曲率中心的合力。对凸面的情况，合力指向液体内部，如图3-5(b)所示。对凹面的情况，合力指向液体外部，如图3-5(c)所示。这就相当于弯曲液面上各处都受到一个额外的压强。这种弯曲液面，因表面张力而产生的、指向弯曲液面曲率中心的压强，称弯曲液面的**附加压强**（supplementary pressure），用 p_s 表示。这一附加压强表现为弯曲液面内外的**压强差**（pressure difference）。在凸面情况下，附加压强指向液体内部，计算时取正，这表示液面内外的压强差为正。在凹面情况下，附加压强为负值。实际应用时应当注意，p_s 并不是某处液体的压强值 p，而是由于有弯曲液面存在，所产生的压强增量值，即液面内外的压强差值。该处液体压强的实际值 p 应为 p_s 与无液面弯曲时该处的压强值 p_0 之和，即：

$$p = p_0 + p_s \tag{3-3}$$

附加压强 p_s 的大小与曲面的曲率半径，以及液体的表面张力系数有关。下面我们讨论曲率半径为 R 的球冠形液面所对应的附加压强。

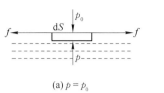
(a) $p = p_0$

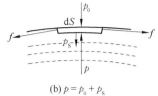
(b) $p = p_0 + p_s$

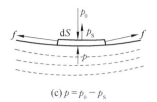
(c) $p = p_0 - p_s$

图 3-5　弯曲液面的附加压强

如图 3-6 所示,在呈凸状的弯曲液面上截出一个球冠形小液面 ΔS。然后,将其周界以 Δl 等分成许多个小段,由式 3-1,通过每一小段 Δl 作用于 ΔS 上的表面张力的大小为:

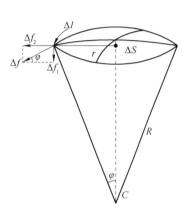

$$\Delta f = \alpha \Delta l$$

上式中,α 为表面张力系数。Δf 的方向与 Δl 垂直且与液面相切,现将 Δf 分解为 Δf_1 和 Δf_2 两个相互垂直的分量,Δf_1 的方向指向液体内部,大小为:

$$\Delta f_1 = \Delta f \sin \varphi = \alpha \Delta l \sin \varphi$$

Δf_2 的方向与球冠周界圆垂直且指向外,由于对称性,沿整个周界的合力 $\sum \Delta f_2$ 为零。

图 3-6　球冠形液面下的附加压强

因为作用于所有小段上的 Δf_1 方向均指向液体内部,故其合力为:

$$f_1 = \sum \Delta f_1 = \sum \alpha \Delta l \sin \varphi = 2\pi r \alpha \sin \varphi$$

将 $\sin \varphi = r/R$ 代入上式,得:

$$f_1 = \frac{2\pi r^2 \alpha}{R}$$

该力除以半径为 r 的圆面积 πr^2,便得弯曲液面附加的压强 p_s:

$$p_s = \frac{f_1}{\pi r^2} = \frac{2\alpha}{R} \tag{3-4}$$

式 3-4 表明,弯曲液面的附加压强与表面张力系数成正比,与曲率半径成反比。若液面呈凹面,式 3-4 仍然成立,这时的曲率半径应理解为负值,$R < 0$,产生的附加压强也为负值,$p_s < 0$,即液体内部压强小于外部压强。对于图 3-7 所示球形液泡(如肥皂泡)来说,由于液膜有两个表面,且膜很薄,$R_1 \approx R_2 \approx R$。O 点在液泡外,压强为 p_O;B 点在液膜中,压强为 p_B;A 点在液泡内,压强为 p_A。因此液泡内外的总压强差为:

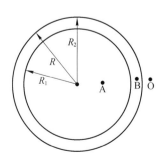

图 3-7　液泡内外的压强差

$$p_{s\text{总}} = p_A - p_O = (p_A - p_B) + (p_B - p_O)$$
$$= \frac{2\alpha}{R_1} + \frac{2\alpha}{R_2} = \frac{4\alpha}{R} \tag{3-5}$$

液泡内 A 点压强应为：

$$p_A = p_0 + \frac{4\alpha}{R} \qquad (3-6)$$

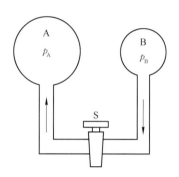

图 3-8　气体从小泡流入大泡

式 3-6 所述结论可以通过图 3-8 的实验来验证。在图示连通管两端各有一个大小不等的液泡（如肥皂泡）A、B，中间由活门 S 隔开。当活门打开时，小泡 B 中的气体将被压缩而流入大泡 A 中，结果大泡越来越大，小泡逐渐缩小，直到变成半径与大泡的半径相等的球冠形液膜时，两端的压强相等，达到平衡。现对该实验进行分析。A、B 两泡内的压强分别为：

$$p_A = p_0 + \frac{4\alpha}{R_A}, \quad p_B = p_0 + \frac{4\alpha}{R_B}$$

上式中，p_0 为外部大气压强，R_A、R_B 为大小泡半径，由于 $R_A > R_B$，则 $p_A < p_B$，气体由 B 泡流入 A 泡，直到 $R_A = R_B$，这时有 $p_A = p_B$。

例 3-1　有一半径 $r = 0.5 \times 10^{-4}$ m 的球形肥皂泡，在标准大气压中形成，泡膜的表面张力系数 $\alpha = 5.0 \times 10^{-2}$ N·m^{-1}，问此时泡内的压强有多大？（标准大气压 $p_0 = 1.01 \times 10^5$ Pa）

解：设泡内的附加压强为 p_s，则泡内压强为：

$$p = p_0 + p_s = p_0 + \frac{4\alpha}{r} = 1.01 \times 10^5 + \frac{4 \times 5.0 \times 10^{-2}}{0.5 \times 10^{-4}} = 1.05 \times 10^5 \text{(Pa)}$$

第三节　毛细现象和气体栓塞现象

一、润湿与不润湿现象

液体表面具有收缩到最小面积的趋势，小液滴似呈球形。但在一水平干净的玻璃板上放一滴水，它不但不缩成球形，反而在玻璃板面上延展成薄层，这种现象称**润湿现象**（infiltration）。然而，将一滴水银放在干净的玻璃板上，它将缩成球形，且可以在板上任意滚动而不附在板上，这种现象称**不润湿现象**（non-infiltration）。通常同一种液体能润湿某些固体的表面，但不能润湿另一些固体表面。例如，水能润湿玻璃，但不能润湿石蜡；水银不能润湿玻璃，却能润湿干净的锌板、铜板、铁板，上述现象的主要原因是由液体与固体分子间相互作用所引起。当液体分子间的相互作用力（称内聚力）小于液体与固体分子间的相互作用力（称附着力）时，合力指向固体内部，表现为液体润湿固体。当内聚力大于附着力时，其合力指向液体内部，而表现为液体不润湿固体的现象。设固体分子与液体分子间引力的有效作用距离为 l，液体分子间引力的有效距离为 d，在液体与固体接触处有一层液体，其厚度为 d 和 l 中的大者，称**附着层**（adherence layer）。只有在附着层内液体分子才受到接触面的影响。

下面从能量角度分析润湿和不润湿现象。在附着层内的分子当附着力大于内聚力时，分子所受的合力垂直于附着层指向固体，如图 3-9（a）所示。这时分子的势能要比在附着层外（即液体内部）的势能要小，液体分子要尽量挤出附着层，结果使附着层扩展，增加了润湿固体的表面积,从而使液体润湿固体。反之,内聚力大于附着力时,分子受到垂直于附着层指向液体内部的合力,如图3-9(b)所示。这时要将一个分子从液体内部移动到附着层,必须克服 $f_合$ 做功,这意味着附着层内分子的势能比附着层外液体分子的势能大。由于势能总是有减小的倾向,因此,附着层有缩小的趋势,液体不能润湿固体。

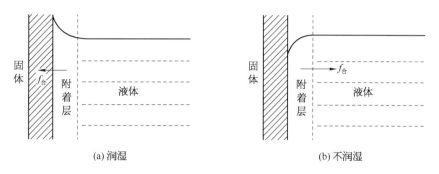

(a) 润湿　　　　　　　　　　　　(b) 不润湿

图 3-9　液体—固体边界的附着层

液体表面的切面经液体内部与固体表面之间所成的角 θ,称**接触角**(contact angle)。θ 为锐角时,如图3-10(a)所示,说明此时附着力大于内聚力,液体能润湿固体;$\theta=0$ 时,液体将延展在全部固体表面上,这时液体完全润湿固体;θ 为钝角时,如图3-10(b)所示,此时内聚力大于附着力,液体不完全润湿固体;$\theta=\pi$ 时,液体完全不润湿固体。

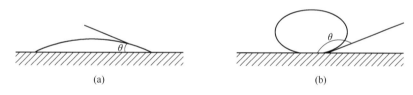

(a)　　　　　　　　　　　(b)

图 3-10　液体—固体边界的接触角

二、毛细现象

将极细的玻璃管插入水中时,管中的水面会升高,并且管的内径越小,水面升得越高。相反,将这些玻璃管插入水银中,管中的水银面会下降;同样,管的内径越小,水银面下降得越低。这种润湿管壁的液体在细管中上升,而不润湿管壁的液体在细管里下降的现象,称**毛细现象**(capillarity)。

我们先来讨论液体上升(即润湿)情形,如图3-11(a)所示。毛细管插入液体中时,由于接触角为锐角,液面为凹弯月面,而弯月面内外存在一个附加压强,方向指向凹方,使B点的压强比液面上方的大气压小,而在水平液面处和B点同高的C点的压强仍与液面上方的大气压相等。根据流体静力学原理,静止流体同高两点的压强应该相等,因此,液体不能平衡,一定要在管子中上升,直到B点和C点的压强相等为止。

设毛细管内截面为圆形,凹弯月面可以近似看作半径为 R 的球面。若液体表面张力系数为 α,则该弯曲液面产生的附加压强 p_s 的大小为 $\dfrac{2\alpha}{R}$,平衡时应等于液柱对应的压强,即:

$$\rho g h = \frac{2\alpha}{R}$$

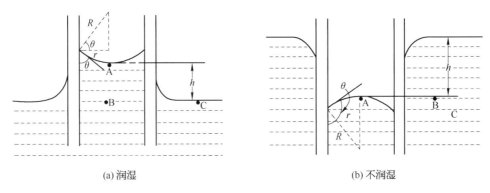

(a) 润湿   (b) 不润湿

图 3-11 毛细现象

由图 3-11 可见：
$$R = \frac{r}{\cos \theta}$$

上式中，r 为毛细管半径，θ 为接触角。将上式代入前式，得：

$$h = \frac{2\alpha \cos \theta}{\rho g r} \tag{3-7}$$

式 3-7 说明，毛细管中液面上升的高度与表面张力系数成正比，与毛细管的半径成反比。因此，管子越细，液面上升就越高。这一关系式可以用来测定液体的表面张力系数。当要求不严格时，可认为 θ 角为 0，即完全润湿，这样，式 3-7 变为：

$$h = \frac{2\alpha}{\rho g r} \tag{3-8}$$

在液体不润湿管壁的情形下，如图 3-11(b) 所示。管中液面为凸弯月面，附加压强是正的，因此液面要下降一段距离 h，直到同高的 A、B 两点压强相等为止。同理可以证明式 3-7 仍适用，此时由于接触角是钝角，从式 3-7 中算出的 h 是负的，表示管中液体不是上升，而是下降。

毛细现象在生物学和生理学中有很大作用，植物和动物内大部分组织都是以各种各样的管道连通起来吸收水分和养分的。常见的土壤吸水、灯芯吸油等都是毛细现象，将棉花脱脂的目的是使原来不能被水润湿的棉花变成能被水润湿的脱脂棉花，以便能吸附各种液体。

三、气体栓塞现象

当液体在细管中流动时，如果管中出现气泡，由于产生了附加压强，液体的流动就会受到比没有气泡存在时更大的阻碍。气泡多了就可能堵塞管子，使液体不能流动，这种现象称**气体栓塞**（gaseous suberization）。该现象可用液体在毛细玻璃管中的流动来说明。

在图 3-12(a) 中，管中有一气泡，在左右两端压强相等时，气泡与液体的接触面的两个曲面半径相等。两曲面所产生的附加压强大小相等、方向相反，液体不流动。为了使液体向右流动，在其左边的压强略为增加，假设增加量为 Δp，如图 3-12(b) 所示。这时左边曲面的半径就会变大，而右边曲面的半径就会变小，就使左边曲面的附加压强 $p_{s左}$ 比右边曲面的附加压强 $p_{s右}$ 小。如果其压强差值恰好等于 Δp，即：

$$\Delta p = p_{s右} - p_{s左}$$

此时液体仍处在平衡状态,不会向右移动。只有当左端增加的压强 Δp 超过某一临界 δ 值时,左右两曲面所产生向左的压强差($p_{s右} - p_{s左}$)不足以抵消左端增加的压强,液体才会被向右推动。显然,管子越细,液体表面张力系数越大,δ 值也越大。此外,δ 值还与液体和管壁性质有关。

如图 3-12(c)所示,当管内有 n 个气泡时,只有在细管左右两端总压强差 $> n\delta$ 的情况下,才能将液体和气泡一起向右推动。气泡数 n 越多,所需推动力也越大。

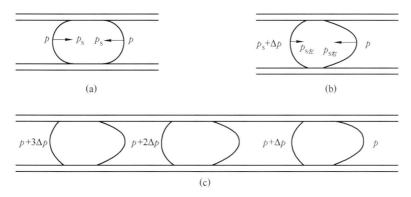

图 3-12　气体栓塞

人体血管中若有气泡进入,尤其当气泡连成一串时,就有可能发生气体栓塞,导致生命危险。血管中产生气泡的原因一般有以下 4 种:① 输液或静脉注射时,不小心将空气与药液一起注入血管;② 颈静脉受损伤时,因该处静脉内压强为负压,空气容易从创口进入;③ 外科手术过程中,空气可能进入开放的血管(脂肪也可能进入血管,产生脂肪栓塞,其后果比气体栓塞更严重);④ 气压突然降低时,原来溶于血液中的气体析出成气泡。

人体处于高气压环境时,血液中氮和氧的血容量也随之增加,其溶解量与对应气体的分压成正比。由于氮在血液中不发生化学反应,仍以气体形式溶于血液。如果气压突然降低,将有大量氮和氧以气泡形式从血液中析出。因此,潜水员从深水上浮、患者从高压氧舱中出来时,都应有一个逐渐减压的缓冲过程,否则从血液中析出的气泡一时来不及被吸收,将在血管中产生气体栓塞。气体栓塞现象在微血管中尤为常见。

第四节　表面活性物质与表面吸附

一种密度较小的液滴 Ⅰ 浮在另一种密度较大的液体 Ⅱ 的表面上,如图 3-13 所示。液滴 Ⅰ 的上表面与空气接触,其表面张力系数为 α_1;它的下表面与液体 Ⅱ 相接触,其表面张力系数为 α_{12};液体 Ⅱ 与空气接触的表面其表面张力系数为 α_2。三个界面会合处是一个圆周。在这个圆周上作用着三个表面张力 f_1、f_2 和 f_{12},分别与对应的界面相切。f_1 和 f_{12} 有使液滴 Ⅰ 紧缩的趋势,而 f_2 有使液滴 Ⅰ 伸展的趋势。当液滴 Ⅰ 平衡时,力 f_1、f_2 和 f_{12} 三者的矢量和应等于零。根据矢量和为零的三角形法则,显然只有当 $|f_2| < |f_1| + |f_{12}|$ 时,液滴 Ⅰ 才有可能

平衡,而保持液滴的形状。亦即当 f_1 与 f_{12} 间夹角不大时,只有在 $\alpha_2 < \alpha_1 + \alpha_{12}$ 的情况下,液滴 I 才能在液体 II 的表面上保持为液滴形状。

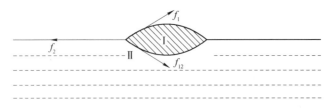

图 3-13　表面吸附现象的解释

若表面张力系数 α_2 比其他两个之和大,即 $\alpha_2 > \alpha_1 + \alpha_{12}$ 时,$|f_2| > |f_1| + |f_{12}|$,于是液滴 I 将在液体 II 的表面上伸展开成为一薄膜。液体 I 在液体 II 的表面上伸展成薄膜的现象,称液体 II 对液体 I 的表面吸附,而把液体 II 称对液体 I 的**吸附剂**(adsorbent)。一种液体在另一种液体上伸展成薄膜的现象称**表面吸附**(surface adsorption)。水面上的油膜是日常很易观察到的表面吸附现象。底层液体表面上有吸附层以后,表面张力系数就降低了。

对于溶液,其表面张力系数通常都与纯溶剂的表面张力系数有差别,有的溶质使溶液的表面张力系数减小,有的溶质则使其增大,前者称**表面活性物质**(surface active agent),后者称**表面非活性物质**(depressant of surface activity)。水的表面活性物质常见的有胆盐、蛋黄素和有机酸、酚、醛、酮、肥皂等。水的表面非活性物质常见的有氯化钠、糖类、淀粉等。表面自由能是一种势能,由于势能有自动减少的趋势,故溶液中表面活性物质的粒子自动地向溶液表面聚集,因而使表面能达到最小值。溶质在表面层中的浓度远大于溶液内部的浓度,形成一个吸附层,这与上面讨论的液体在其他物质上的表面吸附现象极为相似。由于溶质向表面聚集,故很少的表面活性物质就能显著降低表面张力系数,如肥皂水的表面张力系数大约只有纯水的一半。表面活性物质能够使液膜稳定,因为当某处的液膜由于液体流动而变薄时,其中的表面活性物质减少,表面张力随之增加,从而使这里液膜变厚而不至于破裂。

在固体表面上,气体很容易被吸附。当气体接近固体的表面层时,气体分子会黏附在固体的表面上。温度升高,吸附作用减弱。即便是非常光滑的无孔物体,也有被气体吸附。例如,将玻璃片浸入很热的水中,不多久玻璃片上就覆盖了许多细小的气泡,这就是原先吸附在玻璃片上的空气,由于玻璃片温度升高而不能再被吸附,而从表面层释放出来的结果。

被吸附在固体表面上的气体量与固体的表面积成正比。固体在单位表面积吸附着的气体量称**吸附度**(adsorptivity)。吸附度不但随温度的升高而降低,而且还与气体的压强、固体和气体性质等因素有关。往往多孔性物质的表面积很大,吸附力强,如活性炭的吸附度很大,在低温时尤为显著。医疗中常用一种白色的黏土粉末——白陶土或活性炭给患者服用,用来吸附胃肠中的细菌、色素以及食物分解出来的毒素等有机物质。

固体不仅会吸附气体,而且会吸附溶解在液体中的各种物质。常用的净水器是让水流经过滤器中不同的多孔物质层滤出后,使水中的有害物质被多孔物质吸附,从而达到净化水的目的。

在自然界中,动、植物都是一些非常复杂的物理、化学系统,其中存在固、液、气三态共存的界面情况。生物机体内进行的多种物理、化学过程都与吸附现象有关,因此,吸附现象在生物体内十分普遍。

附：肺泡的物理现象

从物理学角度,肺泡可看成是相互连通、表面具有一层液体分子层的微小气囊。由于其液层的表面张力,它们具有变成较小形状的自然趋势。然而,存在于这个液层中的表面活性物质,在调节表面张力、维持肺正常功能方面起着关键作用。人在呼吸时,要让空气进入肺泡,必须使肺泡中的压强低于周围大气压 400 Pa(约 -3 mmHg)的量。通常胸膜腔的压强约低于大气压 530 Pa(约 -4 mmHg),比肺泡的压强低 130 Pa(约 -1 mmHg)。正常吸气时,由于膈肌下降和胸腔扩张,可以形成 $-1\,200 \sim -1\,330$ Pa($-9 \sim -10$ mmHg)的负压。这虽然看起来可以使肺泡扩张,进行吸气。但肺泡内表面覆盖着一层黏液,其表面张力系数为 0.05 N·m^{-1},如果将肺泡看作半径为 5×10^{-5} m 的球面,表面要产生一个附加压强,肺泡内外的压强差为:

$$p_s = \frac{2\alpha}{R} = \frac{2 \times 0.05}{5 \times 10^{-5}} = 2\,000 \text{ Pa}$$

这样膈肌下降和胸腔扩张所形成 $-1\,200 \sim -1\,330$ Pa($-9 \sim -10$ mmHg)的负压,不足以克服该附加压强以达到正常吸气。然而,实际上肺泡的呼吸仍能正常进行。原因是肺泡膜的上皮细胞分泌一种磷脂类的表面活性物质,它可以使肺泡的表面张力下降至原来的 $1/15 \sim 1/7$。各肺泡的表面活性物质总量不变,吸气时肺泡扩张,由于肺泡内表面活性物质的浓度及单位表面积上表面活性物质的分子数相对减少,表面张力和附加压强相对增大,使肺泡不至于过分胀大;呼气时肺泡收缩,表面活性物质浓度增大,其降低表面张力的作用增强,从而附加压强减小,使肺泡不至于萎缩。而且由于这种表面活性物质调节,表面张力及附加压强的作用也不会出现。这样由于肺泡的大小发生变化时,表面活性物质的浓度随之改变,因而表面活性物质起着调节表面张力大小的作用。

小 结

1. **表面张力** 在液体表面内沿表面切向而使液面具有收缩趋势的力称表面张力。

$$f = \alpha L$$

2. **表面能** 处于表面层的分子比处在液体内部的分子具有较大的势能,这种势能称表面能。表面张力系数在数值上等于增加液体单位表面积时,外力所做的功。

$$\alpha = \frac{\Delta E}{\Delta S}$$

3. **弯曲液面的附加压强** 弯曲液面的附加压强与表面张力系数成正比,与曲率半径成反比。

$$p_s = \frac{2\alpha}{R}$$

4. **毛细现象** 指润湿管壁的液体在细管中上升,而不润湿管壁的液体在细管里下降的现象。液体上升或下降的高度为:

$$h = \frac{2\alpha \cos\theta}{\rho g r}$$

5. 气体的栓塞现象　当液体在细管中流动时,如果管中出现气泡,由于产生了附加压强液体的流动就会受到比没有气泡存在时更大的阻碍。气泡多了就可能堵塞管子,使液体不能流动。

6. 表面活性物质和表面吸附　液体Ⅰ在液体Ⅱ的表面上伸展成薄膜的现象,称液体Ⅱ对液体Ⅰ的表面吸附,而把液体Ⅱ称对液体Ⅰ的吸附剂。

习　　题

3-1　毛细管的半径为 2×10^{-4} m,将它插入试管中的血液里。如果接触角为零,求血液在管中上升的高度(血液的密度 $\rho = 1\,050$ kg·m^{-3},表面张力系数 $\alpha = 58 \times 10^{-3}$ N·m^{-1})。

3-2　求半径为 2×10^{-3} mm 的许多小水滴融合成一个半径为 2 mm 的大水滴时释放的能量(水的表面张力系数 $\alpha = 7.0 \times 10^{-2}$ N·m^{-1})。

3-3　设液体中的压强为 $p = 1.1 \times 10^5$ Pa,表面张力系数为 $\alpha = 6 \times 10^{-2}$ N·m^{-1}。问在液体中生成的,半径为 $r = 0.5 \times 10^{-6}$ m 的气泡中压强是多大?

3-4　表面张力系数为 7.27×10^{-2} N·m^{-1} 的水(密度 $\rho_1 = 999$ kg·m^{-3}),在毛细管中上升 2.5 cm,丙酮(密度 $\rho_2 = 792$ kg·m^{-3})在同样的毛细管中上升 1.4 cm,假设两者都完全润湿毛细管,求丙酮的表面张力系数是多大?

3-5　将两根 U 形管竖直放置并注入一些水,设它们的内直径分别为 1 mm 和 0.1 mm,求两竖管中水面的高度差(水的表面张力系数 $\alpha = 7.0 \times 10^{-2}$ N·m^{-1})。

3-6　试求把一个表面张力系数为 α 肥皂泡,由半径为 r 吹成半径为 $2r$ 的过程中所做的功。

3-7　将半径为 1.0×10^{-2} mm 的毛细管插入表面张力系数为 7.2×10^{-2} N·m^{-1} 的水中。设接触角为零,求水在管中上升的高度。如果毛细管的长度只有 1.0 m,水是否会从毛细管的上端溢出?为什么?

本书配套数字教学资源

微信扫描二维码,加入医用物理学读者交流圈,获取配套教学视频、学习课件、课后习题和沟通交流平台等板块内容,夯实基础知识

第四章
振动和波、声

学习目标

知识目标

1. 掌握 简谐振动的运动方程及各特征量、同方向同频率简谐振动的合成方法、波动方程的物理意义和相关计算、波的相干条件、干涉原理。

2. 熟悉 简谐振动的速度和加速度、惠更斯原理及波的叠加原理。

3. 了解 简谐振动过程中能量的变化关系、多普勒效应、超声波及其在医药上的应用、声波及有关性质。

能力目标

1. 通过对旋转矢量法及其应用、初相的确定和同方向同频率简谐振动合成的掌握,加深对简谐振动的理解,培养学生分析问题、解决问题的能力。

2. 借助对简谐振动中最经典的物理模型——弹簧振子的讲解,锻炼学生的独立思考、分析和总结能力。

3. 学习波的干涉现象,培养学生观察、比较、归纳及空间想象能力。

4. 培养学生熟练应用多普勒效应等知识解决实际问题的能力。

物体在某一位置附近来回往复的运动称**机械振动**(mechanical vibration),这种振动现象在自然界是经常见到的。例如,钟摆的摆动、气缸活塞的往复运动、心脏的跳动等都是机械振动。广义的振动是指任何一个物理量随时间做周期性变化的过程。例如,电路中的电流、电压,电磁场中的电场强度和磁场强度随时间的周期性变化,这种变化被称电磁振动或电磁振荡。

最简单、最基本的振动是**简谐振动**(simple harmonic motion),任何复杂的振动都可以看成是许多不同频率、不同振幅的简谐振动的叠加,因此简谐振动是振动学的基础。我们从简谐振动的基本规律入手,进而讨论振动的合成,并简要介绍阻尼振动、受迫振动和共振现象等。

第一节 简 谐 振 动

一、简谐振动方程

弹簧振子是一个典型的简谐振动系统。在图 4-1 中,弹簧自由伸长时物体 m 所处的位置 O 称为平衡位置。当外力作用使 m 离开平衡位置一定距离后,去除外力,m 将在弹簧弹性力的作用下在平衡位置附近振动。以 O 为坐标原点,取水平向右的方向为 Ox 轴正方向,设弹簧的**劲度系数**(coefficient of stiffness)为 k,物体 m 距平衡位置的位移为 x,则 m 所受的弹性力为:

$$F = -kx \tag{4-1}$$

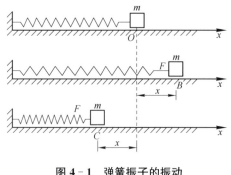

图 4-1 弹簧振子的振动

忽略物体在运动过程中所受的摩擦力,由牛顿第二定律可知其加速度为:

$$a = \frac{F}{m} = -\frac{kx}{m} \qquad (4-2)$$

令

$$\frac{k}{m} = \omega^2$$

即

$$\omega = \sqrt{\frac{k}{m}}$$

将其代入式 4-2 可得:

$$a = -\omega^2 x \qquad (4-3)$$

式 4-3 表明,振动物体的加速度 a 与位移 x 成正比,而方向相反。具有这一特征的振动称简谐振动。

由于加速度 $a = \dfrac{\mathrm{d}^2 x}{\mathrm{d}t^2}$,所以式 4-3 可改写为:

$$\frac{\mathrm{d}^2 x}{\mathrm{d}t^2} = -\omega^2 x$$

或

$$\frac{\mathrm{d}^2 x}{\mathrm{d}t^2} + \omega^2 x = 0 \qquad (4-4)$$

式 4-4 是简谐振动所满足的微分方程。该方程是一个二阶常微分方程,它的通解为:

$$x = A\cos(\omega t + \varphi) \qquad (4-5)$$

式 4-5 是简谐振动的运动方程,简称振动方程。由式 4-5 可见,做简谐振动的物体,其位移是时间的余弦函数。因此也可以说,位移是时间的余弦函数的运动为简谐振动。

简谐振动并不局限于弹簧振子。对于单摆的运动、木块在水面上的浮动等类似的运动,运动物体所受的力与弹性力相似,称准弹性力。这种在准弹性力作用下的运动也是简谐振动。

二、简谐振动的特征量

振幅、周期(或频率)和相位是描述简谐振动的三个重要特征量。根据简谐振动的运动学方程 $x = A\cos(\omega t + \varphi)$,我们知道只要确定了某简谐振动的这三个量,该简谐振动就完全被确定了。

(一)振幅

振幅(amplitude)是振动物体所能离开平衡位置的最大距离,通常用 A 表示,它给出了物体的振动范围在($+A$,$-A$)之间。在简谐振动 $x = A\cos(\omega t + \varphi)$ 中,A 就是振幅,单位是米(m)。

(二)角频率(圆频率)、周期、频率

角频率(angular frequency)也称圆频率。$x = A\cos(\omega t + \varphi)$ 式中的 ω 就是角频率,从 $x = A\cos(\omega t + \varphi)$ 我们可以看出做简谐振动的物体位置变化具有周期性,以 T 表示**周期**(period),

即振动往复一次所经历的时间,则应有 $x=A\cos(\omega t+\varphi)=A\cos[\omega(t+T)+\varphi]$,由于余弦函数的周期是 2π,则有:

$$T=\frac{2\pi}{\omega} \tag{4-6}$$

单位时间内振动往复(或完成全振动)的次数称振动的**频率**(frequency),用 ν 表示,显然有:

$$\nu=\frac{1}{T}=\frac{\omega}{2\pi} \tag{4-7}$$

周期 T、频率 ν 和角频率 ω 的单位分别是秒(s)、赫兹(Hz)和弧度/秒(rad·s^{-1})。

（三）相位和初相位

$x=A\cos(\omega t+\varphi)$ 中的 $\omega t+\varphi$ 就是**相位**(phase),单位是弧度(rad)。在振幅一定、角频率已知的情况下,振动物体在任意时刻的运动状态(位置和速度)完全取决于相位 $\omega t+\varphi$。从 $x=A\cos(\omega t+\varphi)$ 和 $v=\dfrac{\mathrm{d}x}{\mathrm{d}t}=-A\omega\sin(\omega t+\varphi)$ 这两式,我们可以看出,位置和速度是表示一个质点在任意时刻运动状态的充分而必要的两个物理量。$\omega t+\varphi$ 中的 φ 是指**初相位**(initial phase),即振动物体在初始时刻的相位,在振幅 A 和角频率 ω 已知的情况下,振动物体在初始时刻的运动状态完全取决于初相位 φ。

（四）位移、速度、加速度之间的相位关系

根据前面所学质点运动学的知识,将 $x=A\cos(\omega t+\varphi)$ 分别求一阶导数和二阶导数,可得到物体做简谐振动的速度和加速度表达式:

$$v=\frac{\mathrm{d}x}{\mathrm{d}t}=-A\omega\sin(\omega t+\varphi)=A\omega\cos\left(\omega t+\varphi+\frac{\pi}{2}\right) \tag{4-8}$$

$$a=\frac{\mathrm{d}^2x}{\mathrm{d}t^2}=\frac{\mathrm{d}v}{\mathrm{d}t}=-A\omega^2\cos(\omega t+\varphi)=A\omega^2\cos(\omega t+\varphi\pm\pi) \tag{4-9}$$

通过对比式 4-5 和式 4-8,可知速度的相位比位移的相位超前 $\dfrac{\pi}{2}$；对比式 4-5 和式 4-9,可知加速度的相位比位移的相位超前 π(或落后 π),或者说加速度和位移反相。位移、速度、加速度的相位关系如图 4-2 所示。

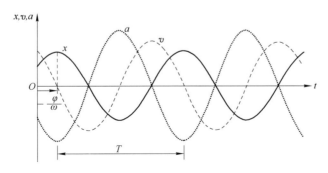

图 4-2 简谐运动位移、速度、加速度随时间变化规律

（五）振幅和初相的确定

对于给定的振动物体，角频率 ω 是确定的，但振动物体还可以做振幅不同、初相位不同的谐振动。如果已知简谐振动的初始条件 x_0，v_0，那么振幅 A 和初相位 φ 可以根据式 $4-5$ 和式 $4-8$ 确定。物体在 $t=0$ 时的位移 x_0 和速度 v_0 称初始条件。

当 $t=0$ 时，将 $x=x_0$，$v=v_0$ 代入式 $4-5$ 和式 $4-8$，得 $x_0=A\cos\varphi$ 和 $v_0=-\omega A\sin\varphi$，联立求解，可以得到：

$$A=\sqrt{x_0^2+\frac{v_0^2}{\omega^2}} \tag{4-10}$$

$$\tan\varphi=-\frac{v_0}{x_0\omega} \tag{4-11}$$

其中，φ 所在象限可由 x_0 及 v_0 的正负号确定。总之，对于给定的振动系统，周期（或频率）由振动系统本身性质决定，而振幅和初相位由初始条件确定。

例 4-1 一质点沿 x 轴做简谐振动，其角频率 $\omega=10.0\ \text{rad}\cdot\text{s}^{-1}$。试分别写出以下两种初始状态下的振动方程：（1）其初始位移 $x_0=7.5\ \text{cm}$，初始速度 $v_0=75.0\ \text{cm}\cdot\text{s}^{-1}$；（2）其初始位移 $x_0=7.5\ \text{cm}$，初始速度 $v_0=-75.0\ \text{cm}\cdot\text{s}^{-1}$。

解： 要知道质点的振动方程，就要知道质点的振幅 A、初相 φ、角频率 ω，题目已知条件已经告诉我们 ω，所以我们只要根据 x_0 和 v_0，求出振幅 A 和初相 φ 即可。

（1）将 $\omega=10\ \text{rad}\cdot\text{s}^{-1}$、$x_0=7.5\ \text{cm}$、$v_0=75.0\ \text{cm}\cdot\text{s}^{-1}$ 代入式 $4-10$ 和式 $4-11$，可得 $A=10.6\ \text{cm}$，$\varphi=-\pi/4$。

所以，振动方程为：$x=1.06\times10^{-3}\cos\left(10t-\dfrac{\pi}{4}\right)(\text{m})$

（2）同样地，将 $\omega=10\ \text{rad}\cdot\text{s}^{-1}$、$x_0=7.5\ \text{cm}$、$v_0=-75.0\ \text{cm}\cdot\text{s}^{-1}$ 代入式 $4-10$ 和式 $4-11$，可得 $A=10.6\ \text{cm}$，$\varphi=\pi/4$。

所以，振动方程为：$x=1.06\times10^{-3}\cos\left(10t+\dfrac{\pi}{4}\right)(\text{m})$

例 4-2 如图 $4-3$，有一水平弹簧振子，弹簧的劲度系数 $k=24\ \text{N/m}$，重物的质量 $m=6\ \text{kg}$，重物静止在平衡位置上。设以一水平恒力 $F=10\ \text{N}$ 向左作用于物体（不计摩擦），使之由平衡位置向左运动了 $0.05\ \text{m}$ 时撤去力 F。当重物运动到左方最远位置时开始计时，求物体的运动方程。

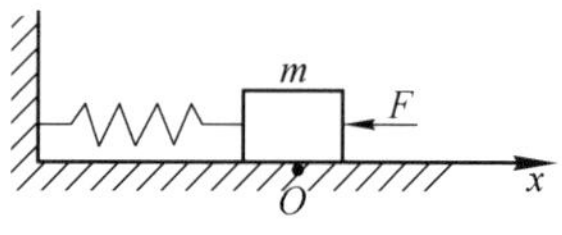

解： 设物体的运动方程为：$x=A\cos(\omega t+\varphi)$

恒外力所做的功即为弹簧振子的能量：$F\times0.05=0.5(\text{J})$

图 4-3 例 4-2 图

当物体运动到左方最远位置时，弹簧的最大弹性势能为 $0.5\ \text{J}$，即：$\dfrac{1}{2}kA^2=0.5(\text{J})$：

得 $A=0.204(\text{m})$，A 即振幅。

因为 $\omega^2=\dfrac{k}{m}=4$

所以，$\omega=2(\text{rad}\cdot\text{s}^{-1})$

按题目所述时刻计时，初相 $\varphi=\pi$

所以，物体运动方程为：$x=0.204\cos(2t+\pi)(\text{m})$

例 4 - 3 已知某简谐振动的振动曲线如图 4 - 4 所示,试写出该振动的位移与时间的关系。

解: 振幅 A 可以从振动曲线上得到。最大位移的点 P 所对应的位移的大小就是振幅:

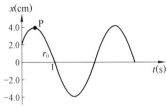

$$A = 4.0 \times 10^{-2}(\text{m})$$

$x_0 = A\cos\varphi$,从振动曲线上可以得到 $t=0$ 时, $x_0 = \dfrac{A}{2}$,

所以 $\cos\varphi = 1/2$, $\varphi = \pm\pi/3$。

图 4 - 4 例 4 - 3 图

$v_0 = -A\omega\sin\varphi$,从振动曲线上可以看到在 $t=0$ 时, $v_0 > 0$,因为 A 和 ω 都大于零,必定有 $\sin\varphi < 0$,故取初相位为:

$$\varphi = -\pi/3$$

从振动曲线可以看到,在 $t=1\text{ s}$ 时,位移 $x=0$,代入下式:

$$x = 4.0 \times 10^{-2}\cos(\omega t - \pi/3)$$

可得:

$$4.0 \times 10^{-2}\cos(\omega - \pi/3) = 0$$

$$\omega - \pi/3 = \pm\pi/2$$

因为 $\omega > 0$,所以上式只能取正。所以:

$$\omega = \frac{\pi}{3} + \frac{\pi}{2} = \frac{5\pi}{6}(\text{rad}\cdot\text{s}^{-1})$$

这样,我们可以将该简谐振动具体地写为:

$$x = 4.0 \times 10^{-2}\cos\left(\frac{5\pi}{6}t - \frac{\pi}{3}\right)(\text{m})$$

三、简谐振动的旋转矢量表示法

简谐振动除用谐振方程和谐振曲线来描述外,还有一种很直观、很方便的描述方法,称**旋转矢量**(rotational vector)表示法。如图 4 - 5 所示,在一个平面上作一个 Ox 坐标轴,以原点 O 为起点作一个长度为 A 的矢量 $\boldsymbol{A}$, $\boldsymbol{A}$ 绕原点 O 以匀角速度 $\boldsymbol{\omega}$ 沿逆时针方向旋转,称旋转矢量,矢量端点在平面上将画出一个圆,称参考圆。设 $t=0$ 时矢量 $\boldsymbol{A}$ 与 x 轴的夹角即初角位置为 φ,则任意 t 时 $\boldsymbol{A}$ 与 x 轴的夹角即角位置为 $\phi = \omega t + \varphi$,矢量的端点 M 在 x 轴上投影点 P 的坐标为 $x = A\cos(\omega t + \varphi)$。

这与简谐振动定义式完全相同。由此可知,旋转矢量的端点在 x 轴上的投影的运动即为简谐振动。显然,一个旋转矢量与一个简谐振动相对应,其对应关系是:旋转矢量的长度就是振动的振幅,因而旋转矢量又称振幅矢量;矢量的角位置就是振动的相位,矢量的初角位置就是振动的初相,矢量的角位移就是振动相位的变化;矢量的角速度就是振动的角频率,即相位变化的速率;矢量旋转的周期和频率就是振动的周期和频率。我们

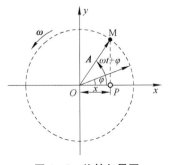

图 4 - 5 旋转矢量图

在讨论一个简谐振动时,用上述方法作一个旋转矢量来帮助分析,可以使运动的各个物理量表现得直观,运动过程显示得清晰。

例 4 - 4 一个物体做简谐振动,振幅为 0.24 m,振动周期为 4 s。开始时物体在 $x = 0.12$ m 处,向负方向运动(图 4 - 6),试写出该物体的振动方程,并求出 $t = 1$ s 时物体的位移、速度和加速度。

解: 在简谐振动方程 $x = A\cos(\omega t + \varphi)$ 中,求出简谐振动的 A,ω 和 φ 即可写出该物体的振动方程。

由题意可知 $A = 0.24$(m)

$$\omega = \frac{2\pi}{T} = \frac{2\pi}{4} = \frac{\pi}{2}(\text{rad} \cdot \text{s}^{-1})$$

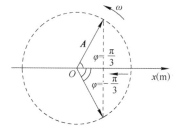

图 4 - 6 例 4 - 4 图

把 $t = 0$ 时,$x_0 = 0.12$ m 代入振动方程得:

$$0.12 = 0.24\cos\varphi$$

由此解得:

$$\cos\varphi = \frac{1}{2}$$

$$\varphi = \pm\frac{\pi}{3}$$

因为 v_0 为负值,根据 $v_0 = -\omega\sin\varphi$,必有 $\sin\varphi > 0$,故在 $\varphi = \pm\pi/3$ 中,只能取 $\varphi = \pi/3$。

φ 也可以用旋转矢量法求得。由已知 $x_0 = 0.12$ m 时,v_0 的方向为 x 轴的负方向,画出 $t = 0$ 时的旋转矢量 $\boldsymbol{A}$ 的位置,如图 4 - 5。旋转矢量 $\boldsymbol{A}$ 与 Ox 轴夹角 $\pi/3$ 即为初相位 φ。因此该物体的振动方程为:

$$x = 0.24\cos\left(\frac{\pi}{2}t + \frac{\pi}{3}\right)(\text{m})$$

当 $t = 1$ s 时

$$x = 0.24\cos\left(\frac{\pi}{2} \cdot 1 + \frac{\pi}{3}\right) = -0.208(\text{m})$$

上式中,负号说明此时物体在平衡位置的左方。

$$v = -\omega A\sin(\omega t + \varphi) = -\frac{\pi}{2} \times 0.24\cos\left(\frac{\pi}{2} \cdot 1 + \frac{\pi}{3}\right) = -0.189(\text{m} \cdot \text{s}^{-1})$$

负号说明此时物体向 Ox 轴负方向运动。

$$a = -\omega^2 A\cos(\omega t + \varphi) = -\left(\frac{\pi}{2}\right)^2 \times 0.24\cos\left(\frac{\pi}{2} \cdot 1 + \frac{\pi}{3}\right) = 0.513(\text{m} \cdot \text{s}^{-1})$$

此时加速度沿 Ox 轴正方向。

四、单摆和复摆

(一)单摆

图 4 - 7 所示是一单摆,摆锤质量为 m,摆长 l(不计质量),当单摆做微振动时,其对 A 点的力矩为:

$$M = -mgl\sin\theta$$

在微振动时，$\sin\theta \approx \theta$，有：

$$M = -mgl\theta$$

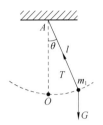

以 AO 为轴，θ 在右边为正，左边为负，则：

$$\theta > 0 \text{ 时}, M < 0; \theta < 0 \text{ 时}, M > 0。$$

所以，力矩 M 总是使摆恢复到平衡位置。

图 4-7　单摆示意图

根据转动定律：

$$M = I\frac{\mathrm{d}^2\theta}{\mathrm{d}t^2}$$

有：

$$\frac{\mathrm{d}^2\theta}{\mathrm{d}t^2} + \frac{mgl}{I}\theta = 0$$

令 $\omega^2 = \dfrac{mgl}{I}$，则上式可写为

$$\frac{\mathrm{d}^2\theta}{\mathrm{d}t^2} + \omega^2\theta = 0$$

这就是单摆的振动方程，与简谐振动的微分方程式 4-4 具有完全相同的形式，所以单摆也是简谐振动。单摆绕 A 点的转动惯量 $I = ml^2$，所以它的角频率为：

$$\omega = \sqrt{\frac{mgl}{I}} = \sqrt{\frac{g}{l}}$$

单摆振动周期为：

$$T = \frac{2\pi}{\omega} = 2\pi\sqrt{\frac{l}{g}} \tag{4-12}$$

（二）复摆

如图 4-8 所示，质量为 m 的任意形状物体，可以绕 O 点旋转，将质心 C 向右拉开一个微小角度 θ，物体将绕轴 O 做微小的自由摆动。这样的装置称复摆。

设复摆对 O 的转动惯量为 I，复摆质心 C 到 O 的距离为 l，则复摆受到的重力矩为：

$$M = -mgl\sin\theta$$

当摆角 θ 很小时，$\sin\theta \approx \theta$，有：

$$M = -mgl\theta$$

图 4-8　复摆示意图

由转动定律可得：

$$\frac{\mathrm{d}^2\theta}{\mathrm{d}t^2} + \frac{mgl}{I}\theta = 0$$

与简谐振动的微分方程式 4-4 相比可知，复摆的运动在摆角很小（$\theta < 5°$）时做简谐振动，

角频率为：

$$\omega = \sqrt{\frac{mgl}{I}}$$

周期为：

$$T = 2\pi\sqrt{\frac{I}{mgl}}$$

五、简谐振动的能量

现在来讨论简谐振动系统的能量。系统做简谐振动时，每一时刻都具有一定的能量。以水平方向振动的弹簧振子为例。设 t 时刻振子所在位置坐标为 x，速度为 v，则系统的动能：

$$E_k = \frac{1}{2}mv^2 = \frac{1}{2}m\omega^2 A^2 \sin^2(\omega t + \varphi)$$

除动能外，振动系统还具有势能。对于弹簧振子来说，系统的势能就是弹力势能，并可表示为：

$$E_p = \frac{1}{2}kx^2 = \frac{1}{2}kA^2 \cos^2(\omega t + \varphi)$$

系统的机械能：

$$E = E_k + E_p = \frac{1}{2}m\omega^2 A^2 \sin^2(\omega t + \varphi) + \frac{1}{2}kA^2(\omega t + \varphi)$$

因为 $\omega^2 = \dfrac{k}{m}$，所以

$$E = E_k + E_p = \frac{1}{2}kA^2 \tag{4-13}$$

由 E_k 及 E_p 的表达式可以看出，系统的动能和势能都随时间而变化，当系统动能达能到最大值时，势能为零；当系统势能达到最大值时，动能为零。在整个振动过程中，动能和势能互相转换，但系统的总机械能守恒，如图 4-9 所示。简谐振动的能量曲线如图 4-10 所示。

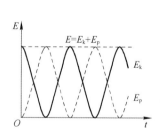
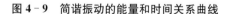

图 4-9 简谐振动的能量和时间关系曲线

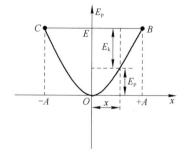

图 4-10 简谐振动能量曲线

例 4-5 一弹簧振子沿 x 轴做简谐振动(弹簧为原长时振动物体的位置取作 x 轴原点)。已知振动物体最大位移为 $x_m = 0.4\,\text{m}$ 最大恢复力为 $F_m = 0.8\,\text{N}$，最大速度为 $v_m = 0.8\,\text{m·s}^{-1}$，又知 $t = 0$ 的初位移为 $+0.2\,\text{m}$，且初速度与所选 x 轴方向相反。求：(1) 振动量；(2) 此振动的表达式。

解：（1）由题意　　$F_m = kA$，$A = x_m$，$k = F_m / x_m$

$$E = \frac{1}{2}kx_m^2 = \frac{1}{2}F_m x_m = 0.16(\text{J})$$

（2）$\omega = \dfrac{v_m}{A} = \dfrac{v_m}{x_m} = 2(\text{rad} \cdot \text{s}^{-1})$

由　　$t = 0$，$x_0 = A\cos\varphi = 0.2$ m，$v_0 = -A\omega\sin\varphi < 0$

可得：　　　　　　　　　　　　$\varphi = \dfrac{1}{3}\pi$

则振动方程为：　　　　　　　$x = 0.4\cos\left(2t + \dfrac{1}{3}\pi\right)(\text{m})$

例 4-6　一质量为 10 g 的物体做谐振动，振幅为 24 cm，周期为 4.0 s，当 $t = 0$ 时位移为 +24 cm。求：（1）$t = 0.5$ s 时，物体所在的位置及此时所受力的大小和方向；（2）由起始位置运动到 $x = 12$ cm 处所需的最短时间；（3）在 $x = 12$ cm 处物体的总能量。

解：由题已知：　　　　　　$A = 24 \times 10^{-2}$ m，$T = 4.0$ s

$$\omega = \frac{2\pi}{T} = 0.5\pi(\text{rad} \cdot \text{s}^{-1})$$

又，$t = 0$ 时，$x_0 = +A$，所以 $\phi_0 = 0$

故振动方程为：　　　　　　$x = 24 \times 10^{-2}\cos(0.5\pi t)(\text{m})$

（1）将 $t = 0.5$ s 代入得：

$$x_{0.5} = 24 \times 10^{-2}\cos(0.5\pi t)\,\text{m} = 0.17(\text{m})$$

$$F = -ma = -m\omega^2 x = -10 \times 10^{-3} \times \left(\frac{\pi}{2}\right)^2 \times 0.17 = -4.2 \times 10^{-3}(\text{N})$$

方向指向坐标原点，即沿 x 轴负向。

（2）由题知：　　　　　　　$t = 0$ 时，$\phi_0 = 0$

$$t = t_{12} \text{ 时},\ x_0 = +\frac{A}{2}, \text{且 } v < 0, \text{故 } \phi_t = \frac{\pi}{3}$$

$$t_{12} = \frac{\Delta\varphi}{\omega}\frac{\pi}{3} \bigg/ \frac{\pi}{2} = \frac{2}{3}(\text{s})$$

（3）由于谐振动中能量守恒，故在任一位置处或任一时刻的系统的总能量均为：

$$E = \frac{1}{2}kA^2 = \frac{1}{2}m\omega^2 A^2 = \frac{1}{2} \times 10 \times 10^{-3}\left(\frac{\pi}{2}\right)^2 \times (0.24)^2 = 7.1 \times 10^{-4}(\text{J})$$

第二节　简谐振动的合成

在实际问题中经常会碰到一个物体同时参与两个或两个以上的简谐振动的情况，如两列声波同时传播到空间某处，该处的空气质元将同时参与两个振动，根据运动叠加原理，质点的运动就是两个振动的合成。琴弦能发出悠扬悦耳的声波,实际上是琴弦上若干种频率振动的合成。一般而言,振动合成问题比较复杂,本节只讨论几种简单情况。

一、同方向同频率简谐振动的合成

两个在同一直线上的同频率的简谐运动的表达式分别为:

$$x_1 = A_1 \cos(\omega t + \varphi_1)$$
$$x_2 = A_2 \cos(\omega t + \varphi_2)$$

上式中,A_1、A_2 和 φ_1、φ_2 分别为两个简谐运动的振幅和初相,x_1 和 x_2 表示在同一直线上,两个简谐运动相对同一平衡位置的位移。在任意时刻合振动的位移为:

$$x = x_1 + x_2$$

这就是两个同方向同频率简谐振动的合成。

下面我们来求合振动的振动式,可以利用解析法来求,也可利用前面所学过的旋转矢量图来求,图示法更直观、更简便。现用后一种方法来做。

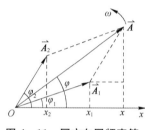

图 4 - 11 同方向同频率简谐振动的合成

如图 4 - 11 所示,令 A_1 和 A_2 同以角速度 ω 绕 O 点逆时针方向旋转,在 $t = 0$ 时,A_1 与 x 轴的夹角为 φ_1,A_2 与 x 轴的夹角为 φ_2,则 A_1 和 A_2 分别表示两个简谐振动的旋转矢量。

矢量 A 是两个分矢量根据平行四边形法则所得到的合矢量,在 $t = 0$ 时矢量 A 与 x 轴的夹角为 φ。 因为 A_1 和 A_2 是以相同的角速度同时向逆时针方向转动,所以矢量 A 也会以一样的角速度沿逆时针方向转动,在 A_1 和 A_2 转动的过程中,矢量 A 与矢量 A_1 和 A_2 之间的夹角不会改变,也就是说这个平行四边形的形状不会变。矢量 A 在 x 轴上的投影就为 x,根据矢量投影定理可知,合矢量 A 在 x 轴上的投影 x 等于矢量 A_1 和 A_2 在 x 轴上投影 x_1 和 x_2 的代数和,也就是说,合矢量 A 在 x 轴上的投影 x 就代表 x_1 和 x_2 两个谐振动的合成谐振动的位移。

根据图 4 - 11,根据平行四边形法则,可求得合成出来的谐振动的振幅 A:

$$A = \sqrt{A_1^2 + A_2^2 + 2A_1 A_2 \cos(\varphi_2 - \varphi_1)} \tag{4 - 14}$$

同样,可以从图 4 - 11 看出,合振动的初相 φ:

$$\varphi = \arctan \frac{A_1 \sin \varphi_1 + A_2 \sin \varphi_2}{A_1 \cos \varphi_1 + A_2 \cos \varphi_2} \tag{4 - 15}$$

现在从上面得到的结果来讨论合振动的振幅,发现合振动的振幅不仅与两个分振动的振幅有关,还与两个分振动的初相位差有关。

(1) 若原来的两个谐振动是同相位的,即相位差是 $2k\pi$, $k = 0, \pm 1, \pm 2, \cdots$

$$\cos(\varphi_2 - \varphi_1) = \cos 2k\pi = 1$$

$$A = \sqrt{A_1^2 + A_2^2 + 2A_1 A_2} = A_1 + A_2$$

这时的合振幅最大。

（2）若原来的两个谐振动是反相位的，即相位差是 $(2k+1)\pi$，$k=0,\pm1,\pm2,\cdots$

$$\cos(\varphi_2-\varphi_1)=-1$$

$$A=\sqrt{A_1^2+A_2^2-2A_1A_2}=|A_1-A_2|$$

这时的合振幅最小，并且合振动的振幅永远为正。若 $A_1=A_2$，则合振幅 $A=0$，这表明两个分振动相互抵消，物体处于静止状态。

（3）当 $\varphi_2-\varphi_1$ 为其他值时，合振幅的值在 A_1+A_2 与 $|A_1-A_2|$ 之间。

相位差与合振动振幅的关系如图 4-12。

其中前面两个结论非常重要，在以后的章节机械波和光波的干涉应用得较多。

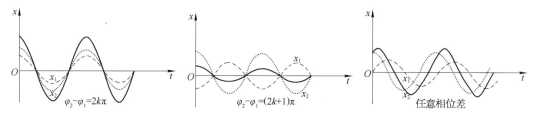

图 4-12 相位差与合振振幅的关系图

例 4-7 设两简谐振动的振动方程分别为 $x_1=5\cos\left(10t+\dfrac{3}{4}\pi\right)$ cm 和 $x_2=6\cos\left(10t+\dfrac{1}{4}\pi\right)$ cm，试求其合成运动的振幅及初相。

解： 由 $x_1=5\cos\left(10t+\dfrac{3}{4}\pi\right)$ cm，$x_2=6\cos\left(10t+\dfrac{1}{4}\pi\right)$ cm 知：

$$A_1=5\text{ cm},\ \varphi_1=\frac{3}{4}\pi,\ A_2=6\text{ cm},\ \varphi_2=\frac{1}{4}\pi$$

合成振动振幅为：

$$A=\sqrt{A_1^2+A_2^2+2A_1A_2(\varphi_2-\varphi_1)}=\sqrt{25+36+2\times5\times6\cos\left(-\frac{\pi}{2}\right)}=7.81(\text{cm})$$

初相位为：

$$\tan\varphi=\frac{A_1\sin\varphi_1+A_2\sin\varphi_2}{A_1\cos\varphi_1+A_2\cos\varphi_2}=\frac{5\sin\dfrac{3}{4}\pi+6\sin\dfrac{1}{4}\pi}{5\cos\dfrac{3}{4}\pi+6\cos\dfrac{1}{4}\pi}$$

所以，$\varphi=84.8°=1.48(\text{rad})$

例 4-8 已知两同方向，同频率的简谐振动的方程分别为：$x_1=0.05\cos(10t+0.75\pi)\text{m}$，$x_2=0.06\cos(10t+0.25\pi)\text{m}$。求：（1）合振动的初相及振幅。（2）若有另一同方向、同频率的简谐振动 $x_3=0.07\cos(10t+\varphi_3)$，则当 φ_3 为多少时，x_1+x_3 的振幅最大？又当 φ_3 为多少时 x_2+x_3 的振幅最小？

解：（1）$\Delta\varphi=\varphi_2-\varphi_1=0.25\pi-0.75\pi=-0.5\pi$

由　　$A = \sqrt{A_1^2 + A_2^2 + 2A_1A_2\cos(\Delta\varphi)}$

得　　$A = \sqrt{0.05^2 + 0.06^2} = 0.078\,(\mathrm{m})$

$$\varphi_0 = \arctan\frac{A_1\sin\varphi_1 + A_2\sin\varphi_2}{A_1\cos\varphi_1 + A_2\cos\varphi_2} = \arctan 11\,(\mathrm{rad})$$

（2）当 $\Delta\varphi = 2k\pi$ 时，合振幅最大；当 $\Delta\varphi = (2k+1)\pi$ 时，合振幅最小。所以，当 $\varphi_3 = 2k\pi + 0.75\pi$ 时，$x_1 + x_3$ 振幅最大，当 $\varphi_3 = 2k\pi + 1.25\pi$ 时，$x_2 + x_3$ 振幅最小。

二、同方向不同频率简谐振动的合成

现在来考虑这样的情况，有两个简谐振动，但与上面同方向同频率不一样，这是两个同方向、不同频率的简谐振动。我们假设两个简谐振动的角频率分别为 ω_1 和 ω_2，为了方便起见，我们假定两个分振动都是在达到正向最大位置时开始计时，见图 4-13 中 $t=0$ 处，即两个简谐振动的初相 $\varphi_1 = \varphi_2 = 0$，且 $A_1 = A_2 = A$，于是这两个运动可以用方程 $x_1 = A\cos\omega_1 t$ 和 $x_2 = A\cos\omega_2 t$ 来描述。我们只讨论两个简谐振动的频率之差不大（即 $\omega_1 + \omega_2 \gg \omega_2 - \omega_1$）的这种特殊情况。

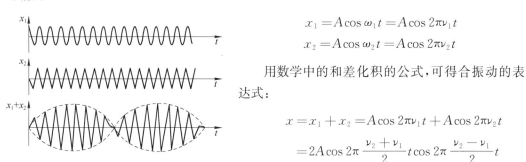

$$x_1 = A\cos\omega_1 t = A\cos 2\pi\nu_1 t$$
$$x_2 = A\cos\omega_2 t = A\cos 2\pi\nu_2 t$$

用数学中的和差化积的公式，可得合振动的表达式：

$$x = x_1 + x_2 = A\cos 2\pi\nu_1 t + A\cos 2\pi\nu_2 t$$
$$= 2A\cos 2\pi\frac{\nu_2 + \nu_1}{2}t\cos 2\pi\frac{\nu_2 - \nu_1}{2}t$$

图 4-13 两个同方向不同频率简谐振动的合成

我们可以这样看这个表达式：

$$x = \left(2A\cos 2\pi\frac{\nu_2 - \nu_1}{2}t\right)\cos 2\pi\frac{\nu_2 + \nu_1}{2}t \qquad (4-16)$$

因为 $\omega_1 + \omega_2 \gg \omega_2 - \omega_1$，所以 $\nu_2 + \nu_1 \gg \nu_2 - \nu_1$，所以式中括号内的那一项随时间变化得很慢，可看作缓慢变化的振幅。可以看出式 4-16 还是一个振动式，但是不再是简谐振动了。其中，$\dfrac{\nu_2 + \nu_1}{2}$ 为合振动的频率 ν，它表明合振动的频率为两个分振动的频率的平均值。我们还能看出合振动的振幅 $2A\cos 2\pi\dfrac{\nu_2 - \nu_1}{2}t$ 是时间 t 的周期函数，假定合振幅的周期为 T，因为振幅只能取正值，所以时间经过一个周期相位应该变化为 π，也就是有：

$$\cos 2\pi\frac{\nu_2 - \nu_1}{2}(t+T) = \cos\left(2\pi\frac{\nu_2 - \nu_1}{2}t + \pi\right)$$

进一步分析有：

$$2\pi\frac{\nu_2 - \nu_1}{2}T = \pi$$

即：

$$T = \left| \frac{1}{\nu_2 - \nu_1} \right| \qquad (4-17)$$

那么振幅变化的频率：

$$\nu = \frac{1}{T} = |\nu_2 - \nu_1| \qquad (4-18)$$

因为两个分振动的频率相差很小，有 $\nu_2 + \nu_1 \gg \nu_2 - \nu_1$，这样两个简谐振动合振动的振幅变化的周期 T 就非常大，即振幅变化非常缓慢。如图 4-13，因为振幅的缓慢变化是周期性的，所以振动会出现时强时弱的现象，我们称这种现象为"拍"，式 4-18 即为**拍频**(beat frequency)。

拍现象也能利用旋转矢量法来形象地说明，由于 A_1 和 A_2 的角速度不同，那么两个分振动矢量之间的夹角也要随时间发生改变，也就会有两个分振动矢量合成的合矢量大小会随时间发生改变。我们假定 A_2 比 A_1 旋转角速度更大，也就是 A_2 比 A_1 转得快，那么在单位时间内 A_2 比 A_1 要多转 $|\nu_2 - \nu_1|$ 圈，故两个分振动矢量正好重合或正好反向的次数都是 $|\nu_2 - \nu_1|$ 次，所以拍频等于 $|\nu_2 - \nu_1|$（重合代表合振动加强，反向代表合振动减弱）。

拍现象是可以用实验演示出来的，如选择两个固定频率相差很小的音叉，将这两个音叉相互敲击，就会听到时高时低的嗡嗡声，这就是**拍音**(superposing)。拍是一种非常重要的现象，它在声学、电磁振荡和无线电技术中都有广泛的应用。例如，我们不知道一个钢琴的琴键音是否准确，就可以拿一个标准音的琴键和待校琴键相互敲击。如果会发出拍音，说明待校琴键的音不准；如果不会发出拍音，则待校琴键的音是准确的。也可利用拍现象来测定超声波及无线电波的频率。

<h2>第三节　阻尼振动、受迫振动和共振</h2>

一、阻尼振动

前面我们所讨论的简谐振动是一种严格的周期性振动，即振动的位移、速度和加速度等每经过一个周期就完全恢复原值，振动物体不受任何阻力的影响，只在回复力作用下做周期性的往复运动，这个振动称无阻尼自由振动。但这毕竟只是一种理想的情况。任何实际的振动都必然要受到阻力的作用，这种振动称**阻尼振动**(damped vibration)。振动系统必须克服阻力而做功，外界若不持续地提供能量，振动系统自身的能量将不断地减少。振动系统能量减少还有一个原因是振动物体引起邻近介质质点的振动，并不断向外传播，振动系统的能量逐渐向四周辐射出去。由于振动能量正比于振幅的平方，故随着能量的减少，振幅也在逐渐减小，直至停止振动，所以阻尼振动又称减幅振动。造成阻尼振动的原因一般有两种：一是系统在振动时克服阻力做功使机械能转化为热，这种原因形成的阻尼运动称**摩擦阻尼**(frictional damping)；二是振动系统通过与周围介质互相作用，将振动能量向四周传播出去，这个原因造成的阻尼运动称**辐射阻尼**(radiation damping)。

做阻尼振动的物体，除受弹性力或准弹性力外，还受到摩擦阻力作用。在振动速度不太大时，摩擦力的大小与速度成正比，即：

$$f = -\gamma v = -\gamma \frac{\mathrm{d}x}{\mathrm{d}t}$$

上式中，γ 称阻力系数，负号表示阻力与速度反向，以弹簧振子为例，此时振子受力为：

$$-kx - \gamma \frac{\mathrm{d}x}{\mathrm{d}t}$$

其动力学方程为：

$$m \frac{\mathrm{d}^2 x}{\mathrm{d}t^2} = -kx - \gamma \frac{\mathrm{d}x}{\mathrm{d}t}$$

即：
$$\frac{\mathrm{d}^2 x}{\mathrm{d}t^2} = -\frac{k}{m} x - \frac{\gamma}{m} \frac{\mathrm{d}x}{\mathrm{d}t} \tag{4-19}$$

令 $\frac{k}{m} = \omega_0^2$，$\frac{\gamma}{m} = 2\beta$，将之代入上式，整理后得：

$$\frac{\mathrm{d}^2 x}{\mathrm{d}t^2} + 2\beta \frac{\mathrm{d}x}{\mathrm{d}t} + \omega_0^2 = 0 \tag{4-20}$$

式 4-20 中，ω_0 为振动系统的固有角频率，β 为阻尼系数，如果 β 较小，$\beta < \omega_0$，即阻尼系数较小的情况下，则式 4-20 的解为：

$$x = A e^{-\beta t} \cos(\omega_0 + \varphi) \tag{4-21}$$

式 4-21 中，A 和 φ 为积分常量，其值取决于初始状态；ω 为振动的角频率，它与系统的固有角频率 ω_0 的关系为 $\omega = \sqrt{\omega_0^2 + \beta^2}$；$A e^{\beta t}$ 为阻尼振动的振幅，其值随时间的增大而减小，当 β 很小时，振幅衰减很慢，式 4-21 表示的振动可视为简谐振动。

图 4-14 就是根据式 4-21 所得到的阻尼振动曲线图。从图中可以看出，物体的位移在一个极大值之后，经过一段固定的时间，会出现下一个的极大值，但这个极大值比第一个极大值要小，再经过这段固定的时间，又会出现一个更小的极大值，所以物体的位移不能在每一个周期后恢复原值。因此，阻尼振动其实并不是周期运动，我们常把阻尼振动称准周期性运动。

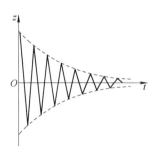

图 4-14　阻尼振动曲线图

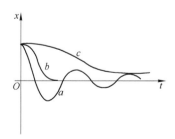

图 4-15　弱阻尼、临界阻尼和过阻尼

从式 4-21 可以看出，阻尼振动和简谐振动不同，但是在阻尼系数 β 很小的情况下，有 $e^{-\beta t} \to 1$，这时的阻尼振动可近似看成简谐振动，如图 4-15 中的曲线 a 所示。若是阻尼系数 β 过大，有 $\beta > \omega_0$，则式 4-21 不再是阻尼振动微分方程的解了。这时物体会以非周期性运动的形式慢慢回到平衡位置,如图 4-15 中曲线 c 所示。如果阻尼系数 β 的大小正好使物体开始做非周期性的运动,这种情况称临界阻尼(这时有 $β=ω_0$),如图 4-15 中曲线 b 所示,从图中可以看出,当振动处于临界阻尼状态时,系统从开始振动到静止所经过的时间最短。因此,当物体偏离平衡位置时,如果要它在不发生振动的情况下,最快地恢复到平衡位置,常用施加临界阻尼的方法。

在实际生活中,我们可以根据不同的要求和不同的方法来控制阻尼的大小。例如,实验用到的仪器,在使用过程中,为了减少振动甚至为了防止振动,都要加大振动时的摩擦阻尼。又如,在很精密的仪表中,为了使人们能快速且准确地进行读数测量,常使电流计的偏转系统处在临界阻尼状态下工作。

二、受迫振动、共振

(一) 受迫振动

现在来讨论在欠阻尼振动系统上加周期性外力发生的振动。振动系统在连续的周期性外力作用下进行的振动称**受迫振动**(forced vibration),这种周期性的外力称**驱动力**(driving force)。例如,机器运转时引起底座的振动,音响、喇叭和纸盆的振动等。

若一个物体受到三个力,即弹性力 $-kx$,阻力 $-\gamma v$ 和周期性外力 $H\cos pt$,在这三个力的作用下做受迫振动(其中 H 是强迫力的幅值,p 是强迫力的角频率),则其动力学方程为:

$$m\frac{\mathrm{d}^2 x}{\mathrm{d}t^2} = -kx - \gamma\frac{\mathrm{d}x}{\mathrm{d}t} + H\cos pt \tag{4-22}$$

令 $\omega_0^2 = \dfrac{k}{m}$,$2\beta = \dfrac{\gamma}{m}$,$h = \dfrac{H}{m}$,将之代入式 4-22 中,整理后得:

$$\frac{\mathrm{d}^2 x}{\mathrm{d}t^2} + 2\beta\frac{\mathrm{d}r}{\mathrm{d}t} + \omega_0^2 x = h\cos pt \tag{4-23}$$

继续解此微分方程,得解为:

$$x = A_0 e^{-\beta t}\cos(\omega t + \delta) + A\cos(pt + \varphi) \tag{4-24}$$

从式 4-24 可以看出,受迫振动是由于阻尼振动 $A_0 e^{-\beta t}\cos(\omega t + \delta)$ 和简谐振动 $A\cos(pt + \varphi)$ 合成的。

受迫振动一开始是相当复杂的,经过一段时间以后,阻尼振动就衰减到可以忽略不计,$A_0 e^{-\beta t}\cos(\omega t + \delta)$ 就趋近于零,受迫振动达到稳定状态。这时,振动的周期即是驱动力的周期,振动的振幅保持稳定不变,于是受迫振动变为简谐振动,有 $x = A\cos(pt + \varphi)$,式中振动的角频率就是驱动力的角频率,而振幅 A、初相位 φ 既与振动系统的介质及阻尼系数有关,也与驱动力的频率及力幅有关。A、φ 由下述两式决定:

$$A = \frac{h}{\sqrt{(\omega_0^2 - p^2)^2 + 4\beta^2 p^2}} \tag{4-25}$$

$$\varphi = \arctan\frac{-2\beta p}{\omega_0^2 - p^2} \tag{4-26}$$

（二）共振

式 4-24 中，若在阻尼系数 β 不同的情况下，我们来讨论振幅 A 与驱动力的角频率 p 之间的关系，这两者之间的关系可用图 4-16 来表示，当驱动力的角频率 $p \gg \omega_0$ 或 $p \ll \omega_0$ 时，受迫振动的振幅较小。当 p 与 ω 接近时，受迫振动的振幅较大，在 ω 为某一定值时，振幅达到最大值，我们把驱动力的角频率为某一定值时，受迫振动的振幅达到极大的现象称**共振**（resonate），共振时的角频率称**共振角频率**（resonant frequency），用 ω_r 表示。可利用求函数极值的方法，求其共振角频率 ω_r。

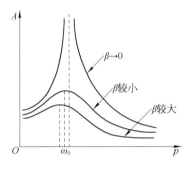

图 4-16　振幅与角频率关系图

我们对 $A = \dfrac{h}{\sqrt{(\omega_0^2 - p^2)^2 + 4\beta^2 p^2}}$ 求导，令导数等于零，得：

$$\frac{\mathrm{d}A}{\mathrm{d}p} = \frac{\mathrm{d}}{\mathrm{d}p}\left[\frac{h}{\sqrt{(\omega_0^2 - p^2)^2 + 4\beta^2 p^2}}\right] = \frac{2ph}{\left[(\omega_0^2 - p^2) + 4\beta p^2\right]^{\frac{3}{2}}}(\omega_0^2 - 2\beta^2 - p^2) = 0$$

从上式可知，当 $\omega_0^2 - 2\beta^2 - p^2 = 0$ 时，受迫振动的振幅有极大值。受迫振动的振幅出现极大的现象就称共振。

由 $\omega_0^2 - 2\beta^2 - p^2 = 0$，得到 $p = \sqrt{\omega_0^2 - 2\beta^2}$，这个 p 就是位移共振角频率。将 $p = \sqrt{\omega_0^2 - 2\beta^2}$ 代入 $A = \dfrac{h}{\sqrt{(\omega_0^2 - p^2)^2 + 4\beta^2 p^2}}$，我们可得共振时的振幅等于：

$$A = \frac{h}{2\beta\sqrt{\omega_0^2 - \beta^2}} \tag{4-27}$$

第四节　机　械　波

在振动的基础上，进一步讨论一定的振动在空间的传播过程，这个过程称波动，简称波。波动是物理学最重要、最普遍的概念之一，是一种常见的物质运动形式。机械振动在媒质中的传播过程称**机械波**（mechanical wave），如**声波**（sound wave）、**水波**（water wave）等；变化的电场和变化的磁场在空间的传播称**电磁波**（electromagnetic wave），如**无线电波**（radio wave）、**光波**（light wave）等；近代物理中还有表示概率的波，它们在量子力学中被用来描述电子、原子或更复杂的物质形式的变化。这些不同本质的波动过程，都伴随着能量的传播，不仅能产生反射、折射、干涉和衍射等波动现象，而且都有相似的数学表述形式和一些共同的特征及规律。下面主要讨论机械波的基本规律。

一、机械波的产生和传播

（一）机械波的形成

机械振动在**弹性介质**（elastic medium）（固体、液体、气体和等离子体）中传播就形成了机械波。所谓弹性介质就是无限多个质元相互之间通过弹性恢复力联系在一起的连续介质，它可以是固体,也可以是液体或气体等,当弹性介质中任一质元因为受到外界的扰动而离开平衡位置时,这一质元就发生了形变,于是一方面邻近质元对它作用一个弹性恢复力,并使它在平衡位置附近振动;另一方面根据牛顿第三定律,这个质元也给邻近质元一个弹性恢复力作用,使其也在自身平衡位置附近振动起来。这样,当弹性介质中一个质元发生振动时,由于质元之间的相互作用,邻近质元会带动它的邻近质元的振动,这样依次带动,使振动以一定速度在弹性介质中由近及远地传播出去,就形成了机械波。形成机械波必须具备两个基本条件,一是有形成机械振动的"物体",即波源;二是有能够传播机械振动的弹性介质。

如图 4-17 所示,若弹性介质中某一质点 1,因为受到外界扰动而离开其平衡位置,其邻近质点将对它施加弹性回复力,使它回到平衡位置,并在平衡位置附近做振动。与此同时,当质点 1 偏离其平衡位置时,质点 1 的邻近质点也受到质点 1 所作用的弹性力,迫使邻近质点也在自己的平衡位置附近振动起来,这样,介质中一个质点的振动会引起邻近质点的振动,依此类推,邻近质点的振动又会引起较远质点的振动。当质点 1 完成一次全振动时,振动的形式传播到了质点 13,这样振动由近及远地传播出去,形成机械波。

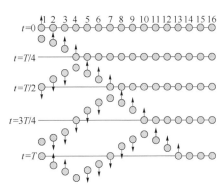

图 4-17 波的形成

(二) 横波与纵波

机械波分两类。一类是**横波**(transverse wave),介质中各质点的振动方向与波的传播方向垂直。另一类是**纵波**(longitudinal wave),介质中各质点的振动方向与波的传播方向相平行。如图 4-18(a)所示,绳的一端固定,当手不停地上下抖动,使手拉的一端做垂直于绳索的振动,我们就可以看到一个接一个的波形沿着绳索向固定端传播,形成绳索上的横波。如图 4-18(b)所示,将一根相当长的弹簧水平地悬挂着,在其左端沿水平方向把弹簧左右拉推使该端做左右振动时,就可以看到该端的左右振动形态沿着长弹簧的各个环节从该端向右方传播,使长弹簧的各部分呈现由左向右移动的、疏密相间的纵波

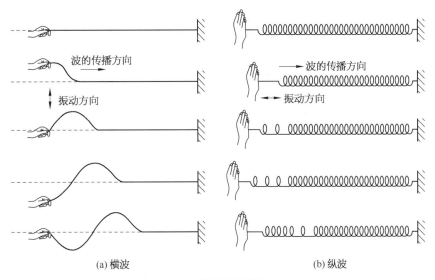

(a)横波 (b)纵波

图 4-18 横波和纵波的形成

波形。当纵波在介质中传播时,这种由于介质密度发生改变而呈现的"疏密相间"状态就是纵波的外形特征。空气中传播的声波也是纵波。横波和纵波是两种基本类型,有一些波既不是纯粹的横波,也不是纯粹的纵波,水面波就是一个例子。

无论是横波还是纵波,波动所指的都是振动状态的传播,介质中各质点仅在各自的平衡位置附近振动,并未"随波逐流"。因为振动状态可以用振动的相位来描述。所以可以说,波的传播就是相位的传播。

波动形成时,介质中各质点将依次振动,因为不同位置的两质点在振动的步调上存在一个"时间差",即两质点的振动有相位差。这个相位差与距离有直接的关系,距离波源较近的点与波源的相位比较,相位差较小;距离波源较远的点与波源的相位比较,相位差较大。可以这样说,机械波所有的质元中,波源的相位是最超前的,沿着波的传播方向,距离波源越远,相位比波源落后得越多。

(三)波线和波面

波源在弹性介质中振动时,振动将向各个方向传播,形成波动。为了便于定量地讨论波的传播情况,我们引入**波线**(wave line)、**波面**(wave surface)和**波前**(wave front)的概念。在介质中形成波动时,各质元间的相位关系和传播方向可以用几何图形形象地加以描述。波的传播方向用有向直线(或曲线)表示,称波线或波射线;介质中振动相位相同的各点组成的面称波面;把某一时刻处在最前面的波面,称波前。波面的形状是平面的称平面波,波面的形状是球面的称球面波,如图 4-19 所示,在远离发射中心的球面波波面上任何一个小部分均可视为平面波。在各向同性的介质中,波线始终都与波面垂直。不难理解,平面波的波线为一系列垂直于波面的平行直线,球面波的波线为一系列沿半径方向的射线。

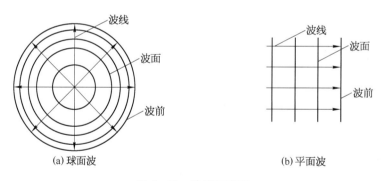

(a)球面波 (b)平面波

图 4-19 波线和波面

(四)波速、波长及波的周期和频率

简谐波传播时,不但具有时间周期性,还具有空间周期性。空间周期性用波长来描述,时间周期性用周期、频率和角频率来描述。

1. **波速** 在波动过程中,某一振动状态(即振动相位)在单位时间内所传播的距离称**波速**(wave speed),用 u 表示,也称相速。对于机械波,波速通常由介质的性质决定。

对简谐波在固体介质中传播的横波和纵波的波速分别为:

$$u = \sqrt{\frac{G}{\rho}} (横波) \tag{4-28}$$

$$u = \sqrt{\frac{Y}{\rho}} \text{（纵波）} \tag{4-29}$$

式 4-29 中，G、Y 和 ρ 分别是固体的切变弹性模量、杨氏模量和密度。

在液体和气体内，纵波的传播速度为：

$$u = \sqrt{\frac{K}{\rho}} \tag{4-30}$$

式 4-30 中，K 是体变弹性模量。

在弦中传播的横波波速为：

$$u = \sqrt{\frac{T}{\mu}} \tag{4-31}$$

式 4-31 中，T 为弦中张力，μ 为弦的线密度。

对于理想气体，若把波的传播过程视为绝热过程，则由分子运动理论及热力学方程可导出理想气体中的声波公式为：

$$u = \sqrt{\frac{\gamma p}{\rho}} = \sqrt{\frac{\gamma RT}{M_{\text{mol}}}} \tag{4-32}$$

式 4-32 中，γ 为气体的摩尔热容比，p 为气体的压强，ρ 为气体的密度，T 为气体的热力学温度，R 为普适气体常量，M_{mol} 为气体的摩尔质量。

必须指出的是，波速是振动状态的传播速度，而不是介质中质点的振动速度（振动位移对时间的导数），两者是截然不同的两个概念。

以上各式说明，机械波的波速决定于介质的性质，而与波源无关。同一介质，在不同温度下，波速一般也不相同。表 4-1 给出了某些常见介质中的波速。

表 4-1 一些常见介质中的波速

介 质	状 态	波速（m·s⁻¹）		
		纵 波	横 波	棒中纵波
干燥空气	0℃ 1 atm	331.45		
	20℃ 1 atm	343.37		
水蒸气	100℃ 1 atm	404.8		
水	20℃ 1 atm	1 482.9		
铝	室温 1 atm	6 420	3 040	5 000
铜	室温 1 atm	5 010	2 270	3 750
低碳钢	室温 1 atm	5 960	3 235	5 200
地表	室温 1 atm	8 000	4 450	

2. **波长**　在同一波线上两个相邻的、相位差为 2π 的振动质点之间的距离,称**波长**(wave length),用 λ 表示,当波源完成一次全振动,波在媒质传播的距离就为一个波长。因此,波长反映了波的空间周期性。在横波情形下,波长等于两相邻波峰之间或两相邻波谷之间的距离。而对于纵波,波长等于两相邻密部中心之间或两相邻疏部中心之间的距离。

3. **波动的周期和频率**　波前进一个波长的距离所需要的时间,称波的周期,用 T 表示。周期的倒数称波的频率,用 ν 表示,即 $\nu = 1/T$。当波源做一次完全振动时,波动就传播一个波长的距离,所以波的周期(或频率)等于波源的振动周期(或频率)。一般说来,波的周期(或频率)由波源决定,而与介质性质无关。

频率和角频率的关系仍为:

$$\omega = 2\pi\nu$$

在一个周期内,波前进一个波长的距离,故波速 u 和波长 λ 及周期 T 的关系为:

$$u = \frac{\lambda}{T} \tag{4-33}$$

或

$$u = \lambda\nu \tag{4-34}$$

根据式 4-33 和式 4-34,由于波的频率就是波源振动的频率,而波速却由介质的性质决定,故当某一特定频率的波在不同介质中传播时频率不变,其波长将是不同的。

例 4-9　声波在空气中的波长是 $0.250\ \text{m}$,波速是 $340\ \text{m} \cdot \text{s}^{-1}$,当它进入另一种介质时,波长变成了 $0.790\ \text{m}$,试求声波在这种介质中的波速。

解:由于波的频率与介质无关,故在不同介质中,波的频率相同。由:

$$\lambda = uT = \frac{u}{\nu}$$

得:

$$\nu = \frac{u}{\lambda}$$

$$\frac{u_1}{\lambda_1} = \frac{u_2}{\lambda_2}$$

即:

$$\frac{340}{0.25} = \frac{u_2}{0.79}$$

得:

$$u_2 = 1.07 \times 10^4\ (\text{m} \cdot \text{s}^{-1})$$

二、平面简谐波的波动方程

平面波传播时,若媒质中体积元均按余弦(或正弦)规律运动,则称**平面简谐波**(simple harmonic plane wave)。平面简谐波是最基本的波动形式,一些复杂的波就可以看作是平面简谐波的叠加。

(一)平面简谐波的波动方程

波是怎么形成的呢?波源在弹性介质中发生振动,波源的振动状态依次向周围传播就形成了波。把介质中各质元位移随时间与空间的变化规律用数学形式表示出来,这个数学表达式就为**波函数**(wave function),波函数也称波动方程。如果波沿 x 方向传播,那么要完全地描述这列波,就应该知道某处的质元在任意时刻 t 的位移 y,即波函数 $y(x,t)$。

简谐振动在介质中的传播形成简谐波。如果波振面是平面,则这样的简谐波称平面简谐波。理论分析表明,严格的简谐波只是一种理想化的模型。它不仅具有唯一的频率和振幅,而且在空间和时间上都必须是无限延展的。所以,严格地讲平面简谐波是不存在的,如图 4-20 就是平面简谐波。对于任何做简谐振动的波源在均匀无吸收的介质中所形成的波,都只可以近似地看成是简谐波。但是任何复杂的非简谐波,都可以看成是由若干个频率不同的简谐波叠加而成的。

下面我们来看看平面简谐波的波函数是如何建立的? 如图 4-21 设有一平面余弦行波,在均匀无吸收的无限介质中沿 x 轴的正方向传播,波速为 u。 设 O 点为波线上任意选取的一点,并取 O 点为坐标原点。为了清楚地描述波线上各点的振动,用 x 表示各个质点在波线上的平衡位置,用 y 表示它们偏离平衡位置的振动位移,每一质点偏离平衡位置的振动位移都是针对这一质点自己的平衡位置而言的。

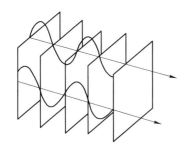

图 4-20 平面简谐波

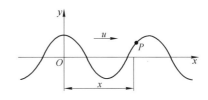

图 4-21 推导波函数过程

我们先假定 O 点处 $(x=0)$ 质点的振动方程为:

$$y_0 = A\cos(\omega t + \varphi)$$

式中 A 是振幅,ω 是角频率,y_0 是 O 点处质点在 t 时刻离开其平衡位置的位移(横波偏离平衡位置的位移方向与 Ox 轴垂直;纵波偏离平衡位置的位移方向与 Ox 轴平行)。我们再假定 P 点为这列平面简谐波波线中的另外一点,这 P 点是我们任意选取的,故具有一般性、普遍性,如图 4-21,P 点到 O 点的距离是 x,x 也就是 P 点的坐标。如果我们能确定 P 点这个位置的质点在任意时刻偏离平衡位置的振动位移 y,这个 y 的表达式就是我们要推导的波函数。这列波是从 O 点传到 P 点,因此 O 点这个位置质点的振动状态经过一定的时间才会传到 P 点,换句话说就是 P 点的振动相位要落后于 O 点的振动相位,O 点的振动相位经过一定的时间才会传到 P 点,变成 P 点的振动相位。那么这段时间是多久呢?P 点到 O 点的距离是 x,波的传播速度是 u,这段时间就是 $\dfrac{x}{u}$,所以 P 点这个位置的质点 t 时刻偏离平衡位置的位移就是 O 点这个位置的质点在 $t - \dfrac{x}{u}$ 时刻偏离平衡位置的位移。因此,P 点这个位置的质点 t 时刻偏离平衡位置的位移:

$$y = A\cos\left[\omega\left(t - \frac{x}{u}\right) + \varphi\right] \tag{4-35}$$

上面说过，P 点的选取具有一般性、普遍性，所以 P 点这个位置的质点 t 时刻偏离平衡位置的位移表达式就代表了任意位置质点在任意时刻偏离平衡位置的位移表达式，也就是说式 4-35 就是我们要求的平面简谐波的波函数。再对式 4-35 两边分别对时间 t 求导，就会得到 x 处质点的振动速度与时间的关系式。如果波是横波，质点偏离平衡位置的位移 y 与波的传播方向 x 轴垂直；而对于纵波，位移 y 与波的传播方向 x 轴平行。

还有一种情况，如果波是沿 x 轴的负半轴传播，那么振动是从 P 点传播到 O 点的，P 点这个位置质点的振动状态经过一定的时间才会传到 O 点，所以 P 点这个位置的质点在 t 时刻的位移等于 O 点这个位置的质点在 $\left(t+\dfrac{x}{u}\right)$ 时刻的位移，所以这种情况下，波动方程为：

$$y = A\cos\left[\omega\left(t+\frac{x}{u}\right)+\varphi\right] \tag{4-36}$$

结合式 4-35 和式 4-36，沿 x 轴方向传播的平面简谐波的波动方程为：

$$y = A\cos\left[\omega\left(t\mp\frac{x}{u}\right)+\varphi\right] \tag{4-37}$$

式 4-37 中小括号内若是负号，代表波沿 x 轴正方向传播的平面简谐波的波动方程；小括号内若是正号，代表波沿 x 轴负方向传播的平面简谐波的波动方程。将 $\omega=\dfrac{2\pi}{T}=2\pi\nu$ 和 $\lambda=Tu$ 代入式 4-37 中，可得：

$$
\begin{aligned}
y &= A\cos\left[2\pi\left(\frac{t}{T}\mp\frac{x}{\lambda}\right)+\varphi\right] = A\cos\left(2\pi\nu t\mp\frac{2\pi x}{\lambda}+\varphi\right)\\
&= A\cos\left[\frac{2\pi}{\lambda}(ut\mp x)+\varphi\right] = A\cos[k(ut\mp x)+\varphi]
\end{aligned} \tag{4-38}
$$

式 4-38 中 $k=\dfrac{2\pi}{\lambda}$，称角波数，波矢表示在 2π 长度内所包含的完整波的个数，也可以理解为单位长度上波的相位变化。

（二）波函数的物理意义

从式 4-38 可以看出平面简谐波的波动方程是一个余弦函数，方程中含有 x 和 t 两个自变量，说明波动方程在时间上和空间上都具有周期性特征。下面来讨论在不同情况下波函数所表示的不同意义。

1. 观察介质中一个固定的质点的振动情况　若 $x=x_0$，则：

$$y = A\cos\left[\omega\left(t\mp\frac{x_0}{u}\right)+\varphi\right] = A\cos\left[\omega t+\left(\varphi\mp\frac{2\pi x_0}{\lambda}\right)\right] \tag{4-39}$$

我们可以看出这时波函数 y 仅仅是时间 t 的函数，这时波函数表示 x_0 这个质点的简谐振动表达式，其中 $\left(\varphi\mp\dfrac{2\pi x_0}{\lambda}\right)$ 是这个简谐振动的初相位，说明 x_0 这个位置的质点的振动相位比 O 点这个位置的质点的振动相位落后 $\dfrac{2\pi x_0}{\lambda}$。若 x_0 到 O 点的距离远，则 x_0 处质点的振动相位比 O 点处质点的振动相位落后的多；若 x_0 到 O 点的距离近，则 x_0 处质点的振动相位比 O

点处质点的振动相位落后的少。

对于一列波来说,波源的相位是最超前的,沿着波的传播方向,各个质点的振动相位依次落后,到波源的距离越远,比波源的振动相位落后得越多。假定有两个位置的质点到 O 点的距离分别为 x_1 和 x_2,则这两个质点的相位差为:

$$\Delta\varphi=\omega\left(t-\frac{x_1}{u}\right)-\omega\left(t-\frac{x_2}{u}\right)=\frac{2\pi}{\lambda}(x_2-x_1)=\frac{2\pi}{\lambda}\Delta x \qquad (4-40)$$

从式 $4-40$ 可以看出,当 $\Delta x=k\lambda$ $(k=\pm1,\pm2,\pm3,\cdots)$ 时有:

$$\Delta\varphi=2k\pi \ (k=\pm1,\pm2,\pm3,\cdots)$$

从上式可以看出,这两处的质点的相位相差 2π 的整数倍,这两处的质点的位移和振动速度都是相同的,即这两点的振动相位相同。也就是说,相距为波长整数倍的两点,振动就会有完全相同的振动状态。

当 $\Delta x=(2k+1)\dfrac{\lambda}{2}$ $(k=0,\pm1,\pm2,\pm3,\cdots)$,就有 $\Delta\varphi=(2k+1)\pi$ $(k=0,\pm1,\pm2,\pm3)$。

从上式可以看出,这两处的质点的相位相差 π 的奇数倍,这两处的质点的位移和振动速度方向都是相反的,即这两点的振动相位相反。也就是说,相距为半波长奇数倍的两点,振动就会有完全相反的振动状态。

2. 在一个固定的时刻观察平面简谐波中所有介质的振动情况 当 $t=t_0$ 时,也就是在一个固定的时刻,则:

$$y=A\cos\left[\omega\left(t_0\mp\frac{x}{u}\right)+\varphi\right] \qquad (4-41)$$

从式 $4-41$ 可以看出,这时波函数 y 只是 x 的函数。式 $4-41$ 表示 t_0 时刻波线上所有位置的质点偏离平衡位置的位移。图 $4-22$ 就是 $y=A\cos\left[\omega\left(t_0-\dfrac{x}{u}\right)+\varphi\right]$ 这个方程所表示出来的波形图。也就是说,在一个固定的时刻观察一列平面简谐波,这列波就是一个固定的、静止的图形,就好像是在一个固定的时刻,有人拿着照相机对着行进中的简谐波拍摄了一张相片一样,这张相片就是这个时刻的波形图。从图 $4-22$ 可以看出,同一质点在相邻两个时刻的振动相位差为:

$$\Delta\varphi=\omega(t_2-t_1)=\frac{2\pi}{T}(t_2-t_1) \qquad (4-42)$$

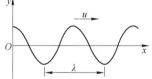

图 $4-22$ $t=t_0$ 时的波形图

这说明了波函数在时间上的周期性。

3. 在任意时间观察波中任意位置的质点的振动情况 当 x,t 都不固定时,波函数为:

$$y=A\cos\left[\omega\left(t\mp\frac{x}{u}\right)+\varphi\right]$$

上式就是波函数,说明了波线上各个不同质点在不同时刻的位移,或者说它包括了不同时刻的波形,反映了波形不断向前推进的波动传播的全过程。

若波沿 x 轴正方向传播,在 t 时刻波动方程为:

$$y = A\cos\left[\omega\left(t - \frac{x}{u}\right) + \varphi\right]$$

在 $t + \Delta t$ 时刻波动方程则为:

$$y = A\cos\left[\omega\left(t + \Delta t - \frac{x}{u}\right) + \varphi\right]$$

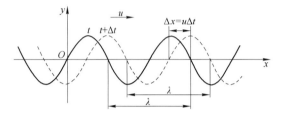

图 4-23 简谐波波形曲线及其传播

如图 4-23 所示,实线和虚线分别表示 t 时刻和 $t + \Delta t$ 时刻的波形曲线,很形象地体现了波形的传播,波形向前传播的速度就等于波速。

若设 t 时刻 x 处的某个振动状态经过 Δt,传播了 $\Delta x = u\Delta t$ 的距离,用波动方程表示为:

$$A\cos\left[\omega\left(t + \Delta t - \frac{x + u\Delta t}{u}\right) + \varphi\right] = A\cos\left[\omega\left(t - \frac{x}{u}\right) + \varphi\right]$$

也就是说:

$$y(t + \Delta t, x + \Delta x) = y(t, x) \qquad (4-43)$$

从式 4-43 可以看出,要获得 $t + \Delta t$ 时刻的波形,只要将 t 时刻的波形沿波的传播方向移动 $\Delta x = u\Delta t$ 的距离就可得到,所以这样的简谐波也称行波,这种叫法非常地形象。

例 4-10 已知一平面波沿 x 轴正向传播,距坐标原点 O 为 x_1 处 P 点的振动方程为 $y = A\cos(\omega t + \varphi)$,波速为 u,求:(1)平面波的波动方程;(2)若波沿 x 轴负向传播,波动方程又如何?

解:(1)设平面波的波动方程为:$y = A\cos\left[\omega\left(t - \frac{x}{u}\right) + \varphi_0\right]$,则 P 点的振动方程为:

$$y_P = A\cos\left[\omega\left(t - \frac{x_1}{u}\right) + \varphi_0\right]$$,与题设 P 点的振动方程 $y_P = A\cos(\omega t + \varphi)$ 比较,有:

$$\varphi_0 = \frac{\omega x_1}{u} + \varphi$$

平面波的波动方程为:$y = A\cos\left[\omega\left(t - \frac{x - x_1}{u}\right) + \varphi\right]$

(2)若波沿 x 轴负向传播,同理,设平面波的波动方程为:$y = A\cos\left[\omega\left(t + \frac{x}{u}\right) + \varphi_0\right]$,则 P 点的振动方程:$y_P = A\cos\left[\omega\left(t + \frac{x_1}{u}\right) + \varphi_0\right]$,与题设 P 点的振动方程 $y_P = A\cos(\omega t + \varphi)$ 比较,有:

$$\varphi_0 = -\frac{\omega x_1}{u} + \varphi$$

平面波的波动方程为:$y = A\cos\left[\omega\left(t + \frac{x - x_1}{u}\right) + \varphi\right]$

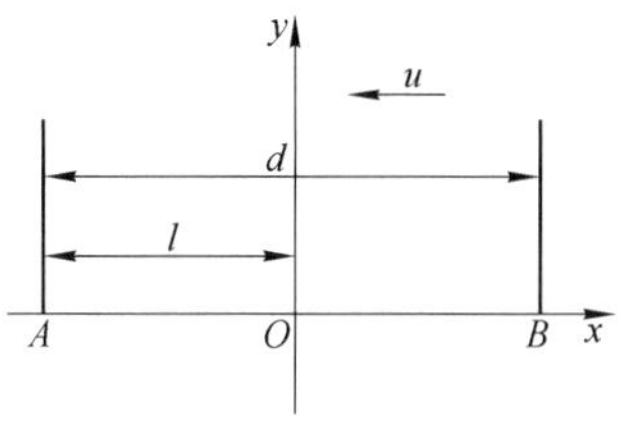

例 4-11 一平面简谐波在空间传播,如图 4-24 所示,已知 A 点的振动规律为 $y = A\cos(2\pi vt + \varphi)$,试写出:(1) 该平面简谐波的表达式;(2) B 点的振动表达式(B 点位于 A 点右方 d 处)。

解:(1) 根据题意,设以 O 点为原点平面简谐波的表达式为:$y = A\cos\left[2\pi v\left(t + \dfrac{x}{u}\right) + \varphi_0\right]$,则 A 点的振动方程:

$$y_A = A\cos\left[2\pi v\left(t + \dfrac{-l}{u}\right) + \varphi_0\right]$$

题设 A 点的振动方程 $y = A\cos(2\pi vt + \varphi)$ 比较,有:$\varphi_0 = \dfrac{2\pi vl}{u} + \varphi$

该平面简谐波的方程为:$y = A\cos\left[2\pi v\left(t + \dfrac{l}{u} + \dfrac{x}{u}\right) + \varphi\right]$

(2) B 点的振动表达式可直接将坐标 $x = d - l$,代入波动方程:

$$y = A\cos\left[2\pi v\left(t + \dfrac{l}{u} + \dfrac{d - l}{u}\right) + \varphi\right] = A\cos\left[2\pi v\left(t + \dfrac{d}{u}\right) + \varphi\right]$$

图 4-24 例 4-11 图

例 4-12 一平面简谐波以速度 $u = 0.8$ m·s^{-1} 沿 x 轴负方向传播。已知原点的振动曲线如图 4-25 所示。试写出:(1) 原点的振动表达式;(2) 波动表达式;(3) 同一时刻相距 1 m 的两点之间的位相差。

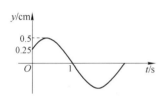

图 4-25 例 4-12 图

解:由图 4-25 可知,这不是波形图,而是一个振动图像。

由图可知 $A = 0.5$ cm,设原点处的振动方程为:

$$y_0 = 5 \times 10^{-3}\cos(\omega t + \varphi)$$

(1) 当 $t = 0$ 时,$y_O\big|_{t=0} = 2.5 \times 10^{-3}$,考虑到:$\dfrac{\mathrm{d}y_0}{\mathrm{d}t}\Big|_{t=0} < 0$,

有:$\varphi_0 = -\dfrac{\pi}{3}$

当 $t = 1$ 时,$y_O\big|_{t=1} = 0$,考虑到:$\dfrac{\mathrm{d}y_0}{\mathrm{d}t}\Big|_{t=1} < 0$,有:$\omega - \dfrac{\pi}{3} = \dfrac{\pi}{2}$,$\omega = \dfrac{5\pi}{6}$

原点的振动方程为:$y_0 = 5 \times 10^{-3}\cos\left(\dfrac{5\pi}{6}t - \dfrac{\pi}{3}\right)$ (cm)

(2) 沿 x 轴负方向传播,设波动表达式:$y = 5 \times 10^{-3}\cos\left(\dfrac{5\pi}{6}t + kx - \dfrac{\pi}{3}\right)$

而 $k = \dfrac{\omega}{u} = \dfrac{5\pi}{6} \times \dfrac{1}{0.8} = \dfrac{24\pi}{25}$,所以 $y = 5 \times 10^{-3}\cos\left(\dfrac{5\pi}{6}t + \dfrac{24\pi}{25}x - \dfrac{\pi}{3}\right)$ (cm)

(3) 位相差为:$\Delta\varphi = 2\pi\dfrac{\Delta x}{\lambda} = k\Delta x = \dfrac{24\pi}{25} = 3.27$(rad)

三、波的能量、能流密度

波在弹性介质中传播时,介质发生了形变和振动,因而具有了弹性势能和动能,其总能量为动能与势能之和,称波的能量。因此,振动的传播必然会伴随着能量的传播,这又是波的重要的特征。波的能量是由波源的持续振动来不断提供的。

（一）波的能量

设介质的密度为 ρ，一质元的体积为 dV，其中心的平衡位置坐标为 x。当一波动方程为 $y = A\cos\left[\omega\left(t - \dfrac{x}{u}\right) + \varphi\right]$ 的平面简谐波在介质中传播时，此质元在时刻 t 的运动（这种运动其实就是振动）速度为：

$$v = \frac{\partial y}{\partial t} = -A\omega\sin\left[\omega\left(t - \frac{x}{u}\right) + \phi\right]$$

那么该质元的动能为：

$$dE_k = \frac{1}{2}dmv^2 = \frac{1}{2}\rho dV v^2 = \frac{1}{2}\rho dV A^2\omega^2\sin^2\left[\omega\left(t - \frac{x}{u}\right) + \phi\right] \tag{4-44}$$

理论证明，该体积元因形变而产生的弹性势能为：

$$dE_p = \frac{1}{2}\rho dV\omega^2 A^2\sin^2\left[\omega\left(t - \frac{x}{u}\right) + \varphi\right] \tag{4-45}$$

所以，该体积元内总的波动能量为：

$$dE = dE_k + dE_p = \rho dV A^2\omega^2\sin^2\left[\omega\left(t - \frac{x}{u}\right) + \varphi\right] \tag{4-46}$$

从式 4-44 和式 4-45 可以看出，在波动传播过程中，体积元内的动能和弹性势能在任一时刻都相等，介质内任何位置的体积元的动能、弹性势能和总机械能都会随着时间 t 做周期性的变化。换句话说，也就是动能和弹性势能的变化是同相的，某时刻两者同时达到最大值，另一时刻两者又会同时达到最小值。这说明，简谐波在能量特征上与前面所述的简谐振动有着很大的不同。在一个孤立的简谐振动系统中，它与外界没有能量交换，是能量的保守系统，所以机械能是守恒的，在简谐振动系统内部只有动能和势能的相互转换。在波动中，体积元的总能量不守恒，且同一体积元内的动能和势能是同步变化的。对于某一体积元来说，它不断地从后面的体积元那里获得能量，又不断地把能量传递给前面的体积元。因此，能量就会随着波动向前传播，故我们说波动是能量传递的一种方式，波动过程就是能量的传播过程。

当体积元的位移最大时，其动能为零；而此时也有 $\dfrac{\partial y}{\partial x} = 0$，所以此时也没有形变，因而弹性势能也会等于零。也就是说，如果有一体积元在某时刻发生了最大位移，那么它邻近的质元同时也沿同一方向发生了几乎相等的位移。所以，这时体积元的动能和势能才会都等于零。

为了确切地表示出能量的分布情况，我们引入能量密度这个概念，波的能量密度就是单位体积介质所具有的能量。用 ω 表示，单位为 $J \cdot m^{-3}$。由：

$$dE = dE_k + dE_p = \rho dV A^2\omega^2\sin^2\left[\omega\left(t - \frac{x}{u}\right) + \varphi\right]$$

我们可得波的能量密度为：

$$\omega = \frac{dE}{dV} = \rho A^2\omega^2\sin^2\left[\omega\left(t - \frac{x}{u}\right) + \varphi\right]$$

从上式我们可以看出，能量密度 ω 随着时间做周期性的变化。能量密度在一个周期内的

平均值称波的平均能量密度,用 $\bar{\omega}$ 表示,则:

$$\bar{\omega} = \frac{1}{T}\int_0^T \omega \mathrm{d}t = \frac{1}{T}\int_0^T \rho A^2 \omega^2 \sin^2\left[\omega\left(t - \frac{x}{u}\right) + \varphi\right]\mathrm{d}t = \frac{1}{2}\rho A^2 \omega^2$$

上式说明波的平均能量密度与波的振幅的平方、角频率的平方及介质密度成正比。

（二）波的能流密度

波的能量在不断地传送过程中,为了描述它的传播,我们引入了能流密度的概念。能流密度就是在单位时间内通过垂直于波线方向的单位面积上的波的平均能量,用 I 表示。如图 4-26 所示,在介质中做一垂直于波速方向的面积 S,已知介质中的平均能量密度为 $\bar{\omega}$,则在 S 左方的体积 $u \cdot S$ 里的能量正好在 1 s 内全部通过面积 S。于是,能流密度为:

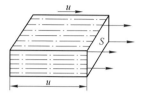

图 4-26　波的能流密度

$$I = \frac{\bar{\omega}uS}{S} = \bar{\omega}u = \frac{1}{2}\rho A^2 \omega^2 u \tag{4-47}$$

在给定的均匀介质中,从一给定的波源发出的波,其能流密度与振幅的平方成正比。另外,从式 4-47 中也可以看出,能流密度越大,单位时间内通过垂直于波线方向上的单位面积的能量就越多,波就越强,故波的能流密度也称波的强度。

若平面简谐波在各向同性、均匀无吸收的理想介质中传播,可以证明其波的振幅在传播过程中保持不变。

如图 4-27 所示对于平面波来说,若不考虑介质对波的吸收,根据能量守恒定律,由一束波线所限定的两个相同面积的波面上的平均能流密度相等,说明波强各处相同,波在传播过程中振幅不变。

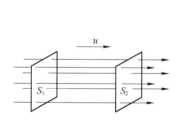

图 4-27　平面波的波强

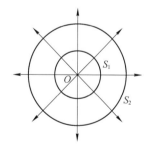

图 4-28　球面波的波强

如图 4-28 所示,在均匀、不吸收的介质中,从点波源发出的波将以相同的速度沿各方向的波线传播,即波的能量均匀地分布在球面上,考虑半径分别为 r_1 和 r_2 的两个球面,通过这两个球面的平均能流一定相等,也就是有 $I_1 S_1 = I_2 S_2$,两个球面的面积分别 $S_1 = 4\pi r_1^2$,$S_2 = 4\pi r_2^2$,因此有 $\dfrac{I_1}{I_2} = \dfrac{r_2^2}{r_1^2}$。联系式 4-47,有:

$$I = \frac{\bar{\omega}uS}{S} = \bar{\omega}u = \frac{1}{2}\rho A^2 \omega^2 u$$

$$\frac{A_1}{A_2} = \frac{r_2}{r_1}$$

也就是说球面波的振幅 A 与离开波源的距离成反比。

（三）波的吸收

波在媒质中传播时,媒质总要吸收一部分能量,因而波的强度将逐渐减弱,这种现象称**波的吸收**(wave absorption)。

实验指出,当波通过厚度为 dx 的一薄层介质时,若波的强度增量为 $dI(dI < 0)$,dI 正比于入射波的强度 I,也正比于介质层的厚度 dx,则有:

$$dI = -\alpha I dx$$

上式中,α 为比例系数,是与媒质的性质、温度及波的频率有关的常量,称媒质的吸收系数。

例 4-13 一正弦形式空气波沿直径为 14 cm 的圆柱形管行进,波的平均强度为 9.0×10^{-3} J·(s·m)$^{-1}$,频率为 300 Hz,波速为 300 m·s^{-1}。问波中的平均能量密度和最大能量密度各是多少? 每两个相邻同相面间的波段中含有多少能量?

解:(1)已知波的平均强度为:$I = 9.0 \times 10^{-3}$ J/(s·m),由 $I = \bar{\omega} \cdot u$ 有:

$$\bar{\omega} = \frac{I}{u} = \frac{9.0 \times 10^{-3}}{300} = 3 \times 10^{-5} (\text{J} \cdot \text{m}^{-3})$$

$$\omega_{max} = 2\bar{\omega} = 6 \times 10^{-5} (\text{J} \cdot \text{m}^{-3})$$

(2)由 $E = \bar{\omega} \cdot V$,得:$E = \bar{\omega} \cdot \frac{1}{4}\pi d^2 \cdot \frac{u}{\nu}$

$$E = 3 \times 10^{-5} \times \frac{\pi}{4} \cdot (0.14)^2 \cdot 1 = 4.62 \times 10^{-7} (\text{J})$$

第五节 波 的 干 涉

一、惠更斯原理

在波动过程中,波源的振动是通过媒介中的质元依次传播出去的,故每个质元都可看作是新的波源。若有一列水面波,在传播过程中遇到了障碍物,如图 4-29 所示,当障碍物小孔的大小与波长相当时,就可以看到穿过小孔的波是圆形的,与原来波的形状无关,这就是说小孔可以看作是新的波源。

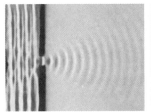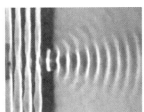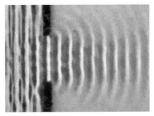

图 4-29 水面波传播时遇到障碍物

　　荷兰物理学家惠更斯(Christian Huygens)观察、研究了大量类似现象,在 1690 年提出了一条关于波的传播规律:在波的传播过程中,波阵面(波前)上的每一点都可看作是发射子波的波源,在其后的任一时刻,这些子波的包络面就成为新的波阵面,这就是著名的惠更斯原理,如图 4-30 所示。

　　设 S_1 为某一时刻 t 的波阵面,根据惠更斯原理,S_1 上的每一点都是会发出的球面子波,经 Δt 时间后形成半径为 $u\Delta t$ 的球面,在波的前进方向上,这些子波的包迹 S_2 就成为 $t+\Delta t$ 时刻的新波阵面。惠更斯原理对任何波动过程都是适用的,不论是机械波还是电磁波,只要知道某一时刻的波阵面,就可根据这一原理用几何方法来决定任一时刻的波阵面。因而解决了波的传播方向问题。图 4-31 中用惠更斯原理描绘出球面波和平面波的传播。根据惠更斯原理,还可以简捷地用作图方法说明波在传播中发生的衍射、散射、反射和折射等现象。

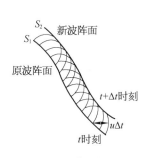

图 4-30　惠更斯原理

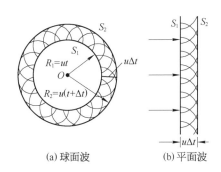

(a) 球面波　　(b) 平面波

图 4-31　利用惠更斯原理求作新的波阵面

　　惠更斯原理能够定性地说明衍射现象。当波在传播过程中遇到障碍物时,其传播方向发生改变,并能绕过障碍物的边缘继续向前传播,这种现象称波的衍射。如图 4-32 所示,平面波到达一宽度与波长相近的缝时,缝上各点都可看作是子波的波源。作这些子波的包络面就得出新的波面。很明显,此时波面与原来的平面略有不同,靠近边缘处的波面弯曲,表明波绕过了障碍物继续向前传播。

　　衍射现象是否显著与障碍物的大小、波长之比有关。若障碍物的宽度远大于波长,衍射现象就会不明显;若障碍物的宽度与波长相差不多,衍射现象就会比较明显;若障碍物的宽度小于波长,则衍射现象就会更加明显。在声学中,如果声音的波长与所遇到的障碍物的大小差不多,则声波的衍射较明显,如在屋内能够听到室外的声音,就是声波能绕过障碍物的缘故。

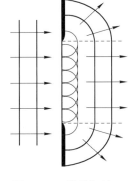

图 4-32　波的衍射

二、波的干涉

(一) 波的叠加原理

　　日常生活中,在嘈杂的公共场所,发出的各种声音都传到人的耳朵。天空中同时有许多无线电波在传播,我们能随意地选取某一电台的广播收听。这些都是不同波在同一空间传播时叠加的具体实例。

如图 4-33 所示,有两个波源产生的波,同时在一介质中传播,如果这两列波在空间某点处相遇,那么每一列波都将独立地保持自己原来的特性(频率、波长、振动方向等)传播,就像在各自的路程中,并没有遇到其他波一样,这称波传播的独立性。如生活中有两个人同时对另一个人讲话,但是听的人还是可以很轻易地听出两种不同的声音,这就是波的独立性的体现。通常天空中同时有许多无线电波在传播,我们能随意接收到某一电台的广播,这是电磁波传播的独立性的例子。在波传播相遇的区域内,任一点处质点的振动为各列波单独在该点引起的振动的合振动,即在任一时刻,叠加处质点的振动位移是各个波在该点所引起的位移的矢量和,这就是波的叠加原理。

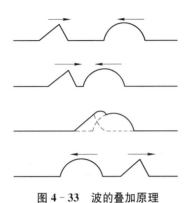

图 4-33　波的叠加原理

(二) 波的干涉

当振幅、频率和相位都不同的几列波在介质中传播且相遇时,相遇处体元的位移为各列波在此处引起的位移的矢量和,且相遇处引起的合振动情况一般比较复杂。当两列频率相同、振动方向相同、初相位相同或相位差恒定的波源所发出的波在空间相遇的区域内叠加时,由于介质中不同的点对应的两个分振动的恒定相位差不同,因而不同的点有不同的恒定合振幅,某些点合振幅最大、振动始终加强,而另外一些点合振幅最小、振动始终减弱甚至完全抵消,结果使得空间各点振动的强弱具有确定的分布,这种现象称**波的干涉**(interference of wave),如图 4-34。满足上述条件的两列波称**相干波**(coherent wave),其波源称**相干波源**(coherent sources)。

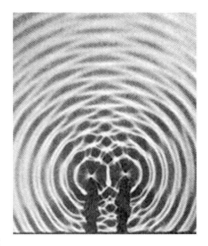

图 4-34　波的干涉

波的叠加原理适用于线性波动的情况。波的叠加中最重要的情形是各波源频率相同、振动方向相同以及相位差恒定的简谐振动的叠加,这样的波源是相干波源,它们发出的波是相干波。在波的叠加区域,各点振动的振幅不尽相同,由该点与波源的距离差来决定。

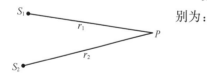

图 4-35　两列波的叠加

如图 4-35 所示,设两个相干波源 S_1 和 S_2 的振动方程分别为:

$$y_{10} = A_{10}\cos(\omega t + \varphi_1)$$

$$y_{20} = A_{20}\cos(\omega t + \varphi_2)$$

这两列波在叠加区域中某处 P 点到两波源的距离分别为 r_1、r_2,S_1、S_2 发出的波在 P 点引起的振动分别为:

$$y_1 = A_1\cos\left[\omega\left(t - \frac{r_1}{u}\right) + \varphi_1\right] = A_1\cos\left[\omega t + \left(\varphi_1 - \frac{2\pi r_1}{\lambda}\right)\right]$$

$$y_2 = A_2\cos\left[\omega\left(t - \frac{r_2}{u}\right) + \varphi_2\right] = A_2\cos\left[\omega t + \left(\varphi_2 - \frac{2\pi r_2}{\lambda}\right)\right]$$

由于 y_1 和 y_2 的振动方向相同，在 P 点的合振动为：

$$y = y_1 + y_2 = A\cos(\omega t + \varphi)$$

上式中，ω 仍与 S_1、S_2 两列波的角频率相同，这两个相位差为：

$$\varphi = \varphi_2 - \varphi_1 - 2\pi \frac{r_2 - r_1}{\lambda} \tag{4-48}$$

上式中，合振动的相位满足：

$$\tan\varphi = \frac{A_1\sin\left(\varphi_1 - \dfrac{2\pi r_1}{\lambda}\right) + A_2\sin\left(\varphi_2 - \dfrac{2\pi r_2}{\lambda}\right)}{A_1\cos\left(\varphi_1 - \dfrac{2\pi r_1}{\lambda}\right) + A_2\cos\left(\varphi_2 - \dfrac{2\pi r_2}{\lambda}\right)}$$

合振动的振幅为：

$$A = \sqrt{A_1^2 + A_2^2 + 2A_1 A_2\cos\varphi} \tag{4-49}$$

当 $\varphi = \varphi_2 - \varphi_1 - 2\pi\dfrac{r_2 - r_1}{\lambda} = \pm 2k\pi \quad (k = 0,\ 1,\ 2,\ \cdots)$ \hfill (4-50)

合振动的振幅最大，为两分振动振幅之和。则有：

$$A = A_1 + A_2$$

$$I_{\max} = I_1 + I_2 + 2\sqrt{I_1 I_2}$$

即在相位差为 2π 的整数倍的地方，振动始终加强，就称相长干涉。

当　　　　$\varphi = \varphi_2 - \varphi_1 - 2\pi\dfrac{r_2 - r_1}{\lambda} = \pm(2k+1)\pi \quad (k = 0,\ 1,\ 2,\ \cdots)$ \hfill (4-51)

合振动的振幅最小，为两分振动振幅之差。

$$A = |\,A_1 - A_2\,|$$

$$I_{\min} = I_1 + I_2 - 2\sqrt{I_1 I_2}$$

就是在相位差为 π 的奇数倍的地方，振动始终减弱，这就称相消干涉。

若 $\varphi_1 = \varphi_2$，则 P 点的合振动的相位 φ 只取决于波程差 $\delta = r_1 - r_2$。相位差简化为 $\varphi = -2\pi\dfrac{r_2 - r_1}{\lambda}$，即 $\varphi = -2\pi\dfrac{\delta}{\lambda}$。

若要得到相长干涉，则需要波程差等于零或波长的整数倍，此时合振动的振幅最大。波程差为：

$$\delta = r_1 - r_2 = k\lambda = \pm 2k\frac{\lambda}{2} \quad (k = 0,\ 1,\ 2,\ \cdots) \tag{4-52}$$

若要得到相消干涉,则需要波程差等于半个波长的奇数倍,此时合振动的振幅最小。波程差为:

$$\delta = r_1 - r_2 = \pm(2k+1)\frac{\lambda}{2} \quad (k=0,1,2,\cdots) \tag{4-53}$$

例 4-14 如图 4-36 所示,已知两个相干波源 A、B 的振幅均为 5 m,频率为 100 Hz,相位差为 π,波速为 400 m·s^{-1},若已知这两相干波源的间距为 30 m。求:

(1) A、B 两波源的振动方程,(设 A 的振动初相位为 0);

(2) 位于 A、B 两点之间的 O 点振幅为零,请确定其可能位置。

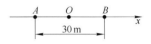

图 4-36 例 4-14 图

解:(1) 由已知条件可得 $A=5$ m, $\omega = 2\pi f = 200\pi$, $\varphi_A = 0$, $\varphi_B = \pi$, $\lambda = \dfrac{v}{\nu} = \dfrac{400}{100} = 4$ m。故 A、B 波源的振动方程分别为:

$$y'_A = 5\cos(200\pi t)\,(\text{m}), \quad y'_B = 5\cos(200\pi t + \pi)\,(\text{m})$$

(2) 因两列波振幅相等,所以 O 点因干涉而静止,振幅为零。设 O 点距离 A 点 x m,则距离 B 点为 $(30-x)$m。两列波在 O 点的相位差为:

$$\Delta\varphi = \pi + 2\pi\frac{r_{AO} - r_{BO}}{\lambda} = \pi + 2\pi\frac{x - (30-x)}{4} = (x-14)\pi$$

则有 $(x-14)\pi = (2k+1)\pi \quad (k=0,\pm1,\pm2,\cdots)$

$$x = 2k + 15 \quad (k=0,\pm1,\pm2,\cdots)$$

因 O 点位于 A、B 两点之间,故 k 取 $0,\pm1,\pm2,\pm3,\pm4,\pm5,\pm6,\pm7$ 为点 O 的可能位置。

(三) 驻波

1. 驻波的形成 研究发现,波的叠加原理并不是普遍成立的,只有当波的强度较小时(在数学上,这表示为波动方程是线性的),它才正确。对于强度较大的波,它就失效了。例如,强烈的爆炸声就有明显的相互影响。

如图 4-37(a)所示,左边固定一个音叉,音叉末端系一水平的细绳 AB,劈尖 B 可以左右移动以变更 AB 间的距离。细绳经滑轮后,末端悬一重物 m,使绳中产生一定的张力。音叉振动时,绳中产生波动,向右传播,到达 B 点时,在 B 点反射,产生反射波,向左传播。这样,入射波和反射波在同一绳子上沿相反方向进行。当 AB 间的距离和重物 m 的重量大小配置得适当时,在绳中就会产生**驻波**(standing wave)。由图可见,上述两波叠加后,使波线上某些点始终静止不动,如 N_1、N_2、B 等;另一些点的振幅取最大值,它等于每列波的振幅的 2 倍,如 L_1,L_2,L_3 等;其他各点的振幅,则在零与最大值之间。始终静止不动的点称**波节**(node),振幅最大的点称**波腹**(anti-node)。驻波形成后,若用肉眼观察,得到的视觉图像如图 4-37(b)所示。

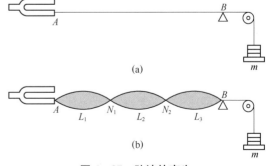

图 4-37 驻波的产生

2. 驻波方程　设两列振幅相同、频率相同、初相为零且分别沿 O_x 轴正、负方向传播的简谐波的波动方程分别为：

$$y_1 = A\cos 2\pi\left(\nu t - \frac{x}{\lambda}\right)$$

$$y_2 = A\cos 2\pi\left(\nu t + \frac{x}{\lambda}\right)$$

上式中，A 为波的振幅，ν 为波的频率，λ 为波长。两波在任意点处任意时刻叠加产生的合位移为：

$$y = y_1 + y_2 = A\cos 2\pi\left(\nu t - \frac{x}{\lambda}\right) + A\cos 2\pi\left(\nu t + \frac{x}{\lambda}\right)$$

应用三角关系式，上式可化为：

$$y = 2A\cos 2\pi\frac{x}{\lambda}\cos 2\pi\nu t \tag{4-54}$$

这就是驻波方程。式 4-54 中 $2A\cos 2\pi\dfrac{x}{\lambda}$ 与 x 有关，表明各点的振动随着 x 的变化。$\left|2A\cos 2\pi\dfrac{x}{\lambda}\right|$ 为弦线上的各点振幅、各点的质点都在做频率相同、振幅不同的简谐振动。因此，驻波的实质是各个质点特殊的振动。

现在来讨论一下图 4-37 中所示的驻波。

（1）波节和波腹：因弦线上各点做振幅为 $\left|2A\cos 2\pi\dfrac{x}{\lambda}\right|$ 的简谐振动，所以凡是能满足 $\cos 2\pi\dfrac{x}{\lambda} = 1$ 那些质点，它们的振幅最大，最大的振幅等于 $2A$，这些点振动最强，称波腹；而满足 $\cos 2\pi\dfrac{x}{\lambda} = 0$ 的那些点，振幅均为零，这些点始终静止不动，称波节。弦线上其余各点的振幅介于零与最大值之间，波腹的位置在：

$$2\pi\frac{x}{\lambda} = k\pi$$

$$x = k\frac{\lambda}{2} \quad (k = 0, \pm 1, \pm 2, \cdots)$$

波节的位置在：

$$2\pi\frac{x}{\lambda} = (2k+1)\frac{\pi}{2}$$

$$x = \left(k + \frac{1}{2}\right)\frac{\lambda}{2} \quad (k = 0, \pm 1, \pm 2, \cdots)$$

相邻两波腹或波节之间的距离为：

$$x_{n-1} - x_n = (n+1)\frac{\lambda}{2} - n\frac{\lambda}{2} = \frac{\lambda}{2}$$

即相邻两波腹或两波节之间的距离均为半个波长，这一点为我们提供了一种测量行波波长的方法，只要测出相邻两波腹或波节之间的距离就可以确定原来两行波的波长 λ。

从式 $4-54$ 可以看出，弦线上各点的相位与 $\cos 2\pi\dfrac{x}{\lambda}$ 的正负有关，凡是使 $\cos 2\pi\dfrac{x}{\lambda}$ 为正的各点的相位均为 $2\pi\nu t$，凡是使 $\cos 2\pi\dfrac{x}{\lambda}$ 为负的各点的相位均为 $2\pi\nu t+\pi$。在波节两侧的点，$\cos 2\pi\dfrac{x}{\lambda}$ 的符号相反，因此波节两侧的相位相反；在两波节之间，$\cos 2\pi\dfrac{x}{\lambda}$ 具有相同的符号，各点的振动相位相同。也就是说，波节两侧各点同时沿相反方向达到各自位移的最大值，又同时沿相反的方向通过平衡位置；而两波节之间各点则沿相同方向达到各自的最大位置，又同时沿相同的方向通过平衡位置。由此可知，弦线不仅做分段振动，而且有升有降，每段作为一个整体同步振动。在每一时刻，驻波都有一定的波形，但此波既不左移也不右移，各点以确定的振幅在各自的平衡位置附近振动，故称驻波。

（2）驻波的相位：从图 $4-38$ 可以看出，两波节之间各点沿相同方向达到各自位移的最大值。又同时沿相同方向通过平衡位置，故在两波节之间各点的振动相位相同；而在波节两边各点，同时沿反方向达到各自位移的最大值，并沿相反方向通过平衡位置，故波节两边的点相位相反。

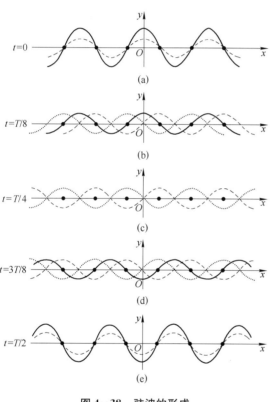

图 $4-38$ 驻波的形成

（3）驻波的能量：如图 $4-38$ 所示，当弦线上各点达到各处的最大位移时，振动速度都为零，因而动能都为零，但此时弦线各段都有了不同程度的形变，且越靠近波节处的形变就越大。因此，这时驻波的能量具有势能的形式，基本上集中于波节附近。当弦线上各点同时回到平衡位置时，弦线的形变完全消失，势能为零，但此时驻波的能量具有动能的形式，基本上集中于波腹附近。至于其他时刻，则动能和势能同时存在。可见，在弦线上形成驻波时，动能和势能不断相互转换，形成了能量交替地由波腹附近向波节附近、再由波节附近转回到波腹附近的情形，表明驻波没有做定向的传播，驻波不传播能量。这是驻波与行波的重要区别，因此驻波也是一种特殊形式的振动。

3. 相位突变　在图 $4-37$ 所示的实验中，波在固定点 B 处反射，并形成波节，说明入射波与反射波在反射点的相位正好相反，即反射波在界面处的相位发生了 π 的突变，根据相位差与波程差的关系，相位差为 π 相当于半个波长 $\dfrac{\lambda}{2}$ 的波程差。这表明入射波与反射波在固定反射点存在半个波长的波程差，通常把这种相位差发生了 π 的突变，称相位突变，也称半波损失。实验还表明，如果波是在自由端反射的，则反射处是波腹。一般情况下，在两种介质分界处是形成波节还是形成波腹，与波的种类、两种介质的性质等有关。定量研究证实，对机械波而言，它由介质密度(ρ)和波速(u)的乘积决定。ρu 较大的介质称波密介质；ρu 较小的介质称波疏介质。当波从波疏介质射向波密介质界面反射时，在反射处形成波节，否则形成波腹。

第六节　声　波

一、声波的分类

在弹性介质中传播的声波，是频率为 20～20 000 Hz 的机械纵波，它能引起人们的听觉，称可闻声波。频率超过 20 000 Hz 的称超声波，频率低于 20 Hz 的称次声波。人类对声波的研究很早，取得了很多成果。尤其是 20 世纪以来，对声波的研究有了多方面的发展。从声波的特性和作用来看，所谓 20 Hz 和 20 000 Hz 并不是明确的分界线。例如，频率较高的可闻声波，已具有超声波的某些特性和作用，因此在超声技术的研究领域中，也常包括高频可闻声波的特性和作用的研究。

从超声波到可闻声波再到次声波，从乐音到噪声，从研究声波本身到声波与物质的相互作用均成体系，出现了水声学和声呐、语言声学、建筑声学、超声医学和噪声控制等许多部分。总体来说，声学在理论上，研究声的产生、传播和接收；在应用上，研究如何获得悦耳的声响效果，如何避免妨碍健康或影响工作效率的噪声，如何提高乐器和电声仪器的音色等。为了描述声波在介质中各点的强弱，常采用声压和声强两个物理量。

二、声压

介质中有声波传播的压力与无声波时的静压力之间有一差额，这一差额称声压。声波是疏密波，在密部区域中，空气粒子密集而导致空气的密度及压强高于正常值，且在密部中央两者均达到一个极大值。与此相反，疏部中央空气的密度及压强均有极小值。因此，在稀疏区域，实际压力小于原来静压力，声压为负值；在稠密区域，实际压力大于原来压力，声压为正值。可证得声压的表达式为：

$$p = \rho u A \omega \cos\left[\omega\left(t - \frac{x}{u}\right) - \frac{\pi}{2}\right] = P_m \cos\left[\omega\left(t - \frac{x}{u}\right) - \frac{\pi}{2}\right] \qquad (4-55)$$

式 4-55 中，$P_m = \rho u A \omega$ 是声压振幅；ρ 是介质密度；A、ω 和 u 分别是声波的振幅、角频率和波速。

三、声强

声强就是声波的能量密度，即单位时间内通过垂直于声波传播方向单位面积的声波能量，一般用 I 表示。由于测量声强较测量声压困难，实际上常常先测出声压，再根据声强与声压关系换算而得出声强。

声强就是声波的平均能流密度，即：

$$I = \frac{1}{2}\rho u \omega^2 A^2 = \frac{1}{2}\frac{P_m^2}{\rho u} = \frac{P_m^2}{2z} \qquad (4-56)$$

式 4-56 中，$z = \rho u$ 称声阻抗。此式表明声强与声压振幅的平方成正比，与声阻抗成反比。引起人的听觉的声波，不仅有一定的频率范围，还有一定的声强范围。能够引起人的听觉

的声强范围大约为 10^{-12} 至 $1\ \mathrm{W \cdot m^{-2}}$。声强太小,不能引起听觉;声强太大,将引起痛觉。

四、声强级与响度

由于可闻声强的数量级相差非常大,通常用声强级来描述声波的强弱。规定声强 $I_0 = 10^{-12}\ \mathrm{W \cdot m^{-2}}$ 作为测定声强的标准,某一声强 I 的声强级用 L 表示:

$$L = \lg \frac{I}{I_0} \qquad (4-57)$$

L 的单位名称为贝尔(B),通常生活中用分贝(dB)为单位,1 B = 10 dB。

$$L = 10\lg \frac{I}{I_0} (\mathrm{dB}) \qquad (4-58)$$

声音响度是人对声音强度的主观感觉,它与声强级有一定的关系,单位为昉。声强级越大,人感觉越响。然而对于不同频率的声音,响度和声强级不是绝对的相同。取 1 000 Hz 声音的120 db 为 120 昉,0 db 为 0 昉。

五、听觉域

人类能听到的声音除了有频率上的限制,在响度上也有限制。对于不同频率的声音,人类对于其声强的感受是不同的。实验表明,对于可闻频率的声音,声强都有上下两个限值。其中,下限值是能够引起听觉的最小声强,称**听阈**或**闻阈**(threshold of hearing)。人耳对于不同频率声音的敏感度不同,其听阈也有所不同。如图 4 - 39 所示,最下方一条曲线反映出正常人耳听阈随频率的变化趋势,称听阈曲线,对应的响度级为 0 昉。当声强大于一定程度时,会引起人耳耳膜的痛感,并且此时只会引起痛感而无法引起听觉,此声强上限称**痛阈**(threshold of feeling)。如图 4 - 39 所示最上方的一条曲线称痛阈曲线,对应响度级为 120 昉,反映出人耳在不同频率下所对应的声强上限值。由频率(20~20 000 Hz)、听阈曲线和痛阈曲线所围成的区域称**听觉域**(auditory region),只有在听觉域内的声音才能引起人耳的听觉。

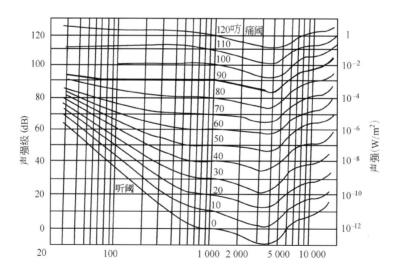

图 4 - 39　纯音的听觉域和等响曲线

六、超声波在医药上的应用

超声波是一种波长极短的机械波,在空气中波长一般短于 2 cm。它必须依靠介质进行传播,无法存在于真空(如太空)中。它在水中传播距离比空气中远,但因其波长短,在空气中则极易损耗,容易散射,不如可听声和次声波传得远,不过波长短更易于获得各向异性的声能,可用于清洗、碎石、杀菌消毒等。在医药学中超声波也有很多的应用。

(一) 在医学中的应用

超声波广泛应用于临床诊断和治疗,尤其是超声诊断,它是将超声技术、电子技术和计算机技术或全息技术相结合而应用于临床医学的一种诊断方法。超声诊断技术发展快速,目前已经有多种超声诊断仪应用于临床。临床上还可以有效利用超声波产生的声能、热能对人体穴位进行针灸。

(二) 在药学中的应用

超声技术在制药工艺、药物的提取、药物的合成及中药材成分的鉴定等药学的各个领域都有广泛的应用。如乳化制剂及雾化制剂的制作、超声浸提颠茄叶中的生物碱、庆大霉素的合成等都有超声技术的应用。

第七节　多普勒效应

前面我们分析波的传播时,都是假定波源、介质和观测者在相对静止的情况下进行的,故观察者接收到的频率与波源的频率都是相同的。如果波源与观测者存在相对运动,将会发生怎样的现象呢? 一般来说,当波源或观测者相对于介质运动时,观测者接收到的频率不等于波源的频率。这种频率随着波源与观测者的相对运动而改变的现象称**多普勒效应**(Doppler effect)。在日常生活中,我们经常遇到这类现象,如一列火车快速向我们驶来时,听到火车鸣笛的声音会变得很尖,即频率会变高;而当它远离我们时,听到的鸣笛声频率会降低。

为简单起见,假定波源和接收器在同一直线上运动。波源相对于介质的运动速度用 v_s 表示,接收器相对于介质的运动速度用 v_R 表示,波速用 u 表示。波源的频率、接收器接收到的频率和波的频率分别用 ν_s、ν_R 和 ν 表示。在此处,三者的意义应该区别开来:波源的频率 ν_s,是波源在单位时间内的振动次数,或在单位时间内发出的完整波的数目;接收器接收到的频率 ν_R 是接收器在单位时间内接收到的振动数或完整波数;波的频率 ν 是介质质元在单位时间内振动的次数或单位时间内通过介质中某点的完整波的数目,它等于波速 u 除以波长 λ。这三个频率可能互不相同,我们分不同情况来分析一下。

一、波源不动,观测者相对介质运动

波源不动,观测者向着波源运动,观测者在单位时间内接收到的完整波的数目比它静止时的多。如图 4-40 所示,波源 S 发出的波以速度 u 向着观测者运动时,观测者以速度 v_R 向着静止的波源运动,因而多接收了一些完整的波数,那么在 dt 时间应在 $(v_R + u)dt$ 距离内的波都被观测者接收到了,所以观测者

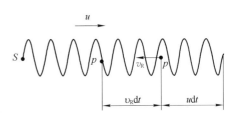

图 4-40　波源静止观察者运动时的多普勒

接收到的频率(完整波数)为：

$$\nu_R = \frac{v_R + u}{\lambda} = \frac{v_R + u}{\dfrac{u}{\nu}} = \frac{v_R + u}{u}\nu$$

由于波源在介质中静止，所以波的频率 ν 就等于波源的频率 ν_s，即：

$$\nu_R = \frac{v_R + u}{u}\nu_s \tag{4-59}$$

式 4-59 说明，当观测者向着静止的波源运动时，观测者接收到的频率为波源频率的 $\left(1 + \dfrac{v_R}{u}\right)$ 倍，即 $\nu_R > \nu_s$。

类似地，当观察者远离波源运动时，可求得观察者接收到的频率为：

$$\nu_R = \frac{u - v_R}{u}\nu_s \tag{4-60}$$

这时接收到的频率小于波源的频率，即：

$$\nu_R < \nu_s$$

二、观测者不动，波源相对介质运动

当波源运动时，介质中的波长将发生变化。波源运动时，波源在某瞬时在点 S 发出的波经过一个周期 T 时间后到达距离 uT 的点 P，而波源在此时间内到达点 S'，如图 4-41 所示，此时才发出与该振动状态相位差 2π 的下一个振动态，点 P 和 S' 点的振动状态完全相同，设波源以速度 v_s 向着观察者运动，此时介质中的波长为：

$$\lambda_b = \lambda - v_s T = (u - v_s)T = \frac{u - v_s}{\nu_s}$$

相应的频率为：

$$\nu_b = \frac{u}{\lambda_b} = \frac{u}{(u - v_s)T} = \frac{u}{u - v_s}\nu_s$$

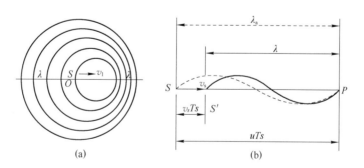

(a)　　　　　　　　(b)

图 4-41　波源运动时的多普勒

由于观测者静止，所以他接收到的频率就是波的频率，即 $\nu_R = \nu_b$，因此观测者接收到的频率为：

$$\nu_{R} = \frac{u}{u - v_{s}} \nu_{s} \qquad\qquad (4-61)$$

式 4 - 61 说明,观测者接收到的频率大于波源的频率,就是说 $\nu_{R} > \nu_{s}$。当波源远离观测者运动时,通过类似的分析,可求得观测者接收到的频率为 $\nu_{R} = \frac{u}{u + v_{s}} \nu_{s}$,此式说明观测者接收到的频率小于波源的频率,就是说 $\nu_{R} < \nu_{s}$。

三、波源与观测者同时相对介质运动

在了解以上两种情况的基础上,可得当波源和观测者相互靠近时,观测者接收到的频率为:

$$\nu_{R} = \frac{u + v_{R}}{u - v_{s}} \nu_{s} \qquad\qquad (4-62)$$

当波源与观测者相互远离时,观测者接收到的频率为:

$$\nu_{R} = \frac{u - v_{R}}{u + v_{s}} \nu_{s} \qquad\qquad (4-63)$$

从以上的分析可知,不论是波源运动,还是观测者运动,或者两者都运动,定性地讲,只要两者互相接近,接收到的频率就高于原来波源的频率;两者互相远离,接收到的频率就低于原来波源的频率。多普勒效应也是一切波动过程的共同特征,不仅机械波有多普勒效应,电磁波也有多普勒效应。与机械波不同的是,因为电磁波的传播不需要介质,相应地,在电磁波的多普勒效应中,是由波源和观测者的相对速度来决定观测者的接收频率。

四、多普勒效应的应用

(一) 雷达测速仪

检查机动车速度的雷达测速仪就是利用多普勒效应。交警向行进中的车辆发射频率已知的电磁波,通常是红外线,同时测量反射波的频率,根据反射波频率变化的多少就能知道车辆的速度。

(二) 多普勒雷达

多普勒雷达又称脉冲多普勒雷达,是一种利用多普勒效应来探测运动目标的位置和相对运动速度的雷达,可用于机载预警、机载导航、低空防御、战场侦察、导弹引导、靶场测量、卫星跟踪和气象探测等方面。

(三) 在宇宙学研究中的应用

多普勒—斐索效应使人们对距地球任意远的天体运动的研究成为可能,只要分析一下接收到的光的频谱就可以。1868 年,英国天文学家哈金斯(William Huggins)用这种办法测量了天狼星的视向速度(即物体远离我们而去的速度),得出了 $46 \, \mathrm{km \cdot s^{-1}}$ 的速度值。

(四) 在医学上的应用

在临床上,多普勒效应的应用也不断增多,声波的多普勒效应可以用于医学的诊断,即我们平常说的彩超。超声波在传播过程中要发生反射、折射以及多普勒效应等。超声波在介质中传播时,发生声能衰减,因此超声通过一些实质性器官,会发生形态及强度各异的反射。声束通过肿瘤组织,声能的吸收和衰减现象也比较明显。由于人体组织器官的生理、病理和解剖

情况的不同,对超声波的反射、折射和吸收衰减各不相同。超声诊断就是根据这些反射信号的多少、强弱和分布规律来判断各种疾病。

小　结

1. 简谐振动的运动学方程　$x = A\cos(\omega t + \varphi)$

2. 简谐振动的动力学特征方程　$\dfrac{\mathrm{d}^2 x}{\mathrm{d}t^2} + \omega^2 x = 0$

3. 简谐振动的旋转矢量表示　在一个平面上作一个 Ox 坐标轴,以原点 O 为起点作一个长度为 A 的矢量 A,A 绕原点 O 以匀角速度 ω 沿逆时针方向旋转,称旋转矢量,矢量端点在平面上将画出一个圆,称参考圆。设 $t = 0$ 时矢量 A 与 x 轴的夹角即初角位置为 φ,则任意 t 时 A 与 x 轴的夹角即角位置为 $\phi = \omega t + \varphi$,矢量的端点 M 在 x 轴上投影点 P 的坐标为 $x = A\cos(\omega t + \varphi)$。

4. 简谐振动的能量特点　$E = E_k + E_p = \dfrac{1}{2}kA^2$

系统的动能和势能都随时间而变化,在整个振动过程中,动能和势能互相转换,但系统的总机械能守恒。

5. 同方向同频率谐振动的合成　两同方向同频率谐振动的合成后还做简谐振动,合振动的振幅和初相位与分振动的振幅和初相位之间满足关系式:

$$A = \sqrt{A_1^2 + A_2^2 + 2A_1A_2\cos(\varphi_2 - \varphi_1)} \quad \varphi = \arctan\frac{A_1\sin\varphi_1 + A_2\sin\varphi_2}{A_1\cos\varphi_1 + A_2\cos\varphi_2}$$

6. 拍现象、阻尼振动、受迫振动和共振　两同方向不同频率简谐振动的合成过程中,合振幅的缓慢变化呈周期性,振动会出现时强时弱的现象称"拍";任何实际振动都要受到阻力的作用,这种振动称阻尼振动;振动系统在连续的周期性外力作用下进行的振动称受迫振动;当驱动力的角频率为某一定值时,受迫振动的振幅达到极大的现象称共振。

7. 机械波　机械振动以一定速度在弹性介质中传播形成了机械波。机械波产生必须具备两个基本条件,一是有形成机械振动的"物体",即波源;二是有能够传播机械振动的弹性介质。

8. 平面简谐波的波动方程

$$y = A\cos\left[2\pi\left(\frac{t}{T} \mp \frac{x}{\lambda}\right) + \varphi\right] = A\cos\left(2\pi vt \mp \frac{2\pi x}{\lambda} + \varphi\right)$$

$$= A\cos\left[\frac{2\pi}{\lambda}(ut \mp x) + \varphi\right] = A\cos[k(ut \mp x) + \varphi]$$

式中 $k = \dfrac{2\pi}{\lambda}$,称为角波数,角波数表示在 2π 长度内所包含的完整波的个数,也可以理解为单位长度上波的相位变化。

9. 波的能量特征　波动传播过程中,介质元内的动能和弹性势能在任一时刻都相等,介质内任何位置的介质元的动能、弹性势能和总机械能都会随着时间 t 做周期性的变化。

10. 能流密度　指在单位时间内通过垂直于波线方向的单位面积上的波的平均能量,用 I

表示：

$$I = \frac{\bar{\omega}uS}{S} = \bar{\omega}u = \frac{1}{2}\rho A^2 \omega^2 u$$

11. 惠更斯原理　在波的传播过程中,波阵面(波前)上的每一点都可看作是发射子波的波源,在其后的任一时刻,这些子波的包迹就成为新的波阵面。

12. 波的叠加和干涉现象　如果几列波在空间某点处相遇,那么每一列波都将独立地保持自己原来的特性(频率、波长、振动方向等)传播;在任一时刻,相遇处质点的振动位移是各个波在该点所引起的位移的矢量和;若两简谐波满足频率相同、振动方向相同、相位相同或相位差恒定,在两列波相遇的区域有些位置合振动将始终加强,有些位置合振动将始终减弱,形成稳定的叠加图样,这种现象称波的干涉现象。

干涉处合振动的振幅为：$A = \sqrt{A_1^2 + A_2^2 + 2A_1 A_2 \cos\varphi}$

当 $\varphi = \varphi_2 - \varphi_1 - 2\pi\dfrac{r_2 - r_1}{\lambda} = \pm 2k\pi$　$k = 0, 1, 2, \cdots$ 时,合振动的振幅最大：

$A = A_1 + A_2$

当 $\varphi = \varphi_2 - \varphi_1 - 2\pi\dfrac{r_2 - r_1}{\lambda} = \pm(2k+1)\pi$　$k = 0, 1, 2, \cdots$ 时,合振动的振幅最小：

$A = |A_1 - A_2|$

13. 声波、声强及声强级　声波是频率为 20～20 000 Hz 的机械纵波;声强是指声波的能量密度,即单位时间内通过垂直于声波传播方向单位面积的声波能量,声强一般用字母 I 表示：

$$I = \frac{1}{2}\rho A^2 \omega^2 u = \frac{1}{2}\frac{P_m^2}{\rho u}$$

规定声强 $I_0 = 10^{-12}$ W·m^{-2} 作为测定声强的标准,声强级 $L = \lg\dfrac{I}{I_0}$ 贝尔(B);通常生活中用分贝(dB)为单位,1 B = 10 dB　$L = 10\lg\dfrac{I}{I_0}$ (dB)。

14. 多普勒频移公式　当波源和观测者相互靠近时,观测者接收到的频率为 $\nu_R = \dfrac{u + v_R}{u - v_s}\nu_s$

当波源与观测者相互远离时,观测者接收到的频率为 $\nu_R = \dfrac{u - v_R}{u + v_s}\nu_s$

v_s：波源相对于介质的运动速度;v_s：波源的频率;u：波速;v_R：观测者相对于介质的运动速度;v_R：观测者接收到的频率

习　题

4-1　振动和波动有什么区别和联系? 平面简谐波动方程和简谐振动方程有什么不同,又有什么联系? 振动曲线和波形曲线有什么不同?

4-2　做简谐振动的弹性介质,当某一质元处于平衡位置时或达到最大位移时,它的速度、加速度、动能、弹性势能等物理量,有哪些会为零? 有哪些会达到最大值? 这与单个振子做简谐振动时的能量有什么区别？

4-3 什么是驻波？驻波的特点是什么？

4-4 波源向着观察者运动和观察者向波源运动都会产生频率增高的多普勒效应，这两种情况有何区别？

4-5 质量为10 g的小球与轻弹簧组成的系统，按$x=0.1\cos\left(8\pi+\dfrac{2\pi}{3}\right)$(SI)的规律做谐振动，求：(1)振动的周期、振幅和初位相及速度与加速度的最大值；(2)最大的回复力、振动能量、平均动能和平均势能，在哪些位置上动能与势能相等？

4-6 一个沿x轴做简谐振动的弹簧振子，振幅为A，周期为T，其振动方程用余弦函数表示。如果$t=0$时质点的状态分别是：(1)$x_0=-A$；(2)过平衡位置向正向运动；(3)过$x=\dfrac{A}{2}$处向负向运动；(4)过$x=-\dfrac{A}{\sqrt{2}}$处向正向运动。

试求出相应的初位相，并写出振动方程。

4-7 图4-42为两个谐振动的x-t曲线，试分别写出其谐振动方程。

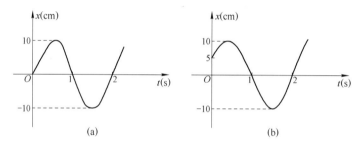

图4-42 习题4-7图

4-8 试用最简单的方法求出下列两组谐振动合成后所得合振动的振幅。

$(1)\begin{cases}x_1=5\cos\left(3t+\dfrac{\pi}{3}\right)\ \mathrm{cm}\\[2mm]x_2=5\cos\left(3t+\dfrac{7\pi}{3}\right)\ \mathrm{cm}\end{cases}$
$\qquad(2)\begin{cases}x_1=5\cos\left(3t+\dfrac{\pi}{3}\right)\ \mathrm{cm}\\[2mm]x_2=5\cos\left(3t+\dfrac{4\pi}{3}\right)\ \mathrm{cm}\end{cases}$

4-9 一平面简谐波沿x轴负向传播，波长$\lambda=1.0$ m，原点处质点的振动频率为$\nu=2.0$ Hz，振幅$A=0.1$ m，且在$t=0$时恰好通过平衡位置向y轴负向运动，求此平面波的波动方程。

4-10 已知波源在原点的一列平面简谐波，波动方程为$y=A\cos(Bt-Cx)$，其中A，B，C为正值恒量。求：(1)波的振幅、波速、频率、周期与波长；(2)写出传播方向上距离波源为l处一点的振动方程；(3)任一时刻，在波的传播方向上相距为d的两点的位相差。

4-11 如图4-43所示，已知$t=0$时和$t=0.5$ s时的波形曲线分别为图中曲线(a)和(b)，波沿x轴正向传播，试根据图中绘出的条件求：(1)波动方程；(2)P点的振动方程。

4-12 图4-44(a)表示$t=0$时刻的波形图，(b)表示原点$(x=0)$处质元的振动曲线，试求此波的波动方程。

4-13 S_1和S_2为两相干波源，振幅均为A_1，相距$\dfrac{\lambda}{4}$，S_1较S_2位相超前$\dfrac{\pi}{2}$，求：(1)S_1外侧各点的合振幅和强度；(2)S_2外侧各点的合振幅和强度。

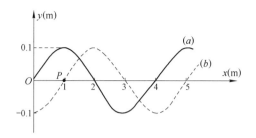

图 4-43　习题 4-11 图

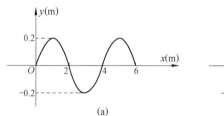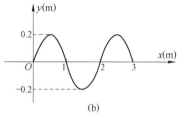

图 4-44　习题 4-12 图

4-14　两列火车分别以 72 km·h^{-1} 和 54 km·h^{-1} 的速度相向而行,第一列火车发出一个 600 Hz 的汽笛声,若声速为 340 m·s^{-1},求第二列火车上的观测者听见该声音的频率在相遇前和相遇后分别是多少?

本书配套数字教学资源

微信扫描二维码,加入医用物理学读者交流圈,获取配套教学视频、学习课件、课后习题和沟通交流平台等板块内容,夯实基础知识

第五章

静 电 场

学习目标

知识目标

1. 掌握　静电场的电场强度、电势的定义；电场强度、电势的叠加原理；高斯定理。

2. 熟悉　点电荷和电荷系统的电场强度、电势的计算。

3. 了解　电偶极子和电偶极矩的概念、心电图的原理。

能力目标

1. 学会分析和解决静电场的基本问题，培养严密的逻辑思维和数学运算的应用能力。

2. 学会从物理学的角度去分析生物电现象，为学习后续的医药专业课程打好基础。

电场广泛存在于自然和生活中。原子是原子核和电子通过电场相互作用结合形成的，将原子结合成分子和晶体的化学键，也需电场相互作用的参与。生物的细胞、组织和器官在生命活动过程中会出现生物电现象，引起生物电场的变化。研究有关的电学现象，有助于人们掌握相关的生物信息，更深入地认识生命的现象和本质。

第一节　库仑定律和电场强度

一、库仑定律

电荷(charge)是物质的基本属性，也是描述物质之间相互作用的重要物理量。带有电荷的物体可以吸引轻小物体。电荷分为两种，即正电荷和负电荷。美国物理学家富兰克林(B. Franklin)规定用丝绸摩擦过的玻璃棒带的是正电荷，毛皮摩擦过的橡胶棒带的是负电荷。从现代的观点看，这是由于在摩擦后，玻璃棒失去一些电子，而橡胶棒得到一些电子。实验表明，相同符号的电荷之间相互排斥，相反符号的电荷之间相互吸引。电荷的数量称电荷量，简称电量或电荷。电量可以通过静电计进行测量。

很小的带电体也称电荷，几何大小和形状可以忽略的带电体称**点电荷**(point charge)。彼此不接触的两个点电荷之间存在着相互作用，但实验表明这个作用并非直接发生，而是通过**电场**(electric field)作为介质。电场是电荷周围存在的特殊形态物质。与观察者相对静止的电荷所产生的电场称**静电场**(electrostatic field)，它不随时间变化。

一个电荷先激发产生电场，通过电场作用于另一个电荷上，这就是电相互作用的发生机制。设真空中的点电荷 q 在周围激发出电场，q 所在位置称**源点**（source point）。这个电场对位于其中的点电荷 q_0 施加作用力，q_0 所在位置称**场点**（field point）。所施加的电场力可根据法国物理学家库仑（C. Coulomb）于 1785 年通过实验发现的库仑定律确定。**库仑定律**（Coulomb's law）指出这个电场力与两个点电荷的电量乘积成正比，与两个点电荷之间的距离平方成反比：

$$F = k\frac{qq_0}{r^2} = \frac{qq_0}{4\pi\varepsilon_0 r^2} \tag{5-1}$$

式 5-1 中，$k = \dfrac{1}{4\pi\varepsilon_0}$，$\varepsilon_0 = 8.85 \times 10^{-12} \text{ C}^2 \cdot \text{N}^{-1} \cdot \text{m}^{-2}$，$\varepsilon_0$ 称**真空电容率**（vacuum permittivity），r 是两个点电荷之间的距离。

式 5-1 只给出了电场力的大小，如果考虑方向，可以写成矢量的形式：

$$\boldsymbol{F} = \frac{qq_0}{4\pi\varepsilon_0 r^2}\boldsymbol{r}_0 \tag{5-2}$$

式 5-2 中，$\boldsymbol{r}_0 = \dfrac{\boldsymbol{r}}{r}$ 是**单位矢径**（radius unit vector），其大小为 1。这里的**矢径**（radius vector），是源点 q 指向场点 q_0 的有向矢量 $\boldsymbol{r}$，其大小为距离 r。电场力的方向，由单位矢径 $\boldsymbol{r}_0$ 确定。

二、电场和电场强度

（一）电场

大量实验证明，电场具有两种重要性质。① 力的性质：放入电场中的任何电荷都受到电场力的作用。② 能的性质：当电荷在电场中移动时，电场力对电荷要做功，说明电场具有能量。

根据力的性质，可以引入电场强度的概念；根据能的性质，可以引入电势的概念。

（二）电场强度

在实验中，可以通过电荷来检测电场的性质。测量所用的电荷所带电量应足够少，引入后不会影响到原有电场的性质，这样的点电荷称**试验电荷**（test charge）。

根据库仑定律，静电场作用于电场某点上的试验电荷 q_0 的力 $\boldsymbol{F}$ 与 q_0 成正比，因此 $\boldsymbol{F}/q_0$ 值与 q_0 的大小无关。其大小和方向，只由电场的源电荷分布与多少来决定。所以该比值可以用来反映电场在该点的特性。我们把这个比值定义为**电场强度**（electric field intensity），简称场强或电场，用符号 $\boldsymbol{E}$ 表示，即：

$$\boldsymbol{E} = \frac{\boldsymbol{F}}{q_0} \tag{5-3}$$

可见电场中某点的电场强度，在数值上等于单位正电荷在该点所受到的电场力的大小，其方向与正电荷在该点所受到的电场力的方向一致。电场强度的单位为 $\text{N} \cdot \text{C}^{-1}$。

（三）电场强度的叠加原理

设电场由 n 个点电荷 q_1，q_2，…，q_n 所共同激发，则根据电场力的**叠加原理**（superposition principle of electric force），试验电荷 q_0 在电场某点所受到的电场力，等于各个点电荷单独存在时对该点 q_0 电场力的矢量和，即：

$$F = \sum_{i=1}^{n} F_i$$

根据电场强度的定义有：

$$E = \frac{F}{q_0} = \sum_{i=1}^{n} \frac{F_i}{q_0} = \sum_{i=1}^{n} E_i$$

也可以写成：

$$E = \sum_{i=1}^{n} E_i \qquad (5-4)$$

这表明,电场中任一点的电场强度,等于组成场源的各个点电荷在该点各自独立产生的电场强度的矢量和,这就是**电场强度的叠加原理**(superposition principle of electric field)。矢量的加法满足平行四边形法则。

（四）电场强度的计算

1. 点电荷的电场强度 将试验电荷 q_0 放在点电荷 q 所产生的电场 P 点。根据库仑定律(式 5-2), q_0 所受的电场力为：

$$F = \frac{qq_0}{4\pi\varepsilon_0 r^2} r_0$$

代入电场强度的定义(式 5-3),则：

$$E = \frac{q}{4\pi\varepsilon_0 r^2} r_0 \qquad (5-5)$$

可见,点电荷 q 在空间任一点所激发的电场强度的大小,与点电荷的电量 q 成正比,与点电荷 q 到该点距离 r 的平方成反比。距离源电荷 q 越远,电场强度越小。电场强度的方向由单位矢径确定。如图 5-1 所示,当源电荷 q 为正时, E 与单位矢量 r_0 方向相同;当源电荷 q 为负时, E 与 r_0 方向相反。

图 5-1 点电荷电场强度的方向

2. 点电荷系的电场强度 设点电荷系由 n 个离散分布的点电荷 q_1 , q_2 , $\cdots$, q_n 所组成。根据电场强度的叠加原理,在点电荷系所激发的电场某点 P 的电场强度为：

$$E = \sum_{i=1}^{n} E_i = \frac{1}{4\pi\varepsilon_0} \sum_{i=1}^{n} \frac{q_i}{r_i^2} r_{0i} \qquad (5-6)$$

式 5-6 中, q_i 为第 i 个点电荷所带的电量, r_i 为该点电荷到 P 点的距离, r_{0i} 为该点电荷到 P 点的单位矢径。

3. 连续分布带电体的电场强度 对于连续分布的带电体,可以先把带电体分解成许多微小的**电荷元**(charge element),每个电荷元 dq 可视为点电荷。因此在电场某点 P 处,电荷元 dq

在该点产生的电场强度为：

$$\mathrm{d}\boldsymbol{E} = \frac{1}{4\pi\varepsilon_0} \frac{\mathrm{d}q}{r^2} \boldsymbol{r}_0$$

这里的 $\boldsymbol{r}_0$ 是从电荷元 $\mathrm{d}q$ 到 P 点的单位矢量。根据电场强度的叠加原理，所有电荷元在 P 点处所产生的电场强度 $\boldsymbol{E}$，等于每个电荷元单独产生的电场强度 $\mathrm{d}\boldsymbol{E}$ 的矢量和：

$$\boldsymbol{E} = \int \mathrm{d}\boldsymbol{E} = \frac{1}{4\pi\varepsilon_0} \int \frac{1}{r^2} \boldsymbol{r}_0 \mathrm{d}q \tag{5-7}$$

需要指出的是，被积函数中含有矢量变量 $\boldsymbol{r}_0$，相应的积分是矢量积分。在实际计算中，往往先将 $\mathrm{d}\boldsymbol{E}$ 进行正交分解，对分量进行积分，然后由所得的积分分量求出积分合矢量 $\boldsymbol{E}$。

一般说来，电荷分布是不均匀的，为了描述电荷分布的情况，可以引入电荷密度。当电荷连续分布在某一立体内，这样分布的电荷称体电荷。如图 5-2 所示，在该带电体中任一点取体积元 $\mathrm{d}V$，其中所含电量为 $\mathrm{d}q$。可以引入电荷体密度 ρ，表示单位体积内所分布的电量：

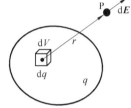

图 5-2 连续分布带电体的电荷元

$$\rho = \frac{\mathrm{d}q}{\mathrm{d}V}$$

当电荷连续分布在某一曲面上，这样分布的电荷称面电荷。取面积元 $\mathrm{d}S$，可以引入电荷面密度 σ，表示单位面积上所分布的电量：

$$\sigma = \frac{\mathrm{d}q}{\mathrm{d}S}$$

当电荷连续分布在某一曲线上，这样分布的电荷称线电荷。取线段元 $\mathrm{d}L$，可以引入电荷线密度 λ，表示单位长度上所分布的电量：

$$\lambda = \frac{\mathrm{d}q}{\mathrm{d}L}$$

因此根据式 5-7，体电荷（$\mathrm{d}q = \rho \mathrm{d}V$）、面电荷（$\mathrm{d}q = \sigma \mathrm{d}S$）和线电荷（$\mathrm{d}q = \lambda \mathrm{d}L$）所激发电场的电场强度分别为：

$$\boldsymbol{E} = \frac{1}{4\pi\varepsilon_0} \int_V \frac{\rho}{r^2} \boldsymbol{r}_0 \mathrm{d}V \tag{5-8a}$$

$$\boldsymbol{E} = \frac{1}{4\pi\varepsilon_0} \int_S \frac{\sigma}{r^2} \boldsymbol{r}_0 \mathrm{d}S \tag{5-8b}$$

$$\boldsymbol{E} = \frac{1}{4\pi\varepsilon_0} \int_L \frac{\lambda}{r^2} \boldsymbol{r}_0 \mathrm{d}L \tag{5-8c}$$

例 5-1 有一均匀带正电的直导线，导线长为 L，所带电量为 q。求在导线右端距离为 a 的 A 点的电场强度。

解：以 A 点为原点建立坐标，如图 5-3 所示。由于导线均匀带电，所以 $\lambda = q/L$。在导线上取一段线元 $\mathrm{d}l$，则 $\mathrm{d}l$ 上的电荷元 $\mathrm{d}q = \lambda \mathrm{d}l = \lambda \mathrm{d}x$，有：

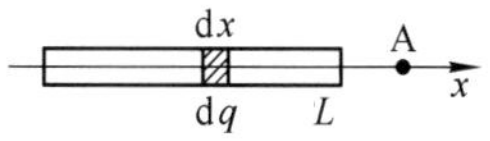

$$\mathrm{d}E = \frac{1}{4\pi\varepsilon_0}\frac{\mathrm{d}q}{r^2} = \frac{1}{4\pi\varepsilon_0}\frac{\lambda \mathrm{d}x}{x^2}$$

$$E = \frac{\lambda}{4\pi\varepsilon_0}\int_{-(L+a)}^{-a}\frac{\mathrm{d}x}{x^2} = \frac{q}{4\pi\varepsilon_0 L}\left(\frac{1}{a} - \frac{1}{L+a}\right)$$

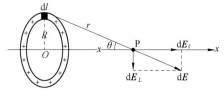

图 5-3　直导线两端的电场强度

例 5-2　有一均匀带正电的圆环，半径为 R，其电荷线密度为 λ。求在其对称轴上离圆环中心距离为 x 的 P 点的电场强度。

解：以圆环中心 O 为原点建立坐标，如图 5-4 所示。

由于圆环均匀带电，所以圆环所带的总电量 $q = 2\pi R\lambda$。在圆环上取一段线元 $\mathrm{d}l$，则 $\mathrm{d}l$ 上的电荷元 $\mathrm{d}q = \lambda \mathrm{d}l$。

图 5-4　圆环轴线的电场强度

各电荷元在 P 点产生的电场强度 $\mathrm{d}\boldsymbol{E}$ 的方向各不相同，但垂直于 x 轴的垂直分量 $\mathrm{d}\boldsymbol{E}_\perp$ 相互抵消（指圆环对径点产生的 $\mathrm{d}\boldsymbol{E}_\perp$ 相互抵消，直径的两端点互为对径点），而平行于 x 轴的平行分量 $\mathrm{d}\boldsymbol{E}_{/\!/}$ 相互加强。电荷元在 P 点所产生的电场强度大小为：

$$\mathrm{d}E = \frac{1}{4\pi\varepsilon_0}\frac{\lambda \mathrm{d}l}{x^2 + R^2}$$

总的电场强度取决于平行分量 $\mathrm{d}\boldsymbol{E}_{/\!/}$。

$$E = \int \mathrm{d}E_{/\!/} = \int \mathrm{d}E\cos\theta = \frac{1}{4\pi\varepsilon_0}\int \frac{\lambda \mathrm{d}l}{(x^2 + R^2)}\frac{x}{\sqrt{x^2 + R^2}}$$

$$= \frac{1}{4\pi\varepsilon_0}\frac{\lambda x}{(x^2 + R^2)^{3/2}}\int_0^{2\pi R}\mathrm{d}l = \frac{1}{4\pi\varepsilon_0}\frac{qx}{(x^2 + R^2)^{3/2}}$$

当 $x = 0$ 时，$E = 0$；当 $x \gg R$ 时，$(x^2 + R^2)^{3/2} \approx x^3$，有：

$$E \approx \frac{1}{4\pi\varepsilon_0}\frac{q}{x^2}$$

这表明，就电场强度而言，在远离圆环的地方，圆环电荷可等效为圆环中心的点电荷。

第二节　静电场的高斯定理

电场的高斯定理是电学中的重要定理，它描述了电场分布与电荷分布之间的关系，在电场分析和电荷分布计算中都有广泛的应用。高斯定理使用电通量来描述静电场的物理性质，由德国数学家高斯（C. F. Gauss）于 1835 年提出。

一、电场线和电通量

（一）电场线

为了形象地描述电场的分布,通常引入**电场线**(electric field lines)的概念。使用电场线可以对电场中各处的电场强度分布情况给出比较直观的图像。所谓电场线,是在电场中描绘的一系列曲线,使其上每一点的切线方向都与该点电场强度的方向一致,且疏密程度正比于该点电场强度的大小,通常规定比例系数等于1。电场线的疏密程度即电场线密度,可以用通过垂直于电场强度的单位面积的曲线数目来表示,因此电场强度 E 的大小为:

$$E = \frac{\Delta N}{\Delta S_\perp} \tag{5-9}$$

式5-9中,ΔN 是通过垂直于电场强度的面积元 $\Delta S_\perp$ 的电场线数目,如图5-5所示。电场线是按照上述规则画出来的一系列假想曲线,并不是真实存在的曲线,如图5-6所示。

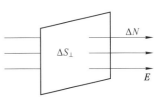

静电场的电场线有以下特点：① 电场线总是从正电荷出发,而终止于负电荷(有源性)；② 电场线在无电荷处不中断(连续性)；③ 任何两条电场线不能相交；静电场的电场线不能闭合。

图5-5　电场线密度

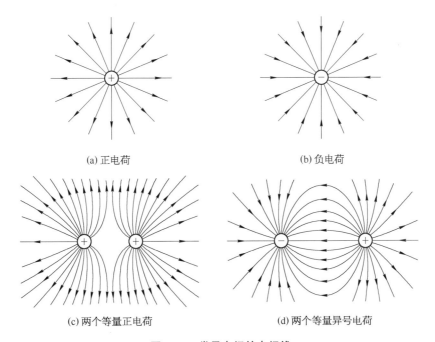

(a) 正电荷　　　　　　　　　　　　　(b) 负电荷

(c) 两个等量正电荷　　　　　　　　　(d) 两个等量异号电荷

图5-6　常见电场的电场线

（二）电通量

为了定量描述电场的分布,可以引入电场强度通量,简称电通量。电通量可以类比为流体力学中的体积流量 $Q = Sv$,只是对静电场来说,仅仅是电场在形式上的通过,并没有实际的东西发生流动。所谓**电通量**(electric flux)是指通过电场中某一面积的电场线总数,用 Φ_E 表示。现就以下不同情况,说明电通量应如何计算。

1. 在均匀电场中,通过平面的电通量　对于与电场强度 E 垂直的横截面 $S_\perp$,根据式5-9

可得：

$$\Phi_E = ES_\perp$$

电通量的单位是 $N \cdot m^2 \cdot C^{-1}$。

如果平面 S 不是横截面，那么 S 在空间中可以有很多方位配置。为了将这个方位表达出来，可以引入**面积矢量**（area vector），用 S 表示。其大小就是该平面的面积，方向规定为该平面的法线 n。如图 5-7 所示，面积 S 与电场强度 E 的夹角为 θ，则通过该平面的电通量为：

$$\Phi_E = ES\cos\theta = E \cdot S$$

因为 $\cos\theta$ 的取值可正可负，所以电通量也是可正可负的。

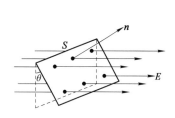

图 5-7　斜截面的电通量

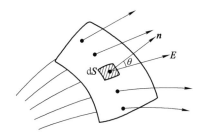

图 5-8　任意曲面的电通量

2. 在非均匀电场中，通过任意曲面的电通量　这时计算要复杂一些。应先将该曲面分解成无限多个无限小的面积元 dS，dS 可视为平面，如图 5-8 所示。在 dS 上的电场强度可视为均匀，因此通过该面积元的电通量为：

$$d\Phi_E = EdS\cos\theta = E \cdot dS$$

通过整个曲面的电通量，可以通过积分得到：

$$\Phi_E = \int_S EdS\cos\theta = \int_S E \cdot dS \tag{5-10a}$$

至于在非均匀电场中，通过任意闭合曲面的电通量，计算方式也一样：

$$\Phi_E = \oint_S EdS\cos\theta = \oint_S E \cdot dS \tag{5-10b}$$

上式中的积分号中的圆圈，表示积分区域是闭合的。通过闭合曲面的电场线，有些是穿入的，有些是穿出。通常规定：闭合曲面上某点的法线矢量的方向，是指向曲面外侧的。因此当电场线从外穿入曲面时，$\theta > 90°$，则 $d\Phi_E < 0$；当电场线从曲面里向外穿出，$\theta < 90°$，则 $d\Phi_E > 0$；当电场线平行于曲面，$\theta = 90°$，则 $d\Phi_E = 0$。

二、高斯定理及其应用

（一）高斯定理

现根据库仑定律，从特殊到一般，推导高斯定理。

1. 包围点电荷的同心球面的电通量　设电场由点电荷 $+q$ 在真空中所激发产生。以点电

荷 q 为球心，作一个半径为 r 的球面 S 包围住该电荷，如图 5-9 所示。该电荷的电场强度（以及电场线）的方向沿半径向外，通过某一面积元 $\mathrm{d}S$ 时，与 $\mathrm{d}S$ 方向一致，夹角 $\theta=0°$，则：

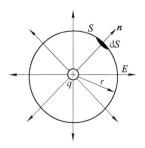

$$\mathrm{d}\Phi_E = \boldsymbol{E} \cdot \mathrm{d}\boldsymbol{S} = E\mathrm{d}S = \frac{1}{4\pi\varepsilon_0}\frac{q}{r^2}\mathrm{d}S$$

通过整个球面的电通量为：

图 5-9　球面的电通量

$$\Phi_E = \frac{1}{4\pi\varepsilon_0}\frac{q}{r^2}\oint_S \mathrm{d}S = \frac{1}{4\pi\varepsilon_0}\frac{q}{r^2}4\pi r^2 = \frac{q}{\varepsilon_0}$$

可见整个球面的电通量 Φ_E 与球半径 r 无关，只与球面所包围的电量 q 有关。不同半径的同心球面可以充满整个空间，而上式指出点电荷的电场线数目（即电通量）在无电荷空间处是确定的，因此电场线不能凭空产生或消失，只能连续地向周围延伸，这就是电场线的连续性。其成立的条件基于电场强度的距离平方反比律。

2. **包围点电荷的任意曲面的电通量**　如果包围点电荷的是任意形状的闭合曲面，如图 5-10 所示。可在该任意形状的闭合曲面 S 外做一球面 S'，则球面也包围此点电荷。根据连续性（不中断性）要求，从 q 发出的通过该闭合曲面 S 的电场线，必须全部通过球面 S'。因此，通过包围点电荷的任意曲面的电通量也等于 q/ε_0。

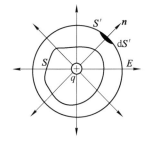

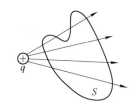

图 5-10　闭合曲面的电通量　　　　图 5-11　不包围电荷曲面的电通量

3. **不包围点电荷的任意曲面的电通量**　如果任意闭合曲面 S 不包围点电荷，则穿入这个闭合曲面内的电场线数，等于穿出的电场线数，结果通过该闭合曲面的总电通量等于零（图 5-11）。

4. **一般情况下的任意曲面的电通量**　设电场由离散分布的 N 个点电荷组成的点电荷系所产生。对于所考察的任意闭合曲面，如果第 1 到第 n 个点电荷被该曲面包围在内，第 $n+1$ 到第 N 个点电荷位居其外，则利用电场强度的叠加原理可得：

$$\Phi_E = \oint_S \boldsymbol{E} \cdot \mathrm{d}\boldsymbol{S} = \oint_S \left(\sum_{i=1}^{N}\boldsymbol{E}_i\right) \cdot \mathrm{d}\boldsymbol{S} = \sum_{i=1}^{N}\left(\oint_S \boldsymbol{E}_i \cdot \mathrm{d}\boldsymbol{S}\right) = \frac{1}{\varepsilon_0}\sum_{i=1}^{n}q_i$$

令 q^{in} 为闭合曲面所包围的总电量，q_i^{in} 为所包围的各电量，即 $q^{\mathrm{in}} = \sum_i q_i^{\mathrm{in}}$，则：

$$\oint_S \boldsymbol{E} \cdot \mathrm{d}\boldsymbol{S} = \frac{1}{\varepsilon_0}\sum_i q_i^{\mathrm{in}} \tag{5-11a}$$

对于具有体分布的连续分布的带电体，$q^{in}=\int_V \rho dV$，其中 ρ 为电荷体密度，V 为闭合曲面 S 所包围的体积，则：

$$\oint_S \boldsymbol{E} \cdot d\boldsymbol{S} = \frac{1}{\varepsilon_0} \int_V \rho dV \qquad (5-11b)$$

以上两式可统一写成：

$$\oint_S \boldsymbol{E} \cdot d\boldsymbol{S} = \frac{q^{in}}{\varepsilon_0} \qquad (5-11c)$$

可见，通过真空静电场中任意闭合曲面 S 的总电通量 Φ_E，等于该曲面所包围的电量 q^{in} 除以 ε_0，这就是真空中的**高斯定理**(Gauss's law)，是静电场的基本方程。

在静电场中所选取的闭合曲面，就是所谓的**高斯面**(Gaussian surface)。高斯面是假想中的任意曲面，并非客观存在。如果高斯面包围住正电荷，则 $\Phi_E > 0$，电场线穿出高斯面，表明电场线起始于正电荷，因此称正电荷为静电场的**源**(source)；如果高斯面包围住负电荷，则 $\Phi_E < 0$，电场线穿入高斯面，表明电场线终止于负电荷，因此称负电荷为静电场的**汇**(sink)；若高斯面内没有电荷，则 $\Phi_E = 0$，电场线仅从该闭合面穿过而已，面内不存在源，也不存在汇。高斯定理说明电场线是有始有终的，起点是正电荷，终点是负电荷。因此，电场是**有源场**(field with source)，电场的源头就是电荷，这是静电场的重要特征。

值得指出的是，高斯定理虽然是从库仑定律推导得到的，但库仑定律是从电荷之间的作用反映静电场的性质，而高斯定理则是从场和源电荷之间的关系反映静电场的性质。从场的角度看，高斯定理比库仑定律更基本，应用范围更广泛。事实上，库仑定律只适用于静电场，但高斯定理不仅适用于静电场，而且对变化电场也是适用的。

（二）高斯定理的应用

高斯定理的一个重要应用就是计算带电体周围的电场强度。一般来说，高斯定理的表达式涉及面积分，在计算上是相对复杂的。但对于均匀的电场，或者具有分布对称性（如球对称、轴对称、面对称）的电场，选取合适的闭合曲面（高斯面），可以使计算不涉及积分运算，仅涉及代数运算，从而使计算变得简单。因此，合理地利用电场分布的对称性，是应用高斯定理求解问题的关键所在。

1. 轴对称带电体的电场

例 5-3 有一线密度为 λ 的无限长均匀带电直导线，求距离导线为 r 的某点的电场强度。

解：根据轴对称性，选择闭合的圆柱面为高斯面（图 5-12）。因为没有电场线穿过圆柱上下底面，故上下底面的电通量为零，这时高斯面上的电通量仅取决于圆柱侧面上的电场线。

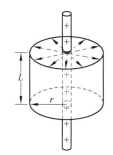

$$\Phi_E = E \cdot 2\pi rL + 0 + 0 = 2\pi rLE$$

根据高斯定理：$2\pi rLE = \dfrac{\lambda L}{\varepsilon_0}$；$E = \dfrac{\lambda}{2\pi\varepsilon_0 r}$

图 5-12 直导线的电场强度

2. 球对称带电体的电场

例 5-4 有一电量为 q、半径为 R 的均匀带电球体，求其在距离球心为 r 的某点的电场强度。

解：根据球对称性选择球面为高斯面（图 5-13）。

（1）球外任一点的电场强度：过球外 a 点作一半径为 $r(r>R)$ 的同心球面，则根据高斯定理：

$$E \cdot 4\pi r^2 = \frac{q}{\varepsilon_0}$$

$$E = \frac{1}{4\pi\varepsilon_0}\frac{q}{r^2}$$

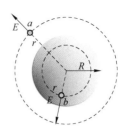

图 5-13 球体的电场强度

（2）球内任一点的电场强度：过球内 b 点作一半径为 $r(r<R)$ 的同心球面。球体是均匀带电，故 $\rho = \dfrac{q}{V} = \dfrac{q}{\frac{4}{3}\pi R^3}$。高斯面所包围的电荷为 $q' = \rho V' = \rho\frac{4}{3}\pi r^3 = q\dfrac{r^3}{R^3}$，则根据高斯定理：

$$E \cdot 4\pi r^2 = \frac{q}{\varepsilon_0}\frac{r^3}{R^3}$$

$$E = \frac{q}{4\pi\varepsilon_0}\frac{r}{R^3}$$

因此均匀带电球体在空间中的电场强度为：

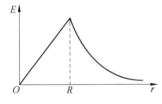

图 5-14 球体电场强度的分布

$$E = \frac{q}{4\pi\varepsilon_0}\frac{r}{R^3} \quad (r<R)$$

$$E = \frac{1}{4\pi\varepsilon_0}\frac{q}{r^2} \quad (r>R)$$

以上电场强度的分布可用 E-r 曲线表示出来，如图5-14所示。

第三节 静电场的电势

一、电场力所做的功

（一）静电场力所做的功

1. **点电荷的静电场力对试验电荷做的功** 当电荷在电场中运动时，电场要对该电荷做功。设在点电荷 q 产生的静电场 E 中，试验电荷 q_0 从 a 点移动到了 b 点，如图 5-15 所示。当电荷移动了位移 $\mathrm{d}l$ 时，电场对其所做的元功为 $\mathrm{d}A$，则：

$$\mathrm{d}A = \boldsymbol{F} \cdot \mathrm{d}\boldsymbol{l} = q_0 \boldsymbol{E} \cdot \mathrm{d}\boldsymbol{l}$$

在从 a 点移动到 b 点的整个过程中，电场力做功：

$$A_{ab} = \int_a^b q_0 \boldsymbol{E} \cdot \mathrm{d}\boldsymbol{l} = \int_a^b q_0 E\cos\theta\,\mathrm{d}l$$

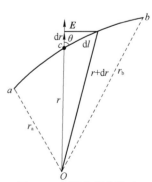

图 5-15 静电场力做功

其中，θ 是 $\boldsymbol{E}$ 和 $\mathrm{d}\boldsymbol{l}$ 的夹角，由图 $5-15$ 可得 $\cos\theta\mathrm{d}l=\mathrm{d}r$。考虑到点电荷的电场强度为 $E=\dfrac{1}{4\pi\varepsilon_0}\dfrac{q}{r^2}$，代入上式得：

$$A_{ab}=\frac{qq_0}{4\pi\varepsilon_0}\int_{r_a}^{r_b}\frac{1}{r^2}\mathrm{d}r=\frac{qq_0}{4\pi\varepsilon_0}\left(\frac{1}{r_a}-\frac{1}{r_b}\right) \tag{5-12a}$$

其中，r_a 和 r_b 分别是源点（点电荷 q 所在处）到试验电荷移动路径的起点 a 和终点 b 的距离。

可见在点电荷 q 所产生静电场中，电场力所做的功与移动路径无关，只与移动路径的起点和终点的位置有关。

2. 任意带电系统的静电场力对试验电荷所做的功　一般情况下，静电场由多个点电荷所共同激发。根据电场强度的叠加原理，这时电场对试验电荷 q_0 所做功为：

$$A_{ab}=\int_a^b\left(\sum_{i=1}^{n}q_0\boldsymbol{E}_i\right)\cdot\mathrm{d}\boldsymbol{l}=\sum_{i=1}^{n}\left(\int_a^b q_0\boldsymbol{E}_i\cdot\mathrm{d}\boldsymbol{l}\right)=\sum_{i=1}^{n}A_{abi}$$

其中，A_{abi} 是点电荷 q_i 的电场对 q_0 所做的功。上式也可以写成：

$$A_{ab}=\sum_{i=1}^{n}A_{abi}=\sum_{i=1}^{n}\frac{qq_0}{4\pi\varepsilon_0}\left(\frac{1}{r_{ai}}-\frac{1}{r_{bi}}\right) \tag{5-12b}$$

可见在任何静电场中，电场力所做的功只与起点和终点的位置有关，而与具体路径无关。这体现了静电力和重力的相似性，是静电场的重要特性。

（二）电场强度的环路定理

如果静电场中的试验电荷 q_0，从 a 点出发经任意路径移动，最后回到 a 点。则在此过程中，静电场对 q_0 所做的功为：

$$A_{ab}=\oint q_0\boldsymbol{E}\cdot\mathrm{d}\boldsymbol{l}=0$$

由此可得：

$$\oint\boldsymbol{E}\cdot\mathrm{d}\boldsymbol{l}=0 \tag{5-13}$$

可见静电场的电场强度沿任意闭合环路的线积分恒等于零，称静电场的**环路定理**（circuital law）。这说明静电力是**保守力**（conservative force），静电场是保守力场，也称**有势场**（potential field）。根据环路定理，静电场的电场线不能闭合。

电场强度的环路定理和高斯定理并列，都是静电场的基本方程。高斯定理说明静电场是有源场，环路定理说明静电场是有势场。两者结合起来，可以全面地描写静电场的性质。

二、电势与电势差

（一）电势

1. 电势能　静电场与重力场相似。物体在重力场中有重力势能，电荷在电场中任意位置具有**电势能**（electric potential energy），电场力所做的功就是电势能改变的度量：

$$W_a-W_b=A_{ab}=\int_a^b q_0\boldsymbol{E}\cdot\mathrm{d}\boldsymbol{l} \tag{5-14}$$

式 5-14 中，W_a、W_b 分别表示试验电荷 q_0 在起点 a 和终点 b 的电势能。

电势能与重力势能一样，也是相对量，只有选定了势能零点（参考点），才能确定 q_0 在电场任意点的电势能。电势能零点的选择是任意的。当电荷分布在有限空间时，通常选择 q_0 在无穷远处的电势能为零，即规定终点 $W_\infty = 0$。于是得到：

$$W_a = A_{a\infty} = \int_a^\infty q_0 \boldsymbol{E} \cdot \mathrm{d}\boldsymbol{l} \tag{5-15}$$

这表明，试验电荷 q_0 在电场 a 点所具有的电势能，在数值上等于 q_0 从 a 点移动到无穷远处时电场力所做的功。若电势能 W_a 为正，则在 q_0 从 a 点移动到无穷远的过程中电场力做正功；若电势能 W_a 为负，则电场力在此过程中做负功。电势能的单位是 J。

从式 5-15 可见，电势能由电荷 q_0 和电场 $\boldsymbol{E}$ 共同决定，是电荷和电场之间的相互作用能，为电荷和电场所共有。

2. 电势 由于电势能是共有的，因此不是电场的纯粹属性。但是计算和实验都表明，在电场某点 a 处，W_a / q_0 值与试验电荷 q_0 无关。我们可以将这个比值用来表征电场在该点的电学性质，称**电势**（electric potential），也称**电位**（electric potential），用 V_a 表示：

$$V_a = \frac{W_a}{q_0} \tag{5-16}$$

电势仅由电场本身的性质所决定，是电场的专有属性。电势的单位是 V。

将电势能的表达式 5-15 代入，则：

$$V_a = \int_a^\infty \boldsymbol{E} \cdot \mathrm{d}\boldsymbol{l} = \int_a^\infty E\cos\theta \mathrm{d}l \tag{5-17}$$

这表明，电场 a 点的电势，在数值上等于单位正电荷在该点所具有的电势能，也等于单位正电荷从该点经过任意路径移动到电势零点（无穷远处）时电场力所做的功。

电势是标量，是电场所占据空间位置的单值函数。

电势与电势能一样，也是相对量。电势的大小与电势零点的选择有关，电势相对于电势零点有正或负。为了方便，我们一般选无穷远或大地的电势作为电势零点。

3. 电势差 电场中两点电势之差称**电势差**（potential difference），也称**电压**（voltage），即：

$$U_{ab} = V_a - V_b = \int_a^b \boldsymbol{E} \cdot \mathrm{d}\boldsymbol{l} \tag{5-18}$$

这表明，静电场中 ab 两点之间的电势差 U_{ab}，在数值上等于把单位正电荷从 a 点移动到 b 点时，静电场力对其所做的功。对比式 5-14 和式 5-18，在电荷 q_0 从 a 点移动到 b 点的过程中，静电场力对其所做的功，可以通过 ab 两点之间的电势差进行计算：

$$A_{ab} = q_0 U_{ab} = q_0 (V_a - V_b) \tag{5-19}$$

（二）电势的叠加原理

由电场强度的叠加原理，可以得到任意带电系统的静电场在空间 a 点的电势：

$$V_a = \int_a^\infty \left(\sum_{i=1}^n \boldsymbol{E}_i \right) \cdot \mathrm{d}\boldsymbol{l} = \sum_{i=1}^n \left(\int_a^\infty \boldsymbol{E}_i \cdot \mathrm{d}\boldsymbol{l} \right) = \sum_{i=1}^n V_{ai} \tag{5-20}$$

式 5-20 中，V_{ai} 是点电荷 q_i 在 a 点所产生的电势。

这表明,带电系统的静电场中,任一点的电势等于各点电荷单独存在时在该点产生的电势的代数和,这就是**电势的叠加原理**(superposition principle of electric potential)。

由于电势是标量,使用代数和进行叠加。相比之下,电场强度是矢量,需要使用矢量和进行叠加,因此电势的计算相对简单。

(三)电势的计算

1. **点电荷的电势** 在点电荷激发产生的电场中,由式 5-12a 和式 5-14 有:

$$W_a - W_b = A_{ab} = \frac{qq_0}{4\pi\varepsilon_0}\left(\frac{1}{r_a} - \frac{1}{r_b}\right)$$

设终点 b 位于电势能为零的无穷远处,则:

$$W_a = \frac{qq_0}{4\pi\varepsilon_0}\frac{1}{r_a}$$

代入电势的定义式 5-16,就可以得到点电荷电场在 a 点的电势:

$$V_a = \frac{1}{4\pi\varepsilon_0}\frac{q}{r} \tag{5-21}$$

当源电荷 q 为正时,其周围空间的电势为正;当源电荷 q 为负时,其周围空间的电势为负。点电荷电场中的电势,是以点电荷为中心呈球形对称分布的。

2. **点电荷系的电势** 如果电场由 n 个离散分布的点电荷所共同激发,由电势的叠加原理,电场 a 点的电势:

$$V_a = \sum_{i=1}^{n}\frac{1}{4\pi\varepsilon_0}\frac{q_i}{r_i} \tag{5-22}$$

式 5-22 中,r_i 是点电荷系中的 q_i 到 a 点的距离。

3. **连续分布带电体的电势** 如果带电体的电荷是连续分布的,则应将其分解为许多个电荷元 dq,每个电荷元在电场 a 点所产生的电势为:

$$dV_a = \frac{1}{4\pi\varepsilon_0}\frac{dq}{r}$$

根据电势的叠加原理,电场该点的电势是这些电荷元在该点产生电势的代数和,即:

$$V_a = \frac{1}{4\pi\varepsilon_0}\int\frac{dq}{r} \tag{5-23}$$

其中,r 是电荷元 dq 到 a 点的距离。连续分布带电体可以是体电荷、面电荷和线电荷,相应的电势的计算公式分别是:

$$V_a = \frac{1}{4\pi\varepsilon_0}\int_V\frac{\rho dV}{r} \tag{5-24a}$$

$$V_a = \frac{1}{4\pi\varepsilon_0}\int_S\frac{\sigma dS}{r} \tag{5-24b}$$

$$V_a = \frac{1}{4\pi\varepsilon_0}\int_L\frac{\lambda dL}{r} \tag{5-24c}$$

例 5-5　有一半径为 R、电量为 q 的均匀带电圆环(图5-16),求圆环轴线上某点 P 处的电势。

解:计算电势有两种方法。

方法一:将圆环分解为许多线元 $\mathrm{d}l$,如图 5-16 所示,则电荷元 $\mathrm{d}q$ 在 P 点产生的电势为:

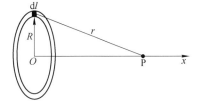

$$\mathrm{d}V = \frac{1}{4\pi\varepsilon_0}\frac{\mathrm{d}q}{r}$$

整个圆环在 P 点产生的电势为:

图 5-16　圆环轴线的电势

$$V = \int_0^q \frac{1}{4\pi\varepsilon_0}\frac{\mathrm{d}q}{r} = \frac{1}{4\pi\varepsilon_0}\frac{q}{r} = \frac{1}{4\pi\varepsilon_0}\frac{q}{(R^2+x^2)^{1/2}}$$

方法二:利用例 5-2 的结果,以及电场和电势的积分关系(式5-17):

$$V = \int_x^\infty \boldsymbol{E}\cdot\mathrm{d}\boldsymbol{l} = \int_x^\infty \frac{1}{4\pi\varepsilon_0}\frac{qx}{(x^2+R^2)^{3/2}}\mathrm{d}x = \frac{1}{4\pi\varepsilon_0}\frac{q}{(R^2+x^2)^{1/2}}$$

根据以上两种方法得到的结果,在 $x = 0$ 的圆环中心处的电势为:

$$V = \frac{1}{4\pi\varepsilon_0}\frac{q}{R}$$

在 $x \gg R$ 处,$(x^2+R^2)^{1/2} \approx x$,圆环电场的电势为:

$$V = \frac{1}{4\pi\varepsilon_0}\frac{q}{x}$$

这表明,就电势而言,在远离圆环的地方,圆环电荷可等效为圆环中心的点电荷。

一般情况下,如果电荷分布为已知,可以通过叠加原理和积分关系两种方法来计算电势。

三、电场强度与电势的关系

(一) 等势面

电场中电场强度的分布可以通过电场线来形象地描绘。作为对比,电场中的电势分布也可以通过**等势面**(equipotential surface)来形象地描绘。等势面是电场中电势相等的点所构成的曲面(图5-17),描绘等势面时,通常规定电场中任意两个相邻等势面之间的电势差相等。这时等势面的疏密程度,就可以用来表示电场的强弱。等势面密集的地方,电场强度大;等势面稀疏的地方,电场强度小。

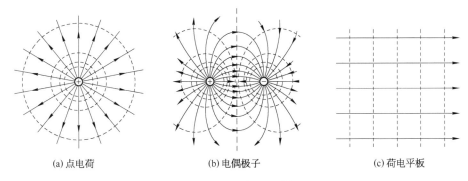

(a) 点电荷　　　　　　(b) 电偶极子　　　　　　(c) 荷电平板

图 5-17　常见电场的等势面

在静电场中,电荷沿等势面移动,电场力不做功。即 $q_0 \boldsymbol{E} \cdot \mathrm{d}\boldsymbol{l} = 0$,因此 $\boldsymbol{E}$ 垂直于 $\mathrm{d}\boldsymbol{l}$。这说明等势面与电场线是互相垂直的。任一点的电场强度 $\boldsymbol{E}$ 的方向与该点的等势面法线方向一致。

这个性质对于研究电场非常有用。许多实际应用中,都是先用实验方法测出其等势面,然后根据这个垂直关系,画出电场线,这就给分析电场带来方便。

当然,与电场线一样,等势面也是一系列假想的曲面,并非真实的存在。

（二）电场强度与电势的关系

电场强度与电势的关系有积分关系和微分关系两种。电势的表达式 5-17 给出了积分关系,现推导微分关系。

设在电场强度为 $\boldsymbol{E}$ 的静电场中有两个相邻的等势面,电势分别为 V 和 $V + \mathrm{d}V$,面上分别有 a 点和 b 点。因为两个等势面非常接近,所以可将 $\boldsymbol{E}$ 视为不变。现将试验电荷 q_0 从 a 点经位移 $\mathrm{d}\boldsymbol{l}$ 移到 b 点,设 $\mathrm{d}\boldsymbol{l}$ 与 $\boldsymbol{E}$ 之间的夹角为 θ,则电场力所做的功为:

$$\mathrm{d}A = q_0 E \cos\theta \mathrm{d}l$$

由于电场力做功等于电势能的减量,故 $\mathrm{d}A = -q_0 \mathrm{d}V$,有:

$$-\mathrm{d}V = E\cos\theta \mathrm{d}l$$

定义 $E_l = E\cos\theta$,表示电场强度 $\boldsymbol{E}$ 在 $\mathrm{d}\boldsymbol{l}$ 方向上的分量,则:

$$E_l = -\frac{\mathrm{d}V}{\mathrm{d}l}$$

上式中的 $\mathrm{d}V/\mathrm{d}l$ 也称为 V 沿 $\boldsymbol{l}$ 方向的方向导数。这表明,电场强度在任一方向上的分量,等于该方向上的方向导数的负值。

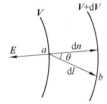

由图 5-18 可见,在两个非常接近的等势面之间,当位移 $\mathrm{d}\boldsymbol{l}$ 的方向与等势面 V 的法线方向 $\mathrm{d}\boldsymbol{n}$ 一致时,$\mathrm{d}l$ 取最小值,则方向导数 $\mathrm{d}V/\mathrm{d}l$ 取最大值（即 $\mathrm{d}V/\mathrm{d}n$）,该最大值称该点电势的**梯度**(gradient)。电势梯度是矢量,其方向是该点附近电势升高最快的方向（即 $\mathrm{d}\boldsymbol{n}$ 方向）。梯度常用 grad 或 $\boldsymbol{\nabla}$ 算符表示,即:

图 5-18 电场强度和电势的关系

$$\boldsymbol{E} = -\mathrm{grad}V = -\boldsymbol{\nabla}V \tag{5-25}$$

这表明,任一点的电场强度等于该点的电势梯度的负值,因此电场线方向沿电势降低的方向。上述微分关系广泛应用于实际计算中,因为电势是标量,计算相对容易。如果知道了电势分布,计算其电势梯度就可以得到电场强度,避免了复杂的矢量运算,简化了计算。

第四节　电偶极子、电偶层和心电知识

一、电偶极子

电偶极子(electric dipole)是指相距很近的两个等量异号点电荷所组成的电荷系统,简称电偶。所谓相距很近是指这两个点电荷之间的距离相对于它们到场点的距离足够小。电偶极子是一种重要的电荷系统,在物理学、化学、生物学、电子学等众多领域有着广泛的应用,有助于

我们描述和解释各种电学现象。

在电偶极子中,从负电荷指向正电荷的有向矢量,称**分离矢量**(separation vector),用 l 表示。电荷电量与分离矢量的乘积,定义为**电偶极矩**(electric dipole moment),简称电矩,用 p 表示,单位是 $C \cdot m$:

$$p = ql \tag{5-26}$$

电矩是矢量,方向由负电荷指向正电荷,是描述电偶极子性质的主要物理量。

如图 5-19 所示,设 a 点(场点)到电偶极子的 $+q$ 与 $-q$ 的距离分别是 r_1 与 r_2,到电偶极子轴线中心的距离为 r。根据电势的叠加原理,电偶极子在 a 点的总电势是:

$$V = V_1 + V_2 = \frac{1}{4\pi\varepsilon_0} \frac{q}{r_1} - \frac{1}{4\pi\varepsilon_0} \frac{q}{r_2} = \frac{q}{4\pi\varepsilon_0} \frac{r_2 - r_1}{r_1 r_2}$$

由于 $r_1 \gg l$,$r_2 \gg l$,从图 5-19 有 $r_1 r_2 \approx r^2$,$r_2 - r_1 \approx l\cos\theta$,因此:

$$V = \frac{q}{4\pi\varepsilon_0} \frac{l\cos\theta}{r^2} = \frac{p}{4\pi\varepsilon_0} \frac{\cos\theta}{r^2} \tag{5-27a}$$

如果用 r 表示电偶极子(中心)到场点的矢径,r_0 为该单位矢径,则 θ 是电矩 p 与单位矢径 r_0 的夹角。这样上式也可写成:

$$V = \frac{1}{4\pi\varepsilon_0} \frac{p \cdot r_0}{r^2} \tag{5-27b}$$

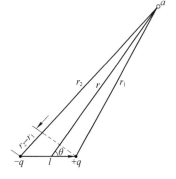

图 5-19　电偶极子的电势

由此可见:① 电偶极子的电势与电矩成正比。说明电矩是反映电偶极子性质的物理量,其大小决定了电偶极子电场的强弱。② 电偶极子的电势与到场源距离的平方成反比,相比于点电荷的电势与距离成反比,减少得更快。③ 电偶极子电场中的电势分布与方位有关。电偶极子的中垂面($\theta = 90°$)为零势面,该零势面将整个电场分为正、负两个对称的区域。正电荷所在一侧为正电势区,负电荷所在一侧为负电势区。

二、电偶层

电偶极子由两个点电荷组成;**电偶层**(electric dipole layer)则由两个相距很近、互相平行,带有等量异号电荷面密度的两个带电表面组成。

如图 5-20 所示,设两层之间的距离为 l,正负电荷层的电荷面密度分别为 $+\sigma$ 和 $-\sigma$。在电偶层上取面积元 dS,其电量 $dq = \sigma dS$。因为 dS 很小,其双层面积元可视为电偶极子,电矩 $dp = l dq = l\sigma dS$。根据式 5-27a,在电偶层外 a 点的电势为:

$$dV = \frac{1}{4\pi\varepsilon_0} \frac{l\sigma dS}{r^2} \cos\theta$$

上式中,r 为面积元到 a 点的距离,θ 为正电荷面积元的外法线与矢径 r 之间的夹角。

定义 $\tau = dp/dS = l\sigma$,表示单位面积内的电矩,称**层矩**(moment of double layer)。层矩是矢量,方向沿正电荷面积元的外法线方向,是描述电偶层性质的主要物理量。

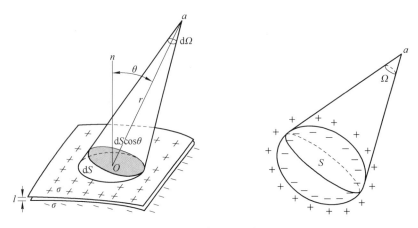

图 5-20　电偶层的电势

考虑到面积元 dS 对 a 点所张的立体角 $d\Omega = \dfrac{dS}{r^2}\cos\theta$（这样定义的 Ω 可正可负），则：

$$dV = \frac{\tau}{4\pi\varepsilon_0}d\Omega$$

对于电荷均匀分布的电偶层，层矩恒定，其电场在 a 点的电势为：

$$V = \frac{\tau}{4\pi\varepsilon_0}\int d\Omega = \frac{\tau\Omega}{4\pi\varepsilon_0} \qquad (5-28)$$

上式中，Ω 是整个电偶层对 a 点所张的立体角。可见，对于均匀分布的电偶层，其周围任一点的电势只取决于电偶层对该点所张的立体角，而与电偶层的形状无关。

闭合曲面对面外的任意一点所张的立体角 $\Omega = 0$，这是因为面向该点的正面立体角和背向该点的背面立体角相互抵消；闭合曲面对面内的任意一点所张的立体角 $\Omega = \pm 4\pi$。因此，均匀分布的闭合曲面电偶层，面外电势为零，面内电势 $V = \pm\tau/\varepsilon_0$（正电荷在内层取正号，正电荷在外层取负号）。但对于不均匀分布的闭合曲面电偶层，面外电势不必为零。

三、心肌细胞的电偶极矩

心脏的跳动由心肌有规律收缩所产生，而这种收缩又是电信号在心肌纤维传播的结果。心肌纤维由大量心肌细胞组成，心肌细胞长约 100 μm，宽约 15 μm。其细胞膜厚为 8～10 nm，实际上是绝缘体，但同时又是具有通透能力的半透膜。膜内的细胞内液和膜外的细胞间液都是导电的电解质。细胞内的蛋白质负离子，由于体积过大无法进出细胞膜，但 Na^+、K^+、Cl^- 等带电离子，可以随着细胞膜的通透性变化而进出细胞膜。可见细胞膜内外存在电位差（电势差），称**膜电位**（membrane potential），其电学效应可用闭合曲面的电偶层模型描写。

1. 极化　心肌细胞在静息时，细胞内外的离子处于相对静止状态，细胞膜内分布着负电荷，细胞外分布着正电荷。由于电荷均匀分布，对内电势为负，对外电势为零，而不显电性。此时的膜电位称**静息电位**（resting potential），细胞的状态称**极化**（polarization）。如图 5-21(a) 所示。

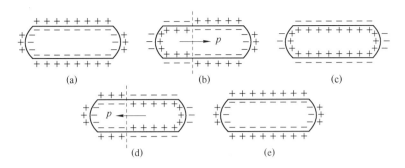

图 5 - 21　细胞的去极和复极

2. 去极　当心肌细胞兴奋时，细胞膜的通透性改变，这时的膜电位称**动作电位**（action potential）。首先，Na^+ 通道被激活，Na^+ 大量进入细胞内，细胞膜内带正电，细胞膜外带负电，这个过程称**去极**（depolarization）。去极由兴奋处开始，沿着细胞向周围传播，这时电荷不再均匀分布。这种不均匀性等效为原来对外不显电性的闭合电偶层之上，叠加一个平面电偶层，如图 5 - 21(b)中虚线界面所示。这样心肌细胞在整体上等效为一个电偶极子，其电矩方向与去极的传播方向相同。

3. 复极　去极过程极其短暂，很快 Na^+ 通道失活关闭，K^+ 通道打开，大量 K^+ 流出，使细胞逐步恢复原来内负外正的带电状态，这个过程称**复极**（repolarization）。此时，心肌细胞也等效为一个电偶极子，但电矩方向与去极时相反，如图 5 - 21(d)所示。在复极结束后，细胞膜的离子泵将 Na^+ 排出，将 K^+ 摄回，使细胞恢复到极化状态，进入下一个心动周期。

四、心电向量和心电向量环

在心动周期中，心肌细胞相当于不断变化的电偶极子。变化的电偶极子产生电流 i，形成**电流偶极子**（current dipole）。相应的电偶极矩的变化率 $\mathrm{d}\boldsymbol{p}/\mathrm{d}t = \mathrm{d}(q\boldsymbol{l})/\mathrm{d}t = i\boldsymbol{l}$（$l$ 不变），定义 $\boldsymbol{j} = i\boldsymbol{l}$ 称**电流偶极矩**（current dipole moment）。它会改变周围空间的电场，引起电势的变化。

由大量心肌细胞组成的心肌，乃至整个心脏，也不断地发生去极和复极。因此，心脏的电学性质在整体上也可等效为一个电偶极子，称**心电偶**（cardiac dipole）。其效应可用**心电向量**（cardiac vector）描写。在心电向量的电流偶极子模型中，心电向量是所有心肌细胞的电流偶极矩的矢量和；在电偶极子模型中，则是电偶极矩的矢量和。两者在一定条件下等价。

心脏是一个立体的脏器，它所产生的心电向量的大小、方向以及向量始端，按心脏各部分的心肌细胞去极和复极的先后顺序，也随时间在空间中不断发生周期性变化。可将各时刻的心电向量平移，使该向量始端固定于一点，则该向量末端将按时间和空间的顺序，形成特定轨迹，称**空间心电向量环**（spatial cardiac vector loop），它是一条随时间和空间位置变化的三维闭合曲线。心脏的正常激动发源于窦房结，在心动周期中，心房先去极和复极，经延时后心室再去极和复极。但心房的复极较弱，不易观察。因此通常认为，心电向量形成三个心电向量环，即心房去极向量环、心室去极向量环、心室复极向量环，并将其编号为 P 环、QRS 环、T 环，分别对应于心电图中的 P 波、QRS 波、T 波，如图 5 - 22 所示。

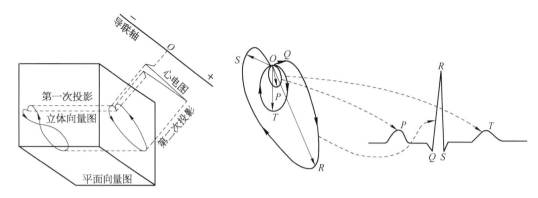

图 5 - 22　空间心电向量环与心电图波形的对应关系

五、心电图的形成

心脏去极、复极过程中形成的心电向量,通过人体的容积导电,在人体各部位产生电势。将心电图机的正负两个电极和人体体表的各部位连接,就可记录下体表电压,得到**心电图**(electrocardiogram, ECG)。每个电极可以连接一个或多个部位,连接的方式称**导联**(lead)。常用的导联有:① 标准导联,也称双极肢体导联;② 加压单极肢体导联;③ 单极胸导联。某一导联中,正负电极之间的连线,称该导联的**导联轴**(axis of lead)。这里所说的电极可以是真实电极也可以是虚拟电极。

在数学上,可以认为心电图是空间心电向量环经过两次投影所形成(图 5 - 22)。首先,空间心电向量环投影到三个相互垂直的平面上,即额面、横面、侧面上,得到平面心电向量环;然后,平面心电向量环投影到导联轴上得到体表电压,从而得到标量心电图,简称心电图。

采用电流偶极子模型,考虑到人体是容积导体,并作均匀性和球形等近似之后,心电向量**P**(即电流偶极矩 **j**)投影到导联轴上(包括双极导联和单极导联)得到的体表电压为:

$$U = \frac{P}{4\pi\gamma} \frac{\cos\theta}{r^2} \qquad (5-29)$$

其中,P 是心电向量的大小,r 是心电偶中心到探测点的距离,θ 是心电向量与导联轴之间的夹角,γ 是人体的电导率。式 5 - 29 与电偶极子的电势公式(式 5 - 27a)在形式上一致。

当然在实际应用中,还需在公式中加入各种修正因子。在心动周期中,所检测到体表电压随时间变化的波形就是心电图。心电图记录的,实际上是心肌活动引起的电压信号随时间变化的曲线。心电图的横坐标表示时间,纵坐标表示电压。心电图的波形可以反映兴奋在心脏内传播的过程以及心脏的机能状态,因此广泛地应用于心脏疾病的诊断。

第五节　电容器和静电场的能量

一、电容器的能量

电容器(capacitor)是一种存储电荷和电势能的装置。电容器一般由两个彼此绝缘又靠近的导体组成,组成电容器的两个导体称电容器的两个极板。

电容器按极板的形状分类,可分为平行板电容器、球形电容器、柱形电容器等;按极板间的电介质分类,可分为空气电容器、纸质电容器、电解电容器、陶瓷电容器等。

细胞膜作为导电的细胞内液和细胞间液之间的绝缘体,也被视为电容器,其电容性质对细胞的电活动产生重要影响。

设电容器极板的最初净电量为零,在电容器两端施加电压 U 时,电子将从一个极板转移到另一个极板,称对电容器充电。电容器经过充电后,使极板分别带上等量异号的电量 $+Q$ 与 $-Q$,其电量 Q 与电压 U 成正比,该比值定义为电容器的**电容**(capacitance),用 C 表示:

$$C = \frac{Q}{U} \tag{5-30}$$

电容的单位是法拉(F),$1\text{ F} = 1\text{ C/V}$。F 是很大的单位,常用的单位是微法($\mu F$)或皮法(pF)($1\text{ pF} = 10^{-6}\ \mu F = 10^{-12}\text{ F}$)。电容器的电容与其带电状态无关,与周围的带电体也无关,完全由电容器的几何结构所决定。电容反映了在电容器的两极板间施加一定电压时,电容极板上所能存储的电量。

最简单的电容器是平行板电容器。设平行板电容器的极板面积为 S,两极板间距离为 d,两极板之间充满电容率为 ε 的均匀电介质。根据高斯定理 $\Phi_E = ES = Q/\varepsilon$,而电压 $U = Ed$,因此其电容为:

$$C = \frac{\varepsilon S}{d}$$

对电容器进行充电,并非瞬间完成,而且需要做功。极板上的电荷越多,所需做功就越多。做功将会使电容器的能量增加,这说明电容器也可以存储能量。把 dq 的电荷从负极板移动到正极板时,如果此时充电电量为 q,极板电压为 u,则外力克服静电力所做功为:

$$dA = u\,dq = \frac{q}{C}\,dq$$

从零电量充电开始,到充电完成带上电量 Q 的整个过程中,外力所做的总功为:

$$A = \int_0^Q \frac{q}{C}\,dq = \frac{Q^2}{2C}$$

这个功等于电容器所存储的电势能:

$$W = \frac{Q^2}{2C} = \frac{1}{2}CU^2 = \frac{1}{2}QU \tag{5-31}$$

这里的 U 是充电完成时的电压,即电容器两端所施加的电压。这说明,电容 C 不但可以反映电容器存储电荷的本领,还反映了其存储能量的本领。

电容器的储能本领是**心脏除颤器**(cardioverter defibrillator)的工作基础。心脏除颤器是一种使用电击来抢救和治疗心律失常的医疗设备,其核心元件就是电容器。其充电储能过程不到 1 分钟,使用时接通放电电路,产生高压放电脉冲。通过电击,可以消除某些心律失常,使心律恢复正常。

二、静电场的能量

电容器的能量到底存储在哪里？从公式 $W = Q^2/2C$ 来看，电容器的能量存储在电荷中。然而静电场总是伴随着静电荷存在的，我们也可以从电场的角度来分析电容器的能量。

现以前面提到的平板电容器为例说明问题。设其极板面积为 S，间距为 d。不考虑边缘效应，则电容器的电场所占有的空间体积 $V = Sd$，这时电容器所存储的能量也可以写成：

$$W = \frac{1}{2}CU^2 = \frac{1}{2}\frac{\varepsilon S}{d}(Ed)^2 = \frac{1}{2}\varepsilon E^2 V \qquad (5-32)$$

现在电容器的能量是以电场强度来表述的，而电场强度是描述电场性质的物理量，这表明电容器的能量存储在电场中。但对于变化的电磁场而言，其传播过程中的电场可以脱离电荷而独立存在，这时并没有电荷相伴随，然而电磁场却是具有电场能量的。这说明能量并非存储在电荷中，而是存储在电场中。只要空间中存在电场，那么该空间就具有电场能量。

平板电容器中的电场均匀地分布在两极板之间的空间中，因此其所存储的电场能量也均匀地分布在电场所占据的体积中。可定义电场能量密度为电场中单位体积内的能量为：

$$w = \frac{W}{V} = \frac{1}{2}\varepsilon E^2$$

上式虽然是在平行板电容器的条件下得到的，但可以证明，它是普遍成立。对于不均匀的电场，电场的能量密度是随空间位置变化的，整个电场的能量为：

$$W = \int_V w\,dV = \int_V \frac{1}{2}\varepsilon E^2\,dV$$

能量是物质固有的属性之一。静电场具有能量，但不是由原子和分子组成，因此静电场是一种特殊形态的物质。

小　结

1. 电场的基本性质　① 力的性质；② 能的性质。

2. 电偶极子　等量异号，相距很近的两个点电荷组成的带电系统。

3. 电偶极矩　$\boldsymbol{p} = q\boldsymbol{l}$。

4. 心电图　心电向量投影到导联轴上得到的体表电压，随时间的变化关系。

5. 电场强度　$\boldsymbol{E} = \dfrac{\boldsymbol{F}}{q_0}$

6. 点电荷的电场强度　$\boldsymbol{E} = \dfrac{q}{4\pi\varepsilon_0 r^2}\boldsymbol{r}_0$

7. 电势　$V_a = \dfrac{W_a}{q_0}$

8. 点电荷的电势　$V_a = \dfrac{1}{4\pi\varepsilon_0}\dfrac{q}{r}$

9. 电势和电场强度的关系　　$V_a = \int_a^\infty \boldsymbol{E} \cdot \mathrm{d}\boldsymbol{l}$

10. 高斯定理　　$\oint_S \boldsymbol{E} \cdot \mathrm{d}\boldsymbol{S} = \dfrac{q^{\mathrm{in}}}{\varepsilon_0}$

11. 电容器的能量　　$W = \dfrac{1}{2}CU^2 = \dfrac{1}{2}\varepsilon E^2 V$

本书配套数字教学资源

习　题

5-1　如图 5-23 所示,有一均匀带电圆盘。设盘的半径为 R,电荷面密度为 $+\sigma$。P 点在圆盘轴线上,与盘心 O 相距为 x。求 P 点的电场强度。

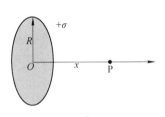

图 5-23　习题 5-1 图

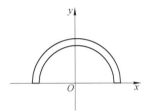

图 5-24　习题 5-2 图

5-2　有一半径为 R 的半圆细环,环上均匀地分布电荷 Q(图5-24)。求环心处的电场强度。

5-3　有一无限大的均匀带电平面,其电荷面密度为 σ。用高斯定理求距离该平面为 r 处的电场强度。

5-4　如图 5-25 所示,有一长为 a,宽为 b 的矩形分布的电荷系统。求对角线交点处的电场强度和电势。

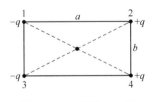

图 5-25　习题 5-4 图

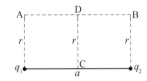

图 5-26　习题 5-5 图

5-5　如图 5-26 所示,已知 $r = 8.0\ \mathrm{cm}$, $a = 12\ \mathrm{cm}$, $q_1 = q_2 = \dfrac{1}{3} \times 10^{-8}\ \mathrm{C}$,电荷 $q_0 = 1.0 \times 10^{-9}\ \mathrm{C}$。求:(1) q_0 从 A 移到 B 时电场力所做的功;(2) q_0 从 C 移到 D 时电场力所做的功。

5-6　水分子电偶极矩 p 为 $6.2 \times 10^{-30}\ \mathrm{C \cdot m}$,某点距离水分子为 $r = 5.0 \times 10^{-9}\ \mathrm{m}$, $\boldsymbol{r}$ 和 $\boldsymbol{p}$ 之间的夹角 θ。求在以下情况下该点的电势(1) $\theta = 0°$;(2) $\theta = 45°$。

5-7　有一空气电容器,由两块间隔很小的平行板所组成,电容为 $1\,000\ \mathrm{pF}$,每一板上的电荷为 $1\ \mu\mathrm{C}$。求:(1) 两板间的电位差是多少? (2) 将间距加大 1 倍需做多少功?

第六章

直 流 电

知识目标

1. 掌握 基尔霍夫定律及其处理复杂电路的基本方法。

2. 熟悉 电流密度矢量、电流的功和功率、电源电动势的概念;一段含源电路的欧姆定律。

3. 了解 惠斯通电桥、电泳、电疗的基本原理。

能力目标

1. 加深和提高对电流密度矢量、电流的功和功率、电源电动势的概念、一段含源电路的欧姆定律、基尔霍夫定律及其处理复杂电路的基本方法的认知和理解,能够利用理论知识分析、解决实际问题。

2. 通过学习惠斯通电桥、电泳、电疗的基本原理,为从事医药领域的临床治疗和检测、科研工作奠定理论基础。

学习目标

在生产和日常生活中,通常使用的电源有直流电源和交流电源两种。把这两种电源分别接在电路中,即形成直流电路或交流电路。

第一节　恒　定　电　流

电荷在电场力的作用下做定向运动形成电流。电荷的携带者可以是不同的带电粒子,如金属导体中是自由电子,电解液中是正、负离子,导电的气体中是正、负离子和电子,半导体中是电子或空穴,这些带电粒子统称载流子。电流的强弱用电流强度 I 来描述。单位时间内通过导体任一横截面的电量,称**电流强度**(current intensity)。如果在 $\mathrm{d}t$ 时间内通过任一横截面的电量为 $\mathrm{d}Q$,则电流强度为:

$$I = \frac{\mathrm{d}Q}{\mathrm{d}t} \qquad (6-1)$$

习惯上把正电荷定向移动的方向规定为电流方向。如果导体中电流的方向不随时间而改变,称**直流电**(direct current);大小和方向都不随时间改变的电流称**恒定电流**(steady current)。载有直流电流的电路称**直流电路**(DC circuits)。

电流强度的单位是安培(A),还有毫安(mA)和微安(μA)。

一、电流密度

电流强度是一个标量,它决定于单位时间内通过任一横截面的电量。它只能描述导体中通过任一横截面电流的整体特征,但不能说明导体的各个截面内电流大小和方向的分布情况。为了更具体地描述导体中的电流分布,定量地研究导体中各点的电荷运动情况,我们引入电流密度这个物理量。设在通有电流的导体内某处取一微小的面积 ΔS,使 ΔS 与该处的场强 E 的方向垂直,如图 6-1 所示,则通过 ΔS 的电流强度 ΔI 与 ΔS 的比值,称为该处的**电流密度**(current density),用符号 J 表示,即:

$$J = \frac{\Delta I}{\Delta S}$$

若把面积元 ΔS 取得无限小,则电流密度矢量 J 的大小可以写成:

$$J = \lim_{\Delta S \to 0} \frac{\Delta I}{\Delta S} = \frac{dI}{dS} \qquad (6-2)$$

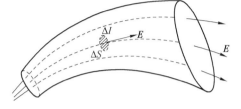

图 6-1　电流密度矢量

J 在数值上等于通过该点单位垂直面积的电流强度,即单位时间内通过单位垂直面积的电量。电流密度是矢量,它的方向是在该点的正电荷运动方向,即是该点的场强 E 方向。为:

$$\boldsymbol{J} = \frac{dI}{dS} \boldsymbol{n}_0 \qquad (6-3)$$

式 6-3 中,$\boldsymbol{n}_0$ 表示某点处正电荷运动方向的单位矢量。

电流密度的单位是安·米$^{-2}$(A·m^{-2})。由上述定义可知流过某截面的电流强度 I 为:

$$I = \iint_S \boldsymbol{J} \cdot d\boldsymbol{S}$$

上式中,$d\boldsymbol{S}$ 为在该点处的任一面积元。若面积元 $d\boldsymbol{S}$ 的正法线与电流密度矢量方向之间的夹角为 θ,则上式可写成:

$$I = \iint_S \boldsymbol{J} \cdot d\boldsymbol{S} = \iint_S J \cos\theta \, dS \qquad (6-4)$$

由式 6-4 可知,I 是对某一个导体截面而言,是一个标量;而 $\boldsymbol{J}$ 是对某一点而言,它是一个矢量,反映电流所在空间各点电荷流动的情况。也就是说,电流强度是电流密度的通量。

二、欧姆定律的微分形式

欧姆定律(Ohm's law)的一般形式为 $I = \dfrac{U_1 - U_2}{R} = \dfrac{U_{12}}{R}$,它说明在温度一定时,通过粗细均匀导体中的电流与导体两端电势差的关系,该式称欧姆定律的积分形式。式中的 R 为导体的电阻,它与导体的材料和几何形状有关。由实验得知,对于粗细均匀的导体,当导体的材料和温度一定时,导体越细长,导体的电阻值就越大。就是说,导体的电阻与它的长度 L 成正比,

与它的截面积 S 成反比,即 $R = \rho \dfrac{L}{S}$,式中比例系数 ρ 称**电阻率**(resistivity),它与材料的性质有关,单位是欧姆·米($\Omega \cdot m$)。电阻率的倒数 $\sigma = \dfrac{1}{\rho}$,称**电导率**(conductivity),单位是西门子·米$^{-1}$($S \cdot m^{-1}$)。

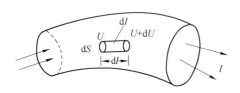

图 6-2 欧姆定律的微分形式

对于不均匀导体,我们必须了解导体内部各点的导电情况。为此,在图 6-2 的导体中,沿电流方向取长度为 dl、底面积为 dS 的圆柱体元,两端的电势分别为 U 和 $U+dU$。由欧姆定律可知,通过圆柱体元的电流强度为:

$$dI = \frac{U - (U + dU)}{R} = -\frac{dU}{R}$$

而圆柱体元的电阻可表示为 $R = \rho \dfrac{dl}{dS}$,代入上式可得:

$$dI = -\frac{dU}{R} = -\frac{1}{\rho} \frac{dU}{dl} dS \quad \text{或} \quad \frac{dI}{dS} = -\frac{1}{\rho} \frac{dU}{dl}$$

因为 $\dfrac{dI}{dS} = J$,$E = -\dfrac{dU}{dl}$,所以

$$J = \frac{E}{\rho} = \sigma E \tag{6-5}$$

由于电流密度 $\boldsymbol{J}$ 和场强 $\boldsymbol{E}$ 都是矢量,且方向相同,因此式 6-5 可写成矢量式:

$$\boldsymbol{J} = \frac{\boldsymbol{E}}{\rho} = \sigma \boldsymbol{E} \tag{6-6}$$

这就是欧姆定律的微分形式,它表明通过导体中任意一点的电流密度与该处的电场强度成正比。由于电流密度与导体的性质有关,而与导体的形状、大小无关。因此,它揭示了大块导体中的电场和电流分布之间的函数关系,比积分形式的欧姆定律具有更深刻的意义,适用于任何导体以及非稳恒电场。

三、电流的功和功率

关于电功和电功率的概念,中学物理课程中都讨论过,这里再简单的复习一下。

设有一段导线 AB,电阻为 R,其两端 A、B 间的电势差为 $U_1 - U_2$,通过的电流强度为 I(图 6-3)。我们知道在稳恒电流的情形下,在时间 t 内,通过导线 AB 内任一横截面处的电量 q 都等于 It。这里,在时间 t 内,导线内电场力对各处运动电荷所做的功的总和,相当于一个电量为 q 的电荷从 A 点移到 B 点时,电场力对 q 所做的功。所以其值为:

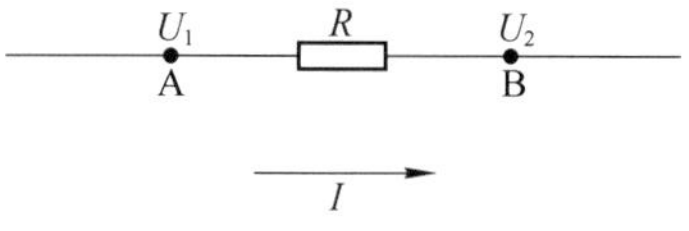

图 6-3 电流的功

$$A = q(U_1 - U_2) = It(U_1 - U_2) \tag{6-7}$$

这功通常称**电流的功**(electric work),简称电功。相应的功率为:

$$P = \frac{A}{t} = I(U_1 - U_2) \tag{6-8}$$

这功率称**电流的功率**(electric power),简称电功率。电流的功的单位是焦耳(J),电流功率的单位是瓦特(W)。

$$1 J = 1 A \times 1 V \times 1 S$$

$$1 W = 1 J \cdot S^{-1} = 1 A \times 1 V$$

应当注意的是,电流的功是外电源所供能量的量度。关于电源的问题,将在下一节讨论。

<h2 style="text-align:center">第二节　直 流 电 路</h2>

一、一段含源电路的欧姆定律

(一) 电源和电动势

电源(power source)是一种通过非静电力做功把其他形式的能量转化为电能的装置。不同类型的电源中,非静电力的本质是不同的,常用的电源有化学电池、光电池等。

如图 6-4 所示,每一电源都有正负两个极。正电荷由正极流出,经过外电路流入负极,然后在电源内非静电力作用下,正电荷从负极经电源内部流到正极。电源内部的电路称内电路,电源以外的部分电路称外电路,内、外电路组成闭合电路。在电源的作用下,电荷在闭合电路中不断地流动,形成电流。

用 $\boldsymbol{E}_k$ 表示单位正电荷在电源中所受的非静电力,我们把通过电源内部将单位正电荷由负极移到正极时非静电力所做的功称**电源的电动势**(electromotive force),用符号 ε 表示,即:

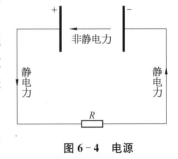

图 6-4　电源

$$\varepsilon = \int \boldsymbol{E}_k \cdot \mathrm{d}\boldsymbol{l} \tag{6-9}$$

式 6-9 中,ε 是电动势,单位为伏特(V)。电动势是标量,为方便起见,通常规定从电源负极经电源内部指向正极的方向为电动势方向。电源电动势的大小只取决于电源本身的性质。每个电源具有一定的电动势,而与外电路无关。

由于非静电力只存在于电源内部,将式 6-9 改写成绕闭合回路一周的环路积分,其积分值不变,即:

$$\varepsilon = \oint_l \boldsymbol{E}_k \cdot \mathrm{d}\boldsymbol{l} \tag{6-10}$$

式 6-10 表示电源的电动势在数值上等于单位正电荷绕闭合回路一周时,非静电力所做的功。还表明,$\boldsymbol{E}_k$ 沿闭合路径的环路积分不为零,这说明非静电力与静电力有本质的区别。

（二）欧姆定律

含有一个或几个电源的一段电路称一段含源电路。在电路计算中,经常遇到需要计算一段含

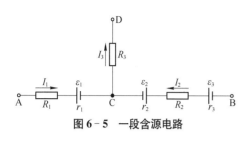

图 6-5 一段含源电路

源电路的端电压的问题。图 6-5 中,ACB 就是一段含源电路。我们来讨论 A、B 两点的电势差,电流参考方向如图 6-5 所示,绕行方向由 A→B,然后用电路上电势变化的方法求 A、B 两点的电势差。即沿着选定的绕行方向(A→B),当通过某一电路元件(电源或电阻)时发生电势降,则其电压值记为正;若为电势升,则其电压值为负;则图 6-5 中 A、B 两点的电势差为:

$$U_{AB} = V_A - V_B = I_1 R_1 + \varepsilon_1 + I_1 r_1 - \varepsilon_2 - I_2 r_2 - I_2 R_2 + \varepsilon_3 - I_2 r_3$$

即:

$$U_{AB} = (\varepsilon_1 - \varepsilon_2 + \varepsilon_3) + (I_1 R_1 + I_1 r_1 - I_2 r_2 - I_2 R_2 - I_2 r_3)$$

写成普遍形式为:

$$U_{AB} = \sum \varepsilon + \sum IR \tag{6-11}$$

式 6-11 表明,在含源电路中任意两点的电势差等于这两点间所有电源和电阻上的电势降落的代数和,这就是一段含源电路的欧姆定律。在应用这一公式时,需注意 $\sum \varepsilon$ 和 $\sum IR$ 是按电势降落的约定来进行计算的。即当选定的绕行方向由电源的正极到负极时,则电源的电势降为正,记作 $+\varepsilon$,反之为 $-\varepsilon$;当选定的绕行方向与电阻的电流参考方向一致时,电阻的电势降为正,记作 $+IR$,反之为 $-IR$。电源内阻 r 的电势降处理方法与外电阻 R 完全相同。

例 6-1 在图 6-6 所示的电路中,电池电动势 $\varepsilon_1 = 2$ V, $\varepsilon_2 = 4$ V,电阻 $R_1 = R_2 = 2\ \Omega$, $R_3 = 6\ \Omega$。求:(1)电路中的电流强度 I 是多少? (2)A、B、C 相邻两点间的电势差是多少?

解:(1)ε_1 与 ε_2 的方向相反,且 $\varepsilon_1 < \varepsilon_2$。设电路中电流方向如图 6-6 所示的逆时针方向。根据闭合电路欧姆定律,得:

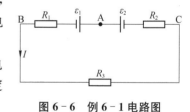

图 6-6 例 6-1 电路图

$$I = \frac{\varepsilon_2 - \varepsilon_1}{R_1 + R_2 + R_3} = \frac{4-2}{2+2+6} = 0.2(\text{A})$$

(2)根据一段含源电路的欧姆定律,A 与 B 两点之间的电势差为:

$$U_{AB} = V_A - V_B = \varepsilon_1 + I_1 R_1 = 2 + 0.2 \times 2 = 2.4(\text{V})$$

即 A 点的电势高于 B 点的电势。

若从 ACB 这一段电路来计算 A、B 两点的电势差,则有:

$$U_{AB} = V_A - V_B = \varepsilon_2 - IR_2 - IR_3 = 4 - 0.2 \times 2 - 0.2 \times 6 = 2.4(\text{V})$$

其所得结果相同,但显然不如第一种方法简单。在遇到实际问题时,要注意灵活应用,尽量做到简单方便。

同理 A 与 C 两点之间的电势差为:

$$U_{AC} = V_A - V_C = \varepsilon_2 - IR_2 = 4 - 0.2 \times 2 = 3.6 (V)$$

即 A 点的电势高于 C 点的电势。

B 与 C 两点的电势差为：

$$U_{BC} = V_B - V_C = IR_3 = 0.2 \times 6 = 1.2 (V)$$

即 B 点的电势高于 C 点的电势。

二、基尔霍夫定律

用欧姆定律只能处理一些简单的电路问题,而在许多实际电路中,经常需要解决一些比较复杂的电路问题,如图 6-7 所示是一个多回路电路也称分支电路。解决这类电路问题,如果应用**基尔霍夫**(Kirchhoff)定律计算,就比较方便。基尔霍夫定律由基尔霍夫第一定律和基尔霍夫第二定律组成。

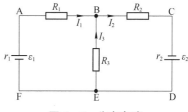

图 6-7　分支电路

一个复杂的直流电路通常是由多个电源和多个电阻连接而成,我们把由一个电器元件组成或多个电器元件串联而成的无分支的通路称**支路**(branch),在同一支路中电流处处相等。图 6-7 电路中包含三条支路：BAFE、BE、BCDE。三条或更多支路的汇合点称**节点**(node),图中 B 点和 E 点为节点。两条或更多条支路构成的闭合通路称**回路**(loop),图中的支路组成三个回路：ABEFA、BEDCB 及 ABCDEFA。总之,在复杂电路中,相互连接的支路形成多个节点及多个回路。

（一）**基尔霍夫第一定律**

在恒定的直流电路中,根据电流的连续性原理,所有流进节点的电流之和应该与所有从该节点流出的电流之和相等。如果我们规定：流进节点的电流为正,从节点流出的电流为负,则汇于节点的各支路电流的代数和为零。若汇于节点的电流有 n 个,那么：

$$\sum_{i=1}^{n} I_i = 0 \qquad\qquad (6-12)$$

式 6-12 所表示的就是**基尔霍夫第一定律**(Kirchhoff first law)或**节点电流定律**(node current law)。

对于图 6-7 中 B 点,可以写出方程：

$$I_1 - I_2 + I_3 = 0$$

对于 E 点可以写出方程：

$$I_2 - I_1 - I_3 = 0$$

显然这两个方程中只有一个独立方程。一般说来,如果电路有 n 个节点,则可以写出 $(n-1)$ 个彼此独立的节点方程。

（二）**基尔霍夫第二定律**

在直流电路中,每一点都有一个恒定的电势,并且不随时间变化。我们把关于一段含源电路的欧姆定律应用到闭合回路上,从电路中某点出发,沿回路绕行一周,再回到原点,则在绕行过程中各段电路电势差的代数和恒等于零。即 A、B 两点重合,$U_{AB} = 0$,则有：

$$\sum_i I_i R_i + \sum_j \varepsilon_j = 0 \qquad\qquad (6-13)$$

式 6-13 表明,任意闭合回路中各电阻元件上的电势降落的代数和等于电源电动势的代数和。这就是**基尔霍夫第二定律**(Kirchhoff second law),也称**回路电压定律**(loop voltage law)。

在应用式 6-13 时,首先要选定回路的绕行方向,沿绕行方向确定各项前面的正负号。其符号规则与应用式 6-11 的规定相同。对于图 6-7 中的三个回路,选顺时针方向绕行可写出三个方程:

$$-\varepsilon_1 + I_1 R_1 + I_1 r_1 - I_3 R_3 = 0 \qquad\qquad ①$$

$$-\varepsilon_2 + I_3 R_3 + I_2 R_2 + I_2 r_2 = 0 \qquad\qquad ②$$

$$-\varepsilon_1 - \varepsilon_2 + I_1 R_1 + I_1 r_1 + I_2 R_2 + I_2 r_2 = 0 \qquad\qquad ③$$

显然将上式①加式②可得到式③,式③不是独立的。因此,新选定的回路中,至少应有一条支路在已选回路中未曾出现过,这样新选的回路称独立回路,如此列出的回路方程才是独立的。

基尔霍夫电压定律不仅应用于闭合回路,也可以推广应用于回路中的部分电路。应当注意的是,基尔霍夫两个定律具有普遍性,它们既适用于由各种不同元件所构成的电路,也适用于任一瞬时变化的电流和电压。

我们解分支电路的典型题目是已知全部电源及电阻的数据,求各支路的电流强度。因此,支路的条数即为未知电流个数。如果节点为 n,则根据基尔霍夫第一定律就可写出 $(n-1)$ 个独立节点方程。设未知电流数为 p,可适当选择 $(p-n+1)$ 个独立回路,根据基尔霍夫第二定律列出回路方程。联立解此代数方程组就可以求出各支路的电流。

应用基尔霍夫定律解分支电路的步骤如下:① 假设汇于各节点的所有分支电路中的电流强度参考方向;② 对选定的闭合回路确定一个绕行方向,电路中 $\sum \varepsilon$ 和 $\sum IR$ 各项的符号按一段含源电路的欧姆定律的规定处理;③ 根据基尔霍夫第一、第二定律列出方程组,它们应是彼此独立的,其方程个数应与未知数个数相等,然后解方程组。

例 6-2 求图 6-8 所示电路中的电流强度 I_1、I_2 和 I_3。以及 A、D 两点电势差 $V_A - V_D$。

解: 假定的电流参考方向及沿闭合回路的绕行方向如图 6-8 所示。应用基尔霍夫第一定律于 B 点,得到:

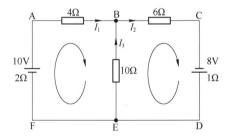

图 6-8 基尔霍夫定律的应用

$$I_1 - I_2 + I_3 = 0$$

应用基尔霍夫第二定律于闭合回路 BEFAB 和 BCDEB,得到:

$$4I_1 - 10I_3 + 2I_1 - 10 = 0$$
$$10I_3 + 6I_2 + I_2 - 8 = 0$$

联立以上三个方程解得:

$$I_1 = \frac{125}{86}(A); \quad I_2 = \frac{57}{43}(A); \quad I_3 = -\frac{11}{86}(A)$$

在实际问题中,某些支路中电流的方向事先往往难于判断,可以暂时对每一支路的电流给一个假定的参考方向,但必须保证每一支路只有一个电流方向。如果某一支路中电流的计算结果为正值,说明事先假定的方向与电流的实际方向一致;如果算出某一支路的电流为负值,就说明事先假定的方向与电流的实际方向相反。在上面的结果中 I_3 带有负号,说明实际电流方向与图中原来假定的参考方向相反。

计算 $V_A - V_D$ 时,选取从 A 到 D 的走向可以是 ABCD 或 ABED 或 AFED。现在以走向 ABCD 为例,即:

$$V_A - V_D = 4I_1 + 6I_2 + I_2 - 8 = 4 \times \frac{125}{86} + 6 \times \frac{57}{43} + \frac{57}{43} - 8 = \frac{305}{43}(\text{V})$$

若以走向 ABED 来计算,可得同样结果。

$$V_A - V_D = 4I_1 - 10I_3 = 4 \times \frac{125}{86} - 10 \times \left(-\frac{11}{86}\right) = \frac{305}{43}(\text{V})$$

例 6-3 **惠斯通电桥**(Wheatstone bridge)能够比较精确地测量电阻,是目前广泛使用的一种仪器,其结构如图 6-9 所示,图中 R 为待测电阻,R_0 为已知电阻,AC 间是一根粗细均匀的电阻丝,其电阻值为 $R_1 + R_2$,R_g 是灵敏电流计 G 的内阻,D 是滑动触头,ε 为电源电动势,K 是开关,各支路电流方向如图 6-9 所示,求灵敏电流计的电流 I_g 与待测电阻 R 的关系。

解: 电路中共有 4 个节点,应用基尔霍夫第一定律可写出 3 个电流方程,为第一组方程。

对 A 点 $I = I_1 + I_4$

对 B 点 $I_4 = I_g + I_3$

对 D 点 $I_g + I_1 = I_2$

此电桥电路中可取三个独立回路,应用基尔霍夫第二定律可建立三个回路电压方程,为第二组方程。回路均选取顺时针方向为绕行方向。

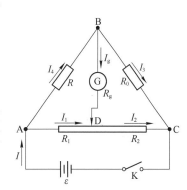

图 6-9 惠斯通电桥

对 ABDA 回路 $I_4 R + I_g R_g - I_1 R_1 = 0$

对 BCDB 回路 $I_3 R_0 - I_2 R_2 - I_g R_g = 0$

对 ACεA 回路 $I_1 R_1 + I_2 R_2 - \varepsilon = 0$

联立上述两组方程中的 6 个方程式,就可以解得各支路上电流的数值。流过 R_g 的电流 I_g 为:

$$I_g = \frac{(R_1 R_0 - R R_2)\varepsilon}{R R_0 (R_1 + R_2) + R_1 R_2 (R + R_0) + R_g (R + R_0)(R_1 + R_2)} \tag{6-14}$$

由式 6-14 可知,当 $R_1 R_0 = R R_2$ 时,$I_g = 0$,此电桥称**平衡电桥**(balance bridge)。利用它可测 R 的值,方法是先调节滑动触头 D 以改变 R_1 和 R_2 的比值(通常 AC 是一根粗细均匀的电阻丝,故 R_1 和 R_2 的比值可以用相应的长度比 l_1/l_2 来代替),直到 $I_g = 0$。此时 $R_1 R_0 = R R_2$,可得待测电阻为:

$$R = R_0 \frac{l_1}{l_2}$$

当 $R_1 R_0 \neq R R_2$ 时，I_g 不为零，电桥称不平衡电桥。不平衡电桥工作时，若保持 R_1、R_2、R_0、R_g 及 ε 不变，只让 R 可变，则 I_g 只是随 R 的大小而变。在电流计的刻度盘上可以直接标明电阻值的大小。

弹簧压力测痛计是不平衡电桥的应用。其结构如图 6-10 所示，图中 OO' 是绕在滑杆 1 上的电阻丝，电桥左臂的 A、B 两端分别与滑动触头 2 和 O 点连接。测痛前，先接通开关 K，然后调节可变电阻 R_4，使电桥平衡，即灵敏电流计中的 $I_g = 0$。再将对皮肤施加压力的尖端 3 对准

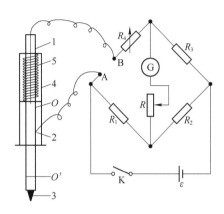

图 6-10　弹簧压力测痛计结构图

测试部位，用手垂直压下外套筒 4，直到受试者感到疼痛为止。这时弹簧被压缩，滑动触头 2 便随套筒下移，弹簧的压缩量是与施加的压力成正比的，压力愈大，弹簧被压缩愈多，套筒与滑动触头下移也愈多，于是 AB 间的电阻增加愈多，I_g 变化就愈大。所以，I_g 的大小可用来衡量压力的大小。压力大方感疼痛，表明被测试者的痛阈高；反之，压力小就感疼痛，表示痛阈低。这种测痛计是研究中药或针刺麻醉效果的一种简易仪器，在用药或针刺前，先测出患者痛阈的高低；在用药或针刺后，再测其痛阈改变的程度，用数据来表明药物或针刺的镇痛作用，如此既直观又便于比较。

三、电泳和电疗

（一）电泳

人体的细胞外液（组织液和血浆）中除含有无机盐电解后的正、负离子外，还有带电或不带电的有机分子或悬浮胶粒，带电胶粒有细胞、病毒、球蛋白分子或合成粒子。在电场作用下，带电胶粒发生迁移的现象称**电泳**（electrophoresis）。由于不同胶粒的分子量不同，体积不同，所带电量也不同，因此在电场作用下它们的迁移速度一般是不相同的。可利用电泳的方法将标本中的不同成分分开，这种方法已成为生物化学研究、制药及临床检验的常用手段。如血浆中包含有好几种蛋白质，有白蛋白、球蛋白、纤维蛋白原等。在电场作用下对血液进行电泳就可以把这一混合物的成分分开，便于进一步进行研究。较精细的电泳技术可以把人体血浆中多达 40 余种蛋白质分开。

图 6-11 是一种简单的电泳装置示意图，两个电极分别放在盛有缓冲液的两个容器内，把滤纸条的两端分别浸在缓冲液中，待滤纸全部被缓冲液润湿后将少量待测标本滴在滤纸上，然后将两电极与直流电源接通。在电场的作用下，标本中的带电胶粒开始泳动，由于不同胶粒的迁移速度不同，经过一段时间后，它们的距离就逐渐拉开。最后把滤纸烘干，进行染色。根据颜色的深浅来求得各种胶粒成分的浓度和所占的比例。例如，血清蛋白中含有白蛋白和 α_1、α_2、β、γ 球蛋白等各种蛋白质，利用电泳技术就可以把这几种蛋白质分开，图 6-12、图 6-13 是正常血清电泳图谱和光密度扫描后电泳图谱。烘干滤纸后，进行染色，可见几条鲜明的色带。把色带一一剪下，并把它们分别溶于脱色剂

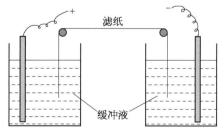

图 6-11　电泳装置的示意图

中,再进行比色测定,就可求得各种蛋白质占蛋白质总量的百分率。正常参考值:Alb:57%~68%;α_1:1.0%~5.7%,α_2:4.9%~11.2%,β:7%~13%,γ:9.8%~18.2%。

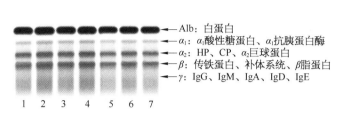

→Alb:白蛋白
→α_1:α_1酸性糖蛋白、α_1抗胰蛋白酶
→α_2:HP、CP、α_2巨球蛋白
→β:传铁蛋白、补体系统、β脂蛋白
→γ:IgG、IgM、IgA、IgD、IgE

图 6-12 正常血清电泳图谱

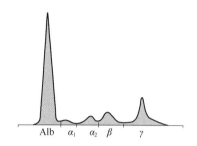

图 6-13 光密度扫描后的正常血清电泳图谱

(二)电疗

在临床上,利用直流电可以达到治疗某些疾病的作用,这种方法称**电疗**(electrotherapy)。

1. **直流电疗法** 给机体通以较低电压的直流电来治疗疾病的方法称直流电疗法。该疗法对静脉血栓有独特的作用,对骨愈合有显著疗效。其治疗作用主要有:扩张血管,促进局部血液循环;改变组织含水量;改善局部营养和代谢;调节自主神经或内脏功能;消炎镇痛;增强神经兴奋性;电解拔毛和除去皮肤赘生物等。

2. **直流电离子导入疗法** 利用直流电场将药物离子从皮肤引入机体的方法称直流电离子导入疗法。该疗法兼有直流电和药物的双重治疗作用。具体的方法是:将欲引入人体的药物溶液浸湿滤纸或纱布衬垫,放在人体的相关部位,按照药物离子的极性,把药物衬垫放在相应的电极下。即阳离子药物衬垫必须放在阳极下,而阴离子药物衬垫则放在阴极下。另一不含药物的湿衬垫放在另一电极下。然后,通入直流电,便能使药物离子导入人体,经体液带至体内,达到治疗目的。

对药物的极性,一般可根据药物的化学结构式来分析,或用电泳法来测定。

离子导入疗法的特点是:可以使药物直接进入体表浅层部位,并在局部保持高的浓度,而增加疗效,特别是那些口服药物不易达到的部位。药物在皮肤内形成离子堆积,逐渐消散进入深部,因而在体内作用时间长。其不会损伤皮肤,不引起疼痛,不刺激胃肠道,具有电疗和药物的综合治疗作用。

小 结

1. **电流强度** 如果在 dt 时间内通过任一横截面的电量为 dQ,则电流强度为:

$$I = \frac{dQ}{dt}$$

电流强度的单位是安培(A)。

2. **电流密度** 电流密度矢量 $\boldsymbol{J}$ 在数值上等于通过该点单位垂直面积的电流强度,即单位时间内通过单位垂直面积的电量;它的方向是在该点的正电荷运动方向,即该点的场强 $\boldsymbol{E}$ 方向。即:

$$\boldsymbol{J} = \frac{\mathrm{d}I}{\mathrm{d}S}\boldsymbol{n}_0$$

上式中，$\boldsymbol{n}_0$ 表示该点正电荷运动方向的单位矢量，电流密度的单位是安·米$^{-2}$（A·m^{-2}）。

3. 欧姆定律的微分形式　$\boldsymbol{J} = \dfrac{\boldsymbol{E}}{\rho} = \gamma\boldsymbol{E}$

上式中，γ 称为电导率，等于电阻率的倒数 $\gamma = \dfrac{1}{\rho}$，单位是西门子每米（S·m^{-1}）。欧姆定律的微分形式表明，通过导体中任意一点的电流密度与该处的电场强度成正比。

4. 电流的功和功率

$$A = q(U_1 - U_2) = It(U_1 - U_2)$$

这功称电流的功（简称电功），单位为焦耳（J）。

$$P = \frac{A}{t} = I(U_1 - U_2)$$

这功率称电流的功率（简称电功率），单位为瓦特（W）。

5. 电源电动势　我们把通过电源内部将单位正电荷由负极移到正极时非静电力所做的功称电源的电动势，用符号 ε 表示。即：

$$\varepsilon = \int \boldsymbol{E}_\mathrm{k} \cdot \mathrm{d}\boldsymbol{l}$$

电动势是标量，单位是伏特（V）。通常规定从电源负极经电源内部指向正极的方向为电动势方向。

6. 一段含源电路的欧姆定律　在含源电路中任意两点的电势差等于这两点间所有电源和电阻上的电势降落的代数和，这就是一段含源电路的欧姆定律。

$$U_{\mathrm{AB}} = \sum \varepsilon + \sum IR$$

7. 基尔霍夫第一定律　在恒定的直流电路中，汇于节点的各支路电流的代数和为零。即：

$$\sum_{i=1}^{n} I_i = 0$$

8. 基尔霍夫第二定律　沿任意闭合回路绕行一周回到出发点时，回路中各元件的电势降落的代数和为零。

$$\sum_i I_i R_i + \sum_j \varepsilon_j = 0$$

习　题

6-1　一电路如图 6-14 所示，$\varepsilon_1 = 12\ \mathrm{V}$，$\varepsilon_2 = 9\ \mathrm{V}$，$\varepsilon_3 = 8\ \mathrm{V}$，$r_1 = r_2 = r_3 = 1\ \Omega$，$R_1 = R_2 = R_3 = R_4 = R_5 = 2\ \Omega$，求：(1) A、B 两点间的电势差；(2) C、D 两点间的电势差；(3) 如果 C、D 两点短路，则 A、B 两点间的电势差又如何？

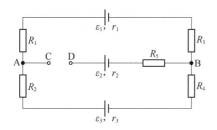

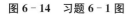

图 6-14 习题 6-1 图

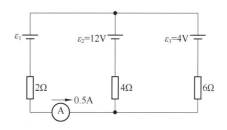

图 6-15 习题 6-2 图

6-2 在图 6-15 所示的电路中,求电池 1 的电动势 ε_1。其中,电池 2、3 的电动势和各电阻均已知,安培计 A 的读数为 0.5 A,电流方向如图。(注意:当电源、安培计的电阻未指明时,可认为电源、安培计是理想的,即无内阻。)

6-3 在图 6-16 所示电路中,$\varepsilon_1 = 2$ V,$\varepsilon_2 = \varepsilon_3 = 4$ V,$R_1 = R_3 = 1$ Ω,$R_2 = 2$ Ω,$R_4 = R_5 = 3$ Ω,求:(1) 各支路中的电流;(2) A、B 两点间的电势差 U_{AB}。

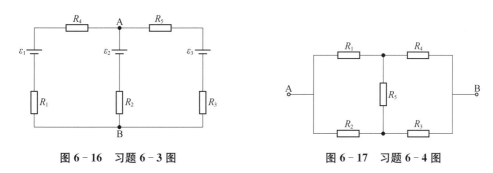

图 6-16 习题 6-3 图

图 6-17 习题 6-4 图

6-4 5 个电阻连接如图 6-17 所示,已知 $R_1 = R_3 = 4$ Ω、$R_2 = R_4 = 2$ Ω、$R_5 = 1$ Ω,求 A、B 间的电阻 R_{AB};如果拆去 R_5,则 $R_{AB} = ?$

第七章

电 磁 现 象

学习目标

知识目标

1. 掌握 磁感应强度、磁场中的高斯定理、安培环路定理和磁场对运动电荷的作用规律及其应用。

2. 熟悉 霍尔效应、电流产生磁场的规律；磁场对电流的作用规律及其应用，电磁感应现象及其基本定律、感应电动势产生的本质。

能力目标

1. 加深和提高对磁感应强度的概念、毕奥-萨伐尔定律、稳恒磁场的高斯定理、安培环路定理、洛伦兹力和安培力公式的认知和理解，能够利用电磁现象理论知识分析、解决实际问题。

2. 通过学习电磁感应的本质与磁场的生物效应，为从事医药领域的临床诊断和科研奠定理论基础。

丹麦物理学家奥斯特（Hond Cristian Oersted）在 1820 年，发现了载流导线对小磁针的作用，表明运动电荷可产生磁效应。法国数学家安培（Aandre-Marie Ampere）在 1822 年提出一切磁现象都起源于电流磁现象本质的假说。英国物理学家、化学家法拉第（Michael Faraday）在 1831 年发现了电磁感应现象，表明电流可由磁场的变化产生。这些现象揭示了磁和电之间的内在联系，促进了人类对电和磁的广泛应用。对磁现象的研究和应用涉及多个领域，在医学方面，磁技术的应用为临床诊断和治疗开辟了新的途径。例如，对人体生物磁场的测量是了解人体组织和器官的功能、健康情况的一个重要指标。可利用脑磁图推断癫痫患者的病灶部位；通过肺磁图可更早地发现肺部受到粉尘污染的职业患者；心磁图的检测对右心房、左心室增大和心肌劳损的诊断等具有重要意义。同时，磁场对生物体会产生生物效应。人们通过对于生物体的磁性研究，从另一个角度认识生物体的结构及其功能，对人体生命活动过程和疾病的发生的微观机制进行新的了解，并利用各种类型的磁场来控制、调节生命活动的过程和治疗疾病等，以更好地为人类健康服务。

第一节　磁场和磁感应强度

一、磁场

永磁体和运动电荷在其周围空间存在的一种特殊形式物质——**磁场**（magnetic field）。磁场与电场一样，是物质存在一种特殊形式。磁场对在磁场中运动的电荷或载流导体、永磁体有力的作用；载流导体在磁场内移动时，磁场对载流导体做功，即具有能量，空间上也有一定的分布规律。现在已经知道，无论是永久磁铁的磁性，还是电流的磁性，磁现象的本质都是来源于电荷的运动。运动电荷、传导电流和永磁体是产生磁场的来源。根据磁场的观点，磁体之间的相互作用是通过磁场进行的。电流与磁体之间、电流与电流之间、运动电荷与运动电荷之间的相互作用，都可以看成它们中任意一个所激发的磁场对另一个施加作用力的结果。电流产生的磁场对磁针及电流有作用力，磁铁对电流同样也有作用力，这些现象揭示了磁现象与电现象之间的本质联系。

安培的"分子电流假说"认为一切磁现象都起源于电流。磁性物质的分子中存在着分子电流，物质的磁性就是决定于这些分子电流对外磁效应的总和。无论是永磁体的磁性，还是电流的磁性，都来源于电荷的运动。

二、磁感应强度

由于磁场对处在其中的运动电荷有作用力，可以从力的角度引入磁感应强度 B 的概念来描述磁场的性质。

在磁场中放入一个电量足够小的正实验电荷 q_0，当实验电荷 q_0 以速度 v 经过磁场中任意点时，研究所受磁场力 F 与 q_0、v 及该点磁场的性质关系发现：

（1）实验电荷通过磁场中某点时都会受到磁场力的作用。当电荷 q_0 沿某一特定方向或其相反方向通过该点运动时，所受磁场力为零，这个特定方向就是该点的磁感应强度方向。

（2）当实验电荷 q_0 沿不同方向运动时，它所受的磁场力大小不等，力的大小与它的速度方向和磁感应强度方向之间的夹角有关，当速度方向与磁感应强度的方向垂直时，运动电荷所受的磁力最大。

（3）电荷 q_0 所受到最大的磁场力 F_{max} 与电荷电量 q_0 和运动速度 v 成正比，对磁场中一确定点，$\dfrac{F_{max}}{q_0 v}$ 值仅与电荷所在点的位置有关，由此可见，它客观地反映了该点磁场的特征。因此，把这个比值定义为磁场中某点的**磁感应强度**（magnetic induction intensity）的大小，即：

$$B = \frac{F_{max}}{qv} \tag{7-1}$$

磁感应强度 B 的方向由右手螺旋法则确定，如图 7-1 所示，即右手四指顺着 F_{max} 沿 $<180°$ 的角度转向速度 v 的方向，则拇指的指向即为磁感应强度 B 的方向。

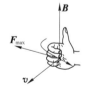

磁感应强度的单位用特斯拉（T）表示。$1\,T = 1\,N \cdot A^{-1} \cdot m^{-1}$。在实际应用中常使用较小的单位高斯（G），$1\,G = 10^{-4}\,T$，如地磁场约为 $0.5\,G$；人体的生物磁场为 $10^{-8} \sim 10^{-6}\,G$。

图 7-1 右手螺旋法则（1）

三、毕奥—萨伐尔定律

实验证明，磁场与电场一样也具有叠加性。在恒定电流的磁场中，计算磁感应强度的方法是找到一小段电流的磁场公式，再把整个电流分割成许多小段电流，由这些小段电流磁场的叠加，求出载流系统的磁场。

在细长载流导线上截取的一小段电流,作为电流元,电流在其周围空间任意点产生的磁场,其磁感应强度等于组成该电流的所有电流元单独存在时在该点产生的磁感应强度的矢量和。这一结论称磁感应强度叠加原理。

静电场理论告诉我们,一个电荷量为$+q$的点电荷在空间某一点 P 所激发的电场强度为$E=\dfrac{1}{4\pi\varepsilon_0}\cdot\dfrac{q}{r^2}\boldsymbol{r}_0$。理论和实践均能够证明,一个电荷量为$+q$,以速度$v$运动的点电荷在空间某一点 P 所激发的磁感应强度为:

$$B=\frac{\mu_0}{4\pi}\cdot\frac{q\boldsymbol{v}\times\boldsymbol{r}_0}{r^2}\qquad(7-2)$$

设电流元的截面积为 S,导体中载流子数密度为n,电量为$+q$的每个载流子都以漂移速度v运动,形成电流强度为I的电流。电流元内有$\mathrm{d}N=n\mathrm{d}V=nS\mathrm{d}l$个载流子,所以电流元的磁场为:

$$\mathrm{d}B=\mathrm{d}N\cdot B=\frac{\mu_0}{4\pi}\cdot\frac{qnS\mathrm{d}l\,\boldsymbol{v}\times\boldsymbol{r}_0}{r^2}\qquad(7-3)$$

由于$qnS\mathrm{d}l\boldsymbol{v}=I\mathrm{d}\boldsymbol{l}$,将其代入式 7-3,得到电流元的磁场公式为:

$$\mathrm{d}B=\frac{\mu_0}{4\pi}\cdot\frac{I\mathrm{d}\boldsymbol{l}\times\boldsymbol{r}_0}{r^2}\qquad(7-4)$$

式 7-4 中,μ_0为真空磁导率($\mu_0=4\times10^{-7}\ \mathrm{N\cdot A^{-2}}$);$r$是场点 P 到电流元$I\mathrm{d}\boldsymbol{l}$的距离,$\boldsymbol{r}_0$是从电流元到场点矢径$\boldsymbol{r}$方向的单位矢量,上式称**毕奥—萨伐尔定律**(Biot-Savart law)。

以θ表示电流元$I\mathrm{d}\boldsymbol{l}$与位置矢量$\boldsymbol{r}_0$之间的夹角,则电流元磁感应强度的大小为:

$$\mathrm{d}B=\frac{\mu_0}{4\pi}\cdot\frac{I\mathrm{d}l\sin\theta}{r^2}\qquad(7-5)$$

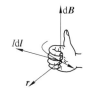

图 7-2 右手螺旋法则(2)

dB的方向由右手螺旋法则确定,如图 7-2 所示。

由毕奥—萨伐尔定律可得电流I产生的磁场中,任意点的磁感应强度为:

$$B=\int\mathrm{d}B=\frac{\mu_0}{4\pi}\cdot\frac{I\mathrm{d}\boldsymbol{l}\times\boldsymbol{r}_0}{r^2}\qquad(7-6)$$

式 7-6 是计算任意载流系统磁场的基本公式。

四、磁通量和磁场中的高斯定理

(一) 磁感应线

我们知道电场可以用电场线形象地描述,对于磁场,为了形象地描述磁场的空间分布情况,也可以引入磁感应线。磁感应线是假想的一些有向曲线,曲线上任一点的切线表示该点磁感应强度的方向;任意场点,通过垂直于磁感应强度的单位面积上的磁感应线条数,等于该点磁感应强度的大小,即:

$$B=\frac{\mathrm{d}\Phi}{\mathrm{d}S_\perp}\qquad(7-7)$$

它的疏密也可以表征磁感应强度大小的分布。磁感应线较稀疏处磁感应强度较小、磁场较弱,磁感应线较密集处磁感应强度较大、磁场较强。磁感应线是环绕电流的闭合曲线,无起点和终点,故磁场是无源场,这与静电场是有源场的情况不同。

(二) 磁通量

由于磁感应线的疏密可直观地反映各处磁场的强弱,定义磁场中通过某一面积的磁感应线的条数称通过该面积的**磁通量**(magnetic flux),用 Φ 表示,单位为韦伯(Wb),1 Wb = 1 T·m²。

如图 7-3 所示,在均匀磁场中,面积为 S 的平面,其法线 n 与磁感应强度 B 的夹角为 θ,则通过该面积的磁通量为:

$$\Phi = BS\cos\theta \tag{7-8}$$

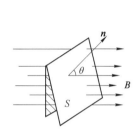 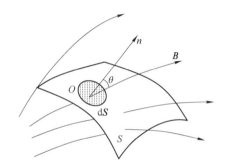

图 7-3 均匀磁场的磁通量　　　　**图 7-4 非均匀磁场的磁通量**

如果磁场为非均匀磁场,如图 7-4 所示,在任一曲面 S 上任取一面积元 dS,dS 的方向与该处磁感应强度的方向夹角为 θ,通过面积元的磁通量为:

$$d\Phi = B\cos\theta dS \tag{7-9}$$

则通过任意曲面 S 的磁通量为:

$$\Phi = \iint_S B\cos\theta dS \tag{7-10}$$

矢量式为:

$$\Phi = \iint_S \boldsymbol{B} \cdot d\boldsymbol{S} \tag{7-11}$$

(三) 磁场中的高斯定理

由于恒定磁场的磁感应线是无头无尾的闭合曲线,对于任意一封闭曲面来说,穿出和穿入的磁感应线的条数应该相同。通常取穿出任意闭合曲面 S 的磁通量为正,穿入任意闭合曲面 S 的磁通量为负,故磁通量正负刚好抵消,如图 7-5 所示,即穿过任意闭合曲面 S 的磁通量,即:

$$\oiint_S \boldsymbol{B} \cdot d\boldsymbol{S} = 0 \tag{7-12}$$

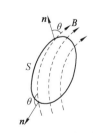

图 7-5 通过闭合曲面的磁通量

式 7-12 说明,恒定磁场中,穿过磁场中任意闭合曲面的磁通量恒为零。这结论称恒定磁场的**高斯定理**（Gauss's law）。此定理从理论上证实了磁场是无源场。

五、安培环路定理

静电场中的电场线是始于正电荷、终于负电荷的非闭合曲线，静电场环路定理 $\oint_L \boldsymbol{E} \cdot d\boldsymbol{l} = 0$，反映了静电场是保守力场的重要特征。那么恒定磁场中磁感应强度的环流 $\oint \boldsymbol{B} \cdot d\boldsymbol{l}$ 反映了磁场的什么性质呢？

载流导体周围的磁场分布情况与电流强度、导线形状及周围介质分布情况都有关系。为此，先研究在真空中一"无限长"载流导体周围的磁场分布情况。设"无限长"直导线通以电流 I，由中学物理课程可知，空间任一点的磁感应强度大小为：

$$B = K \frac{I}{r} \tag{7-13}$$

式 7-13 中，r 为该点到导线之间的距离；K 为比例系数，$K = \dfrac{\mu_0}{2\pi}$；μ_0 为真空磁导率，$\mu_0 = 4\pi \times 10^{-7}(\mathrm{H/m})$，则：

$$B = \frac{\mu_0}{2\pi} \frac{I}{r} \tag{7-14}$$

$\boldsymbol{B}$ 的方向与该点和导线所决定的平面垂直，由右手螺旋法则确定。

（一）闭合环路包围电流

设真空中有一条通有电流 I 的"无限长"直导线，取一个于电流方向垂直的平面，平面与导线的交点为 O，在平面上选取一闭合环路 L。现在来计算磁感应强度 $\boldsymbol{B}$ 沿闭合曲线的线积分。

当环路 L 的走向与电流 I 构成右手螺旋关系时，如图 7-6 所示，在闭合曲线 L 上任一点 P 处取一线元 $d\boldsymbol{l}$，P 点处的磁感应强度 $\boldsymbol{B}$ 的大小为 $B = \dfrac{\mu_0}{2\pi} \dfrac{I}{r}$，则磁感应强度 $\boldsymbol{B}$ 沿半径为 r 的圆形环路 $d\boldsymbol{l}$ 方向的线积分为：

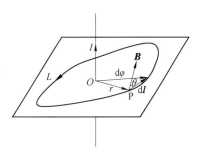

图 7-6 安培环路定理

$$\oint_L \boldsymbol{B} \cdot d\boldsymbol{l} = \oint_L B \, dl \cos\theta = \int_0^{2\pi} \frac{\mu_0 I}{2\pi r} r \, d\varphi \tag{7-15}$$
$$= \frac{\mu_0 I}{2\pi} \int_0^{2\pi} d\varphi = \mu_0 I$$

如果闭合曲线围绕多个电流，根据磁场的叠加原理可得：

$$\oint_L \boldsymbol{B} \cdot d\boldsymbol{l} = \mu_0 \sum_{i=1}^{n} I_i \tag{7-16}$$

即在稳恒电流的磁场中，磁感应强度 $\boldsymbol{B}$ 沿任意闭合环路 L 的线积分等于通过该环路包围面积的所有电流强度代数和的 μ_0 倍，这就是安培环路定理。式中 $\sum I_i$ 是闭合曲线所围绕的电流的代数和。电流的正负规定如下：如果电流方向与积分路径的绕行方向服从右手螺旋法则，电流方向与拇指方向相同时，电流为正；反之，电流为负。

（二）闭合环路不包围电流

如图 7-7 所示，从点 O 作闭合环路 L 的切线，切点为 P 和 Q，两切点将闭合曲线 L 分割为 L_1 和 L_2 两部分，可以证明以下结果：

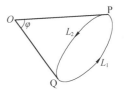

图 7-7 闭合曲线不围绕电流

$$\oint_L \boldsymbol{B} \cdot \mathrm{d}\boldsymbol{l} = \oint_{L_1} \boldsymbol{B} \cdot \mathrm{d}\boldsymbol{l} + \oint_{L_2} \boldsymbol{B} \cdot \mathrm{d}\boldsymbol{l} = 0 \qquad (7-17)$$

即闭合环路中不包含电流或包含等值反向电流时，磁感应强度的环流为零。常用安培环路定律来求电流的磁场，此定理从理论上证实了磁场是有旋场。

第二节 磁场对运动电荷的作用

一、洛伦兹力

运动电荷在其周围空间可以形成磁场，而置于磁场中的电荷也会受到磁场力的作用。磁场对运动电荷的作用力称**洛伦兹力**（Lorentz force）。如图 7-8(a) 所示，电量为 q 的电荷以速度 v 在磁感应强度为 $\boldsymbol{B}$ 的磁场中运动，v 与 $\boldsymbol{B}$ 的夹角为 θ，实验表明，运动电荷所受的洛伦兹力 f 可以写成：

$$\boldsymbol{f} = q\boldsymbol{v} \times \boldsymbol{B} \qquad (7-18)$$

洛伦兹力的大小为：

$$f = qvB\sin\theta \qquad (7-19)$$

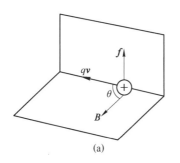
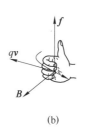

图 7-8 洛伦兹力的方向

洛伦兹力 f 总是垂直于速度 v 与 $\boldsymbol{B}$ 所在的平面，洛伦兹力的方向由右手螺旋法则来确定，如图 7-8(b) 所示，即以右手四指由 v 经小于 180° 的角度转向 $\boldsymbol{B}$，这时拇指的指向就是运动电荷所受的洛伦兹力 f 的方向；若电荷为负，则受力方向相反。由式 7-19 可知，$\sin\theta = 0$ 或 $v = 0$ 时，$f = 0$。表明电荷的运动速度与磁场方向平行时洛伦兹力为零，与磁场方向垂直时洛伦兹力最大。静止电荷也不受磁场力的作用。即在磁场中洛伦兹力只能改变运动电荷的速度方向，而不改变其大小，洛伦兹力对运动电荷不做功。

二、质谱仪

根据带电粒子在同时存在着电场和磁场的真空中运动时，将受到电场力和磁场洛伦兹力

的共同作用的原理,制作用磁场对运动电荷的作用,把电量相同而质量不同的带电粒子分离的

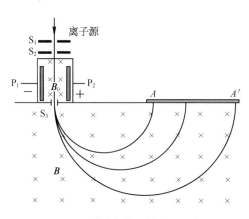

图 7-9　质谱仪的工作原理示意图

一种仪器称质谱仪。质谱仪是分析各化学元素的同位素并测量其质量、含量的仪器,其测量同位素质量准确度可达到千万分之一。质谱仪的结构及工作原理如图 7-9 所示,从离子源中产生的正离子,经过狭缝 S_1、S_2 之间的加速电场后,进入到平行金属板 P_1 和 P_2 之间的空间,这个空间为电场和磁场共同存在,设两极板间的电场强度为 E,垂直图面向里的匀强磁场的磁感应强度为 B_0。 当正离子受到的电场力 $f_e=qE$ 和磁场力 $f_m=qv\times B_0$ 大小相等、方向相反时,即:

$$qE = qvB_0 \qquad (7-20)$$

当离子速度 $v=E/B_0$ 时,离子无偏转地通过 P_1 和 P_2 之间的空间,并穿过狭缝 S_3,这个过程称离子速度选择过程。经过速度选择的正离子穿过 S_3 后,进入匀强磁场 B 的区域,B 的方向为垂直图面向里,在这个区域里,离子在磁场力的作用下做半径为 R 的圆周运动,若离子的质量为 m,则有:

$$R = \frac{mv}{qB}$$

即:

$$m = \frac{qRBB_0}{E} \qquad (7-21)$$

因此,根据不同质量的正离子做圆周运动的半径不同,可以把同一元素的各种同位素分离出来,这个过程称同位素的分离过程。

三、霍尔效应

1879 年,美国物理学家霍尔(E. H. Hall)发现,通电导体板处在与电流方向垂直的均匀磁场时,导体板与磁场和电流都垂直的两端面之间产生电势差,这个现象称**霍尔效应**(Hall effect),产生的电势差称为霍尔电势差。

霍尔效应可以用电荷在磁场中受洛伦兹力作用发生偏转来解释,如图 7-10 所示,宽为 l、厚为 d 的导体板中自左向右通有电流 I,磁感应强度 B 向里与导体板中电流 I 的方向垂直,设导体板中的带电粒子(载流子)的数密度为 n(载流子浓度)、电量为 q、平均定向运动速度为 v。

在洛伦兹力 $f=qv\times B$ 的作用下,导体的 P、Q 两端面分别聚集正电荷和负电荷,形成电场。电场作用于载流子的电场力方向与洛伦兹力的方向相反,大小为 $F_e=qE$。 载流子同时受洛伦兹力 f 和电场力 F_e 的作用,随着电荷的聚集,电场不断加强,F_e 不断增大,当两

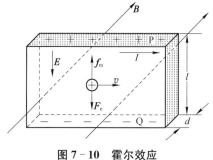

图 7-10　霍尔效应

力平衡 $f = F_e$ 时,即 $qE = qvB$,可得:

$$E = vB$$

此时,导体板 P、Q 两端面之间的电势差就是霍尔电势差,用 U 表示,$U = El$,将上式代入,可得:

$$U = vBl$$

由 $I = nqldv$,可得 $v = \dfrac{I}{nqld}$。代入上式,霍尔电势差为:

$$U = vBl = \frac{1}{nq} \frac{IB}{d} = k \frac{IB}{d} \tag{7-22}$$

由此可见,霍耳电势差与电场强度 I 和磁感应强度 B 成正比,与薄片厚度 d 成反比。式 7-22 中 $k = \dfrac{1}{nq}$ 称导体的霍尔系数,取决于导体材料载流子的浓度。实验表明,若载流子带正电,k 为正;若载流子带负电,k 为负,此结论与实验相符。

利用霍尔效应可以判别材料的导电类型,确定载流子数密度与温度的关系,测定温度、磁场、电流等。霍尔效应在测量技术、电子技术和自动化领域都有广泛的应用,在医学上电磁流量计就是利用霍尔效应来测量血流量仪器。

第三节　磁场对载流导体的作用

电流是由电荷的定向运动产生的,因此载流导体处在磁场中时,每一个定向运动的电荷受到洛伦兹力的作用,通过导体内部的相互作用,表现为载流导体所受的宏观磁场力,称**安培力**(Ampere force)。

一、安培力

如图 7-11 所示,在均匀磁场中有一个电流强度为 I,横截面积为 S,长为 $\mathrm{d}l$ 的电流元 $I\mathrm{d}l$,则金属导体内每一定向运动的电子所受到的洛伦兹力为:

$$f = -ev \times B$$

式中,v 为电子定向漂移速度,与电流密度矢量 J 反向,即 $J = -nev$,n 为导体单位体积自由电子数,因而电流元内做定向运动的电子所受的合外力为:

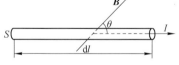

图 7-11　安培力推导

$$\mathrm{d}F = N(-ev \times B) = S\mathrm{d}l(-nev \times B) = S\mathrm{d}lJ \times B$$

在电流元的条件下,用来表示其中电流密度的方向且有 $I = JS$,于是上式表示为:

$$\mathrm{d}F = I\mathrm{d}l \times B \tag{7-23}$$

式 7-23 为电流元 $\mathrm{d}l$ 内定向运动的电子所受到的磁场力的合力,被传递给载流导体,表现为电流元这个载流导体所受到的磁场力。它的大小为:

$$dF = IdlB\sin\theta \qquad\qquad (7-24)$$

式 7-24 中,θ 为电流元 Idl 与磁感应强度 $\boldsymbol{B}$ 之间的夹角。dF 就是电流元 Idl 在磁场中所受到的作用力,称安培力,方向可用右手螺旋法则判定,如图 7-12 所示。它表明磁场对电流元 Idl 的作用力,在数值上等于电流元的大小、电流元所处的磁感应强度的大小以及电流元 Idl 和磁感应强度 $\boldsymbol{B}$ 之间的夹角 θ 的正弦的乘积。

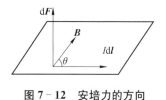

图 7-12 安培力的方向

当载流导体处在均匀磁场中,电流 I 与磁感应强度 $\boldsymbol{B}$ 的夹角为 θ 时,长为 L 的载流直导线所受的安培力的大小为:

$$F = \int_L dF = \int_L IB\sin\theta\, dl = IBL\sin\theta \qquad (7-25)$$

当载流导线是任意形状或处于非均匀磁场中,则各电流元受力的大小和方向都可不同,则整条载流导线所受的合力为:

$$\boldsymbol{F} = \int_L d\boldsymbol{F} = \int_L I d\boldsymbol{l} \times \boldsymbol{B} \qquad\qquad (7-26)$$

此时必须把矢量积分表为标量积分处理,把电流元 Idl 所受的力 $d\boldsymbol{F}$ 按坐标分解后,将各坐标分量求和,再计算合力。

安培力和洛伦兹力两者的本质是相同的,安培力是作用在载流导线上的洛伦兹力的宏观表现。

二、磁场对载流线圈的作用

由于磁场对通电线导线有安培力的作用,那么通电线圈在磁场中会有磁力矩作用吗?下面我们讨论匀磁场对刚性的平面矩形载流线圈的作用。

设在磁感应强度为 $\boldsymbol{B}$ 的匀强磁场中,有一刚性的矩形载流线圈,边长分别为 l_1 和 l_2,电流强度为 I,如图 7-13(a)所示,当线圈平面与 $\boldsymbol{B}$ 的方向成 θ 角时,导线 BC、DA 受到的安培力大小为:

$$F_1 = F_1' = BIl_1\sin\theta$$

而与 $\boldsymbol{B}$ 垂直的导线 AB 和 CD 受到的安培力大小为:

$$F_2 = F_2' = BIl_2$$

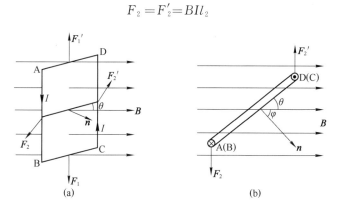

图 7-13 载流线圈在均强磁场中受到的力矩

由图 7 - 13(b)可见,F_1 与 F_1' 方向相反,并在同一直线上,其作用是使线圈受到张力,而 F_2 与 F_2' 方向相反,但不在同一直线上,形成力偶,力臂为 $l_1\cos\theta$。 所以,安培力在线圈上产生的力矩的大小为:

$$M = F_2 l_1 \cos\theta = BI l_1 l_2 \cos\theta = BIS\cos\theta = BIS\sin\varphi$$

上式中,$S = l_1 l_2$ 为线圈的面积。

如果线圈有 N 匝,则线圈所受磁力矩的大小为:

$$M = NBIS\sin\varphi = mB\sin\varphi \tag{7-27}$$

式 7 - 27 中,$m = NIS$,**m** 称磁矩,磁矩是矢量,它的方向为线圈平面(由线圈中电流流向按右手螺旋法则确定)。写成矢量式为:

$$\boldsymbol{M} = \boldsymbol{m} \times \boldsymbol{B} \tag{7-28}$$

由式 7 - 28 可知,当 $\varphi = \pi/2$,即线圈平面与 **B** 平行时,线圈受到磁力矩最大。当 $\varphi = 0$,即线圈平面与 **B** 垂直,线圈磁矩 **m** 与 **B** 的方向相同时,线圈所受的磁力矩为零。所以,$\varphi = 0$ 是线圈稳定平衡的位置,当 $\varphi = \pi$ 时,**m** 与 **B** 方向相反,虽然线圈受到的磁力矩也为零,但线圈处于非稳定平衡状态。

由上述讨论可知,在匀强磁场中的平面线圈所受安培力的合力为零。故刚性线圈只发生转动,不发生平移。磁场对载流线圈作用磁力矩的规律是制造动圈式电磁仪表、电动机等的基本理论依据。

第四节 电 磁 感 应

一、电磁感应定律

人们发现了电流的磁效应后,自然想到了能否利用磁效应产生电流的问题。法拉第经过长达 10 年的研究,在 1831 年终于发现,当通过闭合回路所包围的面积内的磁通量发生变化时,在该回路中就产生电流,这个现象称电磁感应现象,该电流称感应电流。

电磁感应现象揭示电与磁之间的相互转化和联系,它是麦克斯韦电磁理论的基本组成部分。电磁感应现象是电磁学领域最重大的成就之一,为人类大规模利用和传输电能开拓了道路。在法拉第的研究基础上,俄罗斯物理学家楞次(Heinrich Friedrich Ernie Lenz)于 1833 年,通过实验总结出了判断感应电流方向的规律:闭合回路中感应电流的方向,总是使得它所激发的磁场来阻碍引起感应电流的磁通量的变化,这个规律称**楞次定律**(Lenz's law)。根据这一定律,可以确定当线圈中的磁通量增加时,其感应电流的方向是使它所产生的磁场与原磁场反向;当线圈中的磁通量减少时,其感应电流的方向是使它所产生的磁场与原磁场同向。

回路中出现感应电流,说明回路中存在电动势,这种由电磁感应产生的电动势,称**感应电动势**(induction electromotive force)。法拉第从实验中总结了感应电动势与磁通量变化之间的关系,即闭合回路中感应电动势的大小与穿过该闭合回路的磁通量对时间的变化率成正比,此关系称**法拉第电磁感应定律**(Faraday's law of electromagnetic induction),其表达式为:

$$\varepsilon_i = -k \frac{\mathrm{d}\Phi}{\mathrm{d}t}$$

上式中,负号表明了感应电动势的方向。k 为比例系数,在国际单位制中,$k=1$,则上式可写成:

$$\varepsilon_i = -\frac{\mathrm{d}\Phi}{\mathrm{d}t} \qquad (7-29)$$

应该注意的是,式 7-29 是针对单匝线圈而言的,如回路中有 N 匝线圈组成,当磁通量发生变化时每匝线圈都会有感应电动势产生,则 N 匝线圈总的感应电动势为:

$$\varepsilon_i = -N \frac{\mathrm{d}\Phi}{\mathrm{d}t} \qquad (7-30)$$

上述表明,① 法拉第电磁感应定律中的负号包含了楞次定律的内容;② 用楞次定律确定感应电流的方向,是符合能量守恒和转换定律的。

例 7-1 设有矩形回路放在均匀磁场中,如图 7-14 所示,AB 边也可以左右滑动,设以匀速度向右运动,求回路中感应电动势。

解: 取回路顺时针方向绕行,AB$=l$,AD$=x$,则通过线圈磁通量为:

$$\Phi = \boldsymbol{B} \cdot \boldsymbol{S} = BS \cos 0° = BS = BLx$$

由法拉第电磁感应定律有:

$$\varepsilon_i = -\frac{\mathrm{d}\Phi}{\mathrm{d}t} = -Bl \frac{\mathrm{d}x}{\mathrm{d}t} = -Blv \qquad \left(v = \frac{\mathrm{d}x}{\mathrm{d}t} > 0\right)$$

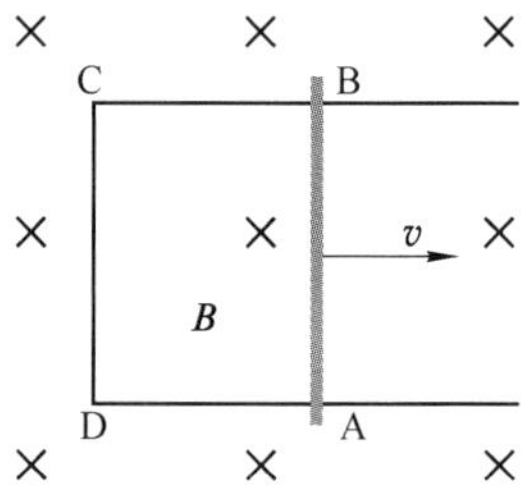

"—"说明:ε_i 与 l 绕行方向相反,即逆时针方向。由楞次定律知,ε_i 沿逆时针方向。

图 7-14 例 7-1 图

当① 如果回路为 N 匝,则 $\Phi = N\varphi$(φ 为单匝线圈磁通量);② 设回路电阻为 R,感应电流 $I_i = -\frac{\varepsilon_i}{R} = -\frac{\mathrm{d}\Phi}{R\mathrm{d}t}$,在 $t_1 \sim t_2$ 内通过回路任一横截面的电量为:

$$q = \int_{t_1}^{t_2} I_i \mathrm{d}t = \int_{t_1}^{t_2} -\frac{1}{R} \frac{\mathrm{d}\Phi}{\mathrm{d}t} \mathrm{d}t = \int_{\Phi(t_1)}^{\Phi(t_2)} -\frac{1}{R} \mathrm{d}\Phi = -\frac{1}{R} \left[\Phi(t_2) - \Phi(t_1)\right]$$

结果表明,q 与 $(\Phi_2 - \Phi_1)$ 成正比,与时间间隔无关。

例 7-1 中,只有一条边切割磁力线,回路中电动势即为上述产生的电动势,可见该边就是回路电源。该电源的电动势是如何形成的?或者说产生它的非静电力是什么?从图 7-14 中可知,运动时,其上自由电子受洛伦兹力作用,从而 B 端有过剩的正电荷,A 端有过剩的负电荷,形成了 B 端是电源正极,A 端为负极,在洛伦兹力作用下,电子从正极移向负极,或等效地说正电荷从负极移向正极。

二、电磁感应的本质

我们知道,电动势来源于非静电力的作用,如果回路中存在感应电动势,表示回路中存在某种非静电力的作用。法拉第电磁感应定律表明,只要闭合回路中的磁通量发生变化就有感应电动势产生,但没有回答产生感应电动势的原因。这种作用的来源,综合磁通量变化的各种不同情况,归纳起来有两种。一是磁场本身恒定不变,但导体回路或回路上的一部分导体在磁场中运动,引起磁通量的变化,产生感应电动势,称**动生电动势**(motional electromotive force);另一个是导体回路本身固定不动,但磁场发生变化,引起磁通量的变化,产生感应电动势,称**感生电动势**(induced electromotive force)。

（一）动生电动势

当回路上的一部分导体 AB(长度为 l)在磁场中运动,产生动生电动势的非静电力是洛伦兹力。导体内每一个电子所受洛伦兹力为:

$$f = (-e)v \times B \qquad (7-31)$$

则产生的非静电电场强度为(正电荷 e 受洛伦兹力为 $-f$):

$$E_k = \frac{-f}{-e} = v \times B$$

由电动势定义,则动生电动势等于:

$$\varepsilon_i = \int_-^+ E_k \cdot dl = \int_A^B (v \times B) \cdot dl$$

在匀强磁场条件下,若 v 垂直于 B,即导线做切割磁感应线的运动,则 $\varepsilon_i = Blv$;若 v 平行于 B,即导线顺着磁场方向运动,则 $v \times B = 0$,不产生动生电动势。

闭合回路在匀强磁场中除 AB 边外其他没有运动,则闭合回路产生的电动势为:

$$\varepsilon_i = \oint_L (v \times B) = \int_A^B (v \times B) \cdot dl \qquad (7-32)$$

式 7-32 为动生电动势公式。

上述表明：① ε_i 的方向是沿 $(v \times B)$ 在 dl 上分量的方向,当 $\varepsilon_i > 0$,ε_i 沿 A→B 方向,B 点电势比 A 点电势高;当 $\varepsilon_i < 0$,ε_i 沿 B→A 方向,B 点电势比 A 点电势低。② 用 $\varepsilon_i = \oint_L (v \times B) \cdot dl$ 可求出运动回路电动势。这时,AB 相当一个开路电源,其端电压与 ε_i 在数值上相等,但意义不同。$U_B - U_A$ 是单位正电荷从 B 移到 A 时静电力做的功,ε_i 是单位正电荷从 A 移到 B 时非静电力(洛伦兹力)做的功。

（二）感生电动势

我们已经知道,洛伦兹力是产生动生电动势的非静电力。对于磁场随时间变化而线圈不动的情况,导体中电子不受洛伦兹力作用,但实际事实是都有感生电动势和感应电流的出现。那么感生电动势对应的非静电力是什么呢? 英国物理学家麦克斯韦(James Clerk Maxwell)分析了这种情况以后提出了以下假说:变化的磁场在它周围空间产生电场,这种电场与导体无关,即使无导体存在,只要磁场变化,就有这种电场存在,这种电场称**感生电场**(induced electric field)或**涡旋电场**(rotational electric field)。如果闭合回路置于变化磁场中,感生电场所提供的非静电力使回路产生感生电动势,驱使导体中的自由电子定向运动而形成感生电流。感生电场对电荷的作用力是产生感生电动势的非静电力(涡旋电场已被许多事实所证实,如电子感应加速器等)。

感生电场与静电场的相同点是两者对电荷均有作用力,不同点:① 感生电场是变化磁场产生的,电场线是闭合的,为非保守场($\oint_l \boldsymbol{E}_{涡} \cdot \mathrm{d}\boldsymbol{l} \neq 0$);② 静电场是由电荷产生的,电场线是不闭合的,为保守场($\oint_l \boldsymbol{E}_{涡} \cdot \mathrm{d}\boldsymbol{l} = 0$)。

感生电动势等于单位正电荷沿闭合回路 L 移动一周时非静电力所做的功。即:

$$\varepsilon_i = \oint_l \boldsymbol{E}_{\mathrm{K}} \cdot \mathrm{d}\boldsymbol{l} \quad (E_{\mathrm{k}} = E_{涡}) \tag{7-33}$$

再根据法拉第电磁感应定律,可有:

$$\varepsilon_i = \oint_l \boldsymbol{E}_{\mathrm{K}} \cdot \mathrm{d}\boldsymbol{l} = -\frac{\mathrm{d}\varPhi}{\mathrm{d}t} \tag{7-34}$$

上述表明,法拉第建立的电磁感应定律的原始形式 $\varepsilon_i = -\dfrac{\mathrm{d}\varPhi}{\mathrm{d}t}$,只适用于导体构成的闭合回路情形。而麦克斯韦关于感应电场的假说所建立的电磁感应定律 $\varepsilon_i = \oint_l \boldsymbol{E}_{\mathrm{K}} \cdot \mathrm{d}\boldsymbol{l} = -\dfrac{\mathrm{d}\varPhi}{\mathrm{d}t}$,则与闭合回路是否由导体组成的无关,闭合回路是在真空中还是在介质中都适用。这说明,只要是通过某一闭合回路的磁通量发生变化,那么感应电场沿此闭合回路的环流总是满足 $\varepsilon_i = \oint_l \boldsymbol{E}_{\mathrm{K}} \cdot \mathrm{d}\boldsymbol{l} = -\dfrac{\mathrm{d}\varPhi}{\mathrm{d}t}$。只是对于导体回路来说,有电荷定向运动,而形成感应电流;对于非导体回路虽然无感生电流,但感应电动势还是存在的。电子感应加速器直接证实了感生电场的存在,它是利用感生电场对电子加速的装置,用这种装置可以产生硬 X 射线和 γ 射线,在医疗、工业探伤等方面有较多应用。

三、自感和互感

法拉第电磁感应定律表明当通过回路所包围面积的磁通量发生变化时,回路将产生感应电动势。下面我们讨论当线圈自身的电流发生变化,或两个相邻线圈电流发生变化时相互影响所产生的电磁感应现象。

(一) 自感现象

当一回路中有电流发生变化时,必然在自身回路中会引起磁通量变化,由法拉第电磁感应定律可知,在回路中要产生感应电动势。由于回路中电流发生变化而在本身回路中引起感应电动势的现象称**自感现象**(self-inductance)。该电动势称**自感电动势**(self-induced electromotive force)。实际上,回路中电流不变,而形状改变,也引起自感电动势。

在实践中发现,自感电动势的大小与线圈自身的一些特性密切相关,设通过回路电流为 I,这电流在空间任意一点产生的 $\boldsymbol{B}$,其大小与 I 成正比,所以通过回路本身的磁通量与 I 成正比,即:

$$\varPhi = LI \tag{7-35}$$

式 7-35 中,L 定义为**自感系数**(coefficient self-induction),或**自感**,与回路的大小、形状、磁介质有关(当回路无铁磁质时,L 与 I 无关)。单位是亨利(H)。

自感电动势与 L 的意义:自感电动势记为 ε_L,则:

$$\varepsilon_L = -\frac{\mathrm{d}\Phi}{\mathrm{d}t} = -L\frac{\mathrm{d}(I)}{\mathrm{d}t} = -\left(L\frac{\mathrm{d}I}{\mathrm{d}t} + I\frac{\mathrm{d}L}{\mathrm{d}t}\right)$$

当回路的形状、大小、磁介质不变时,此时:

$$\varepsilon_L = -L\frac{\mathrm{d}I}{\mathrm{d}t} \tag{7-36}$$

当线圈有 N 匝时,$\Phi = N\varphi$,φ 为一匝线圈磁通量,即自感系数扩大 N 倍,$N\varphi$ 称磁通链匝数。

说明:① 式 7-35、式 7-36 均可看作 L 的定义式,它们是等效的;② L 的意义:由式 7-35 知,自感系数 L 在数值上等于回路中电流为一个单位时通过回路的磁通量。

（二）互感现象

当一个回路的电流发生变化时,在它周围的空间会产生变化的磁场,使处于它附近另外一个回路中激发感应电动势的现象称**互感现象**（mutual inductance）,该电动势称**互感电动势**（mutual induced EMF）。

例如,有两个邻近的线圈 1、2,如图 7-15 所示,它们通过电流分别为 I_1、I_2。I_1 产生的磁场,其部分磁力线（实线）通过线圈 2,磁通量用 φ_{21} 表示,当 I_1 变化时,在线圈 2 中要激发感应电动势 ε_{21}。 同理,I_2 变化时,它产生的磁场通过线圈 1 的磁通量 φ_{12} 也变化,在线圈 1 中也要激发感应电动势 ε_{12}。

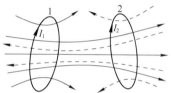

图 7-15 互感现象

根据载流线圈 I_1 在空间任一点产生的磁感应强度大小与 I_1 成正比,故 I_1 产生的磁通量通过线圈 2 的磁通量 φ_{21} 也与 I_1 成正比,即:

$$\varphi_{21} = M_{21}I_1$$

同理

$$\varphi_{12} = M_{12}I_2$$

理论和实际都证明,$M_{12} = M_{21} = M$

$$\left.\begin{array}{r}\varphi_{21} = MI_1 \\ \varphi_{12} = MI_2\end{array}\right\} \tag{7-37}$$

式 7-37 中,M 定义为**互感系数**（coefficient of mutual inductance）,或互感,与回路的大小、形状、磁介质及两者相对位置有关。单位是亨利（H）。

根据法拉第电磁感应定律,互感电动势为:

$$\varepsilon_{21} = -\frac{\mathrm{d}(\Phi_{21})}{\mathrm{d}t} = -\left(M\frac{\mathrm{d}I_1}{\mathrm{d}t} + I_1\frac{\mathrm{d}M}{\mathrm{d}t}\right)$$

当回路大小、形状、磁介质、线圈相对位置不变时,M 是常数,则:

$$\left.\begin{array}{r}\varepsilon_{21} = -M\dfrac{\mathrm{d}I_1}{\mathrm{d}t} \\[2mm] \varepsilon_{12} = -M\dfrac{\mathrm{d}I_2}{\mathrm{d}t}\end{array}\right\} \tag{7-38}$$

当线圈 1、2 分别有 N_1、N_2 匝数,磁通链数分别为:

$$\left.\begin{array}{l} \Phi_{21} = N_2\varphi_{21} \\ \Phi_{12} = N_1\varphi_{12} \end{array}\right\}(\varphi \text{ 是一个线圈磁通量})$$

互感系数 M 的意义:① M 在数值上等于其中一个线圈通有一个单位电流时在另外一个线圈中通过的磁通量。② M 在数值上等于其中一个线圈中电流变化率为一个单位时在另一个线圈中产生互感电动势的大小。

在医疗设备中,常利用互感线圈使能量或信号从一个回路传送到另一个回路,如电源变压器、变压器式反馈振荡器等。

小　结

1. **磁场和磁感应强度**　磁场是物质存在一种特殊形式。磁场对在磁场中运动的电荷或载流导体、永磁体有力的作用。无论是永磁体的磁性,还是电流的磁性,都来源于电荷的运动。

把检验电荷 q_0 放入磁场中,经过磁场中任意点时,研究所受磁场力 $\boldsymbol{F}$ 与 q_0、v 及该点磁场的性质关系:电荷 q_0 所受到最大的磁场力 F_{max} 与电荷电量 q_0 和运动速度 v 成正比,$\dfrac{F_{max}}{qv}$ 值仅与磁场中的位置有关,由此可见,这个比值客观反映了该点磁场的特性。因此,将其定义为该点磁感应强度的大小,即:

$$B = \frac{F_{max}}{qv}$$

磁感应强度 $\boldsymbol{B}$ 的方向由右手螺旋法则确定。磁感应强度的单位是特斯拉(T),在实际中又常用高斯(Gs)作单位,$1\text{ T} = 10^4\text{ Gs}$。

2. **磁场的高斯定理**

磁感应线:是假想的一些有向曲线,曲线上任一点的切线表示该点磁感应强度的方向;任意场点,通过垂直于磁感应强度的单位面积上的磁感应线条数,等于该点磁感应强度的大小,即:

$$B = \frac{\mathrm{d}\Phi}{\mathrm{d}S}$$

磁通量:对于均匀磁场,面积为 S 的平面,其法线 $\boldsymbol{n}$ 与磁感应强度 $\boldsymbol{B}$ 的夹角为 θ,则通过该面积的磁通量为:

$$\Phi = BS\cos\theta$$

若磁场为不均匀磁场,可在曲面上取面元 $\mathrm{d}S$,若法线 $\boldsymbol{n}$ 与该处磁感应强度 $\boldsymbol{B}$ 之间的夹角为 θ,则通过有限曲面 S 的磁通量为:

$$\Phi = \iint\limits_S B\cos\theta\,\mathrm{d}S = \iint\limits_S \boldsymbol{B}\cdot\mathrm{d}\boldsymbol{S}$$

磁感应通量的单位是韦伯(Wb)。

磁场的高斯定理：由于恒定磁场的磁感应线是无头无尾的闭合曲线,对闭合曲面来说,进入闭合面的磁感应线条数必等于从闭合面出来的总感应线条数。即在磁场中穿过任意闭合曲面 S 的磁通量恒为零。

$$\oiint_S \boldsymbol{B} \cdot \mathrm{d}\boldsymbol{S} = 0$$

这一规律称恒定磁场的高斯定理。由于自然界中不存在磁单极,所以通过任何闭合面的磁通量必等于零,说明磁场是无源场。

3. **安培环路定律** 在恒定磁场中,磁感应强度沿任何闭合环路的线积分等于该闭合环路所包围的各个电流之代数和的 μ_0 倍,这个结论称安培环路定律,其数学表达式为：

$$\oint_L \boldsymbol{B} \cdot \mathrm{d}\boldsymbol{l} = \mu_0 \sum_{i=1}^{n} I_i$$

上式中,$\sum I_i$ 是只包括穿过安培环路 L 的电流,而式左端的 $\boldsymbol{B}$ 却代表空间所有电流产生的磁感应强度矢量和,其中也包括那些不穿过 L 的电流产生的磁场,只不过后者的磁感应强度沿闭合环路积分的总效果等于零。电流的正负符号,由电流的流向与积分时在闭合回路上所取的回路方向是否符合右手螺旋关系而定。即两者若符合右手螺旋关系时,电流为正,否则为负。

4. **磁场对运动电荷的作用**

洛伦兹力：磁场对运动电荷的作用力称为洛伦兹力,矢量式为：

$$\boldsymbol{f} = q\boldsymbol{v} \times \boldsymbol{B}$$

洛伦兹力的方向由右手螺旋法则确定,即以右手四指由 v 经<180°的角度转向 $\boldsymbol{B}$,这时拇指的指向就是运动电荷所受的洛伦兹力 $\boldsymbol{f}$ 的方向;若电荷为负,则受力方向相反。由上式可知,$\sin\theta = 0$ 或 $v = 0$ 时,$f = 0$。洛伦兹力 $\boldsymbol{f}$ 总是垂直于速度 v 与 $\boldsymbol{B}$ 所在的平面,即洛伦兹力只能改变运动电荷的速度方向,而不改变其大小,洛伦兹力对运动电荷不做功。

质谱仪：是分析各化学元素的同位素并测量其质量、含量的仪器。它是利用磁场对运动电荷的作用把电量相同而质量不同的带电粒子分离的一种仪器。质谱仪测量同位素质量准确度可达到千万分之一。

若质量为 m,电量为 q 的带电粒子,以速度 v 垂直进入磁感应强度为 $\boldsymbol{B}$ 的均匀磁场时,该带电粒子在磁场中做匀速圆周运动,其圆形轨道半径,即回旋半径为：

$$R = \frac{mv}{qB}$$

离子的质量为：

$$m = \frac{qRBB_0}{E}$$

根据不同质量的正离子做圆周运动的半径不同,可以把同一元素的各种同位素分离出来,这个过程称同位素的分离过程。

霍尔效应：美国物理学家霍尔(E. H. Hall)发现，通电导体板处在与电流方向垂直的均匀磁场时，导体板与磁场和电流都垂直的两端面之间出现电势差，这个现象称霍尔效应，相应的电势差称为霍尔电势差。表达式为：

$$U = vBl = \frac{1}{nq}\frac{IB}{d} = k\frac{IB}{d}$$

5. 磁场对载流导体的作用

安培力：载流导体在磁场中受到的磁场力，称安培力。

设在均匀磁场中有一电流强度为 I 横截面积为 S，长为 $\mathrm{d}l$ 的电流元 $I\mathrm{d}l$，则电流元内定向运动的电子所受到的磁场力的合力，即安培力为：

$$\mathrm{d}\boldsymbol{F} = I\mathrm{d}\boldsymbol{l} \times \boldsymbol{B}$$

此合力被传递给载流导体，表现为电流元所受的磁力。其大小等于：

$$\mathrm{d}F = I\mathrm{d}lB\sin\theta$$

其中，θ 是电流元 $I\mathrm{d}l$ 与磁感应强度 $\boldsymbol{B}$ 之间的夹角，方向可用右手螺旋法则判定。

当载流导线是任意形状或处于非均匀磁场中，则各电流元受力的大小和方向都可能不同，则整条载流导线所受的合力为：

$$\boldsymbol{F} = \int_L \mathrm{d}\boldsymbol{F} = \int_L I\mathrm{d}\boldsymbol{l} \times \boldsymbol{B}$$

磁场对载流线圈的作用：设在磁感应强度为 $\boldsymbol{B}$ 的均匀磁场中，有一刚性的通以电流 I、面积为 S 的矩形载流线圈，当线圈平面法线方向 $\boldsymbol{n}$ 与 $\boldsymbol{B}$ 的方向成 θ 角时，安培力在线圈上产生的力矩为：

$$\boldsymbol{M} = \boldsymbol{m} \times \boldsymbol{B}$$

上式中，$\boldsymbol{m} = NIS$，$\boldsymbol{m}$ 称磁矩，磁矩是矢量，它的方向为线圈平面正法线 $\boldsymbol{n}$ 的方向。

它不仅对矩形线圈成立，对于在均匀磁场中任意形状的平面线圈也同样成立。甚至，由于带电粒子沿闭合回路的运动以及带电粒子的自旋所具有的磁矩，也都可以用上述公式描述。磁力矩的单位是 N·m。

6. 电磁感应

电磁感应定律：闭合回路中感应电动势的大小与穿过该闭合回路的磁通量对时间的变化率 $\dfrac{\mathrm{d}\varPhi}{\mathrm{d}t}$ 成正比，其表达式为：

$$\varepsilon_i = -\frac{\mathrm{d}\varPhi}{\mathrm{d}t}$$

N 匝线圈总的感应电动势为：

$$\varepsilon_i = -N\frac{\mathrm{d}\varPhi}{\mathrm{d}t}$$

ε_i 的单位为伏特(V)，$\dfrac{\mathrm{d}\varPhi}{\mathrm{d}t}$ 的单位为韦伯/秒(Wb·s^{-1})。

表明：① 法拉第电磁感应定律中的"－"号是楞次定律的数学表述；② 楞次定律是能量守恒定律的反映。

电磁感应的本质：

1）动生电动势：磁场本身恒定不变，但导体回路或回路上的一部分导体在磁场中运动，引起磁通量的变化，产生感应电动势，称动生电动势。对于任意形状导线 AB 在任意磁场中运动或形变时，会引起动生电动势，这时整个导体中产生的动生电动势为：

$$\varepsilon_i = \int_A^B (\boldsymbol{v} \times \boldsymbol{B}) \cdot \mathrm{d}\boldsymbol{l}$$

动生电动势只可能存在于在磁场中运动部分的导体上。

2）感生电动势：变化的磁场在其周围空间产生涡旋电场又称感应电场。导体中的自由电荷在涡旋电场作用下，引起磁通量的变化，产生感应电动势，称感生电动势。计算公式为：

$$\varepsilon_i = \oint_l E_K \cdot \mathrm{d}l = -\frac{\mathrm{d}\Phi}{\mathrm{d}t}$$

上式表明，只要通过某一闭合回路的磁通量发生变化就会产生感应电动势。对导体回路来说，有电荷定向运动，而形成感应电流；对于非导体回路虽然无感生电流，但感应电动势还是存在的。

自感与互感现象：

1）自感现象：由于回路中电流发生变化而在本身回路中引起感应电动势的现象称自感现象。该电动势称为自感电动势，表达式为：

$$\varepsilon_L = -L \frac{\mathrm{d}I}{\mathrm{d}t}$$

式中 L 定义为自感系数。L 与回路的大小、形状、磁介质有关，单位为亨利（H）。

2）互感现象：一个回路的电流发生变化时，在另外一个回路中激发感应电动势的现象称互感现象，该电动势称互感电动势。互感电动势为：

$$\left. \begin{array}{l} \varepsilon_{21} = -M \dfrac{\mathrm{d}I_1}{\mathrm{d}t} \\[2mm] \varepsilon_{12} = -M \dfrac{\mathrm{d}I_2}{\mathrm{d}t} \end{array} \right\}$$

M 为互感系数。与回路的大小、形状、磁介质及两者相对位置有关。M 单位为亨利（H）。

习　题

7-1　载有电流 $I = 2.0$ A 的无限长直导线，中部弯成半径 $r = 0.10$ m 的半圆环，如图 7-16 所示。求环中心 O 的磁感应强度。

7-2　把一个厚度为 1.0 mm 的铜片放在 $B = 1.5$ T 的匀强磁场中，磁场垂直通过铜片，如果铜片载

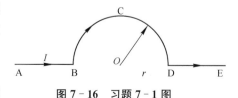

图 7-16　习题 7-1 图

有 200 A 的电流,问铜片上、下两侧的霍尔电势有多大?(已知铜的电子数密度为8.4×10^{28} m^{-3})。

7 - 3　将两根长直导线接到正三角形导体框 ABC 的 A、C 两点上,电流方向如图 7 - 17 所示,求三角形中心处的磁感应强度是多少?

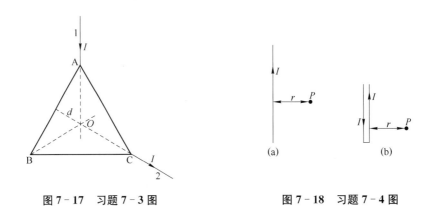

图 7 - 17　习题 7 - 3 图　　　　　　　　　图 7 - 18　习题 7 - 4 图

7 - 4　如图 7 - 18,通过一条绝缘长直导线的电流强度为 0.2 A,求距离导线 10 cm 处的磁感应强度是多少? 方向如何? 如果把该长直导线在中点处对折并绕在一起,其周围磁场如何?

7 - 5　一空心长直螺线管半径 1.0 cm、长 20 cm,共绕 500 匝,通有 1.5 A 的电流,求通过螺线管的磁通量。

7 - 6　有一长直导线载有电流 30 A,离导线 3.0 cm 处有一电子以速率 2.0×10^7 m·s^{-1} 运动,求以下三种情况作用在电子上的洛伦兹力:(1)电子的速度 v 平行于导线;(2)速度 v 垂直于导线并指向导线;(3)速度 v 垂直于导线和电子所构成的平面。

7 - 7　电荷 q 均匀地分布在半径为 R 的圆环上,圆环以匀角速度 ω 绕它的几何轴旋转。试求:(1)轴线上离环心为 x 处的磁感应强度 $\boldsymbol{B}$;(2)磁矩。

7 - 8　一块半导体样品的体积为 $a\times b\times c$,如图 7 - 19 所示。沿 x 方向有电流 I,在 z 方向加有均匀磁场 $\boldsymbol{B}$,这时实验得出数据为 $a = 0.10$ cm, $I = 1.0$ mA, $B = 3\times10^{-1}$ T,薄片两侧的电势差 $U_{AB} = 6.55$ mV。问:(1)这半导体是正电荷导电(P 型)还是负电荷导电(N 型)?(2)设载流子的电荷量为 $q=1.60\times10^{-19}$ C,求载流子浓度(即单位体积内参加导电的带电粒子数)。

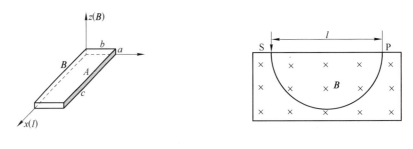

图 7 - 19　习题 7 - 8 图　　　　　　　　　图 7 - 20　习题 7 - 9 图

7 - 9　如图 7 - 20 所示,一正离子的电量为 $q=3.2\times10^{-19}$ C,经 $U=5.0\times10^6$ V 的高压加速后由小孔 S 射入磁感应强度 $B=0.5$ T 的匀强磁场中,沿半圆周运动后打在 P 点,测得 P 点与小孔 S 的距离 $l = 0.03$ m，试求该离子的质量？

7 - 10　一根长直导线载有电流为 I_1，一长方形回路和它在同一平面内，载有电流为 I_2，回路长为 a，宽为 b，靠近导线的一边距导线的距离为 c，如图 7 - 21 所示。求直导线电流的磁场作用在这回路上的合力。

7 - 11　在磁感应强度 $B = 2.0$ T，方向沿 X 轴正方向的空间放一个尺寸如图 7 - 22 所示的棱镜形立体小盒 abcdef，求通过 abcd 面及整个闭合曲面的磁通量。

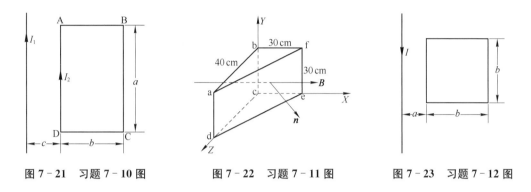

图 7 - 21　习题 7 - 10 图　　　　图 7 - 22　习题 7 - 11 图　　　　图 7 - 23　习题 7 - 12 图

7 - 12　在一通有电流 I 的无限长载流直导线侧面有边长为 b 的正方形，与导线距离为 a，如图 7 - 23 所示，求通过该正方形的磁通量。

7 - 13　有一无限长半径为 R_1 的导体柱，外套有一同轴导体圆筒，筒的内、外半径分别为 R_2、R_3，稳恒电流 I 均匀的从导体柱流进，从外圆筒流出，如图 7 - 24 所示，试求空间的磁感应强度的分布。

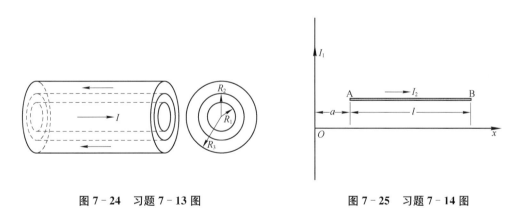

图 7 - 24　习题 7 - 13 图　　　　　图 7 - 25　习题 7 - 14 图

7 - 14　一无限长直载流导线与另一载流直导线 AB 互相垂直放置，如图 7 - 25 所示，电流强度分别为 I_1 和 I_2，AB 长为 l，A 端和无限长直导线相距为 a，求证导线 AB 所受的力为 $F_{AB} = \dfrac{\mu_0}{2\pi} I_1 I_2 \ln\left(1 + \dfrac{l}{a}\right)$。

第八章

波 动 光 学

学习目标

知识目标

1. 掌握 杨氏双缝干涉、薄膜干涉的实验规律及明暗条纹位置的计算;夫朗禾费单缝衍射、圆孔衍射和衍射光栅的实验规律及条纹位置的计算;马吕斯定律和光的吸收定律的应用。

2. 熟悉 光程和光程差的概念;惠更斯—菲涅耳原理。

3. 了解 光的偏振、双折射现象和物质的旋光性。

能力目标

1. 具备分析波动光学问题的能力,能够解决波动光学中的干涉和衍射问题,理解和应用相关的数学模型和公式。

2. 具备实验设计和数据分析的能力,能够设计和进行涉及波动光学的实验,理解和处理实验数据,并从中得出结论。

3. 通过对波动光学原理分析和应用计算,能够锻炼学生独立思考和解决问题的能力,能够将所学的波动光理论知识应用于与光学波动性相关实际问题的解决。

光是电磁波,在电磁波谱中,可见光所占区域很小,其波长在 400～760 nm,这个范围内不同波长的光能给人不同的颜色感觉;红外线和紫外线所占的区域则大得多,红外线的波长为 760～5×10⁵ nm,紫外线的波长为 5～400 nm。光在传播过程中,遵循波动传播的一般规律,可以观察到光的干涉、衍射、偏振等现象,并可以从波动的观点出发得到解释,这些现象及其规律不但在理论上有重要意义,而且在现代科学技术中也有广泛的应用。

第一节 光 的 干 涉

干涉现象是波动所共有的特征之一,满足一定条件的两束光叠加时,在叠加区域光的强度(明暗)有稳定的分布规律,这种现象称光的**干涉**(interference)。干涉所形成的明暗相间的条纹称**干涉条纹**(interference fringe)。

一、光的相干性

波动理论指出,两列波在传播时,如果在某点相遇,则相遇点的振动应是这两列波在此点所引起振动的合成。若这两列波的频率相同、振动方向相同、有固定的相位差,则在两列波的叠加区域将产生稳定的干涉现象:有些地方振动恒定较强,有些地方的振动恒定较弱。满足这样条件的波称相干波,这些条件称相干条件。机械波的干涉现象是比较容易观察到的,如两个频率相同的音叉同时振动时,我们可以测量到空间某些点的声振动始终很强,而另一些点的振动始终很弱。但对于光来说,相干波却不那么容易获得,即使两个光源的形状、大小、所发出光的强度等完全相同,仍不能在叠加区域产生稳定的、可用肉眼观察到的干涉现象,这是由光源发光本质的复杂性所决定的。普通光源发出的光是由大量原子发出的一系列有限长的波列组成的,各原子发出的各个波列是相互独立、互不相关的,即各个波列的频率和振动方向、初相都可能不同,且它们每次何时发射是完全随机的,即使是同一原子先后发出的两个波列之间的相位差也不是固定的,并随时间迅速地(每个原子发光的持续时间大约为 10^{-8} s)做无规则的变化。由这种变化所引起的改变次数,在观察和测量的时间内几乎可以看作是无限多,因而从两个光源发出的光在空间任一点叠加时,只能观察到一个平均的光的强度,而观察不到干涉现象,因此必须用**相干光源**(coherent source)。

我们可以用人工的方法把从同一光源同一点发出的光分成两束,使它们沿不同的路径传播,然后再使这两束光相遇,这样这两束光实际上是来自一发光原子的同一次发光,满足振动方向相同、频率相同、相位差恒定的相干条件,因而它们是**相干光**(coherent light)。这样的光源称相干光源。利用同一光源获得相干光一般有两种方法,一是分波阵面的方法,如杨氏双缝干涉;二是分振幅的方法,如薄膜干涉。

各种干涉装置除使光波满足相干条件外,还必须满足两光波的光程差(光程的定义见后)不能太大。因为就某一考察点而言,若光程差太大,一光波的波列已经通过,而另一光波相应的波列尚未到达,则两相应波列未能重叠,故不能产生干涉现象。能观察到干涉现象的最大光程差称**相干长度**(coherent length)。光源的单色性越好,则相干长度越长。激光出现以前,最好的单色光源能达到的相干长度约为 0.7 m;激光出现后,由于激光具有很高的单色性,使相干长度大大增加。如氦-氖气体激光器所产生的激光,其相干长度可达几万米。所以,激光是目前最好的相干光源。

二、光程和光程差

在讨论光的干涉时,若是在均匀介质——真空中(实际是在空气中)的情况,是以波程差和波长来表示,若两束相干光在不同介质中的波长不同,就不能用几何路程差和光在真空中的波长来表示干涉条件。

光振动在传播时,其相位沿着传播方向逐点落后。设有一单色光,频率为 ν,在真空中的波速为 c,波长为 λ。当它在折射率为 n 的介质中传播时,传播速度为 $u = \dfrac{c}{n}$,波长为 $\lambda' = \dfrac{u}{\nu} = \dfrac{c}{n\nu} = \dfrac{\lambda}{n}$。光传播一个波长距离时,相位变化为 2π,若光在介质中传播的几何路程为 r,则光振动相位的落后值为:

$$\Delta\varphi = 2\pi\frac{r}{\lambda'} = 2\pi\frac{nr}{\lambda} \tag{8-1}$$

式 8-1 表明,光波在介质中传播时,其相位的变化不但与光波在介质中的几何路程和光在真空中的波长有关,而且还与介质的折射率有关。

光波在介质中经过几何路程 r 所需的时间为 r/u,则在同一时间内光在真空中经过的路程

为 $c(r/u)=nr$，式中 nr 称与几何路程相当的**光程**(optical path)。由此可见,光程就是与介质中几何路程相当的真空路程。讨论相干光经过不同介质的干涉条件时,必须先将它们各自经过的几何路程换算成光程,这样就把不同介质的复杂情形都转换为真空的情形。进行折合的优势就在于可以统一用光在真空中的波长来计算光振动相位的变化。

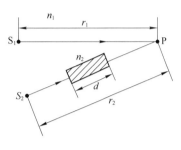

图 8-1 光程差的计算

如图 8-1 所示,S_1 和 S_2 发出的相位相同的两束相干光波,分别通过折射率为 n_1 和 n_2 的两种介质,在距 S_1 和 S_2 分别为 r_1 和 r_2 的 P 点相遇,它们的**光程差**(optical path difference)为:

$$\delta = n_1(r_2-d)+n_2 d-n_1 r_1 \qquad (8-2)$$

以 λ 表示光在真空中的波长,则由此光程差引起的**相位差**(phase difference)为:

$$\Delta\varphi = \frac{2\pi}{\lambda}\big[n_1(r_2-d)+n_2 d-n_1 r_1\big] \qquad (8-3)$$

光在被反射过程中,如果入射光在光疏媒质中前进,遇到光密媒质界面时,反射光在离开反射点时的振动方向与入射光到达入射点时的振动方向恰好相反。从波动理论知道,波的振动方向相反相当于波多走(或少走)了半个波长的光程,这种现象称**半波损失**(half-wave loss)。如果入射光在光密媒质中前进,遇到光疏媒质的界面时,不会发生半波损失。

三、杨氏双缝干涉实验

1801 年英国医生杨氏(Thomas Young)首先完成了光的干涉实验,其实验的装置如图 8-2 所示,用普通单色光源(如钠光灯)制造单色平行光照射不透明遮光板上的狭缝 S,按照惠更斯原理,狭缝 S 就变成一个新的波源,这些光波到达另外两个相互平行的狭缝 S_1 和 S_2,即**双缝**(double slit),又变为两个光波波源。由于 S_1 和 S_2 相距很近,而且由 S 到 S_1 和 S_2 的距离相等,故由同一光源 S 经过 S_1 和 S_2 发出的两束光波是相干的。所以,光从 S_1 及 S_2 射出后,就在屏上形成如图 8-2 所示稳定的明暗相间的干涉条纹,这就是双缝干涉现象。

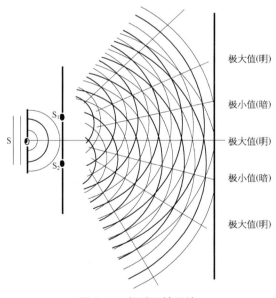

图 8-2 杨氏双缝干涉

下面我们根据波的干涉条件,对双缝干涉的干涉条纹进行定量分析。如图8-3所示,设 S_1 和 S_2 相距为 d,到屏的距离为 L;S_1 和 S_2 对于缝 S 对称放置,则从两缝发出的光的初相位始终相同;光源发出波长为 λ 的单色光,在同一媒质空气中传播,即 $n_1=n_2=1$;当两缝到屏的距离 L 远大于两缝间的距离 d 时,两列光波到达 P 点时的光程差 δ 只取决于 S_1 和 S_2 到 P 点的距离 r_1 和 r_2。即:

$$\delta = r_2 - r_1 \approx d\sin\theta \approx d\,\frac{x}{L}$$

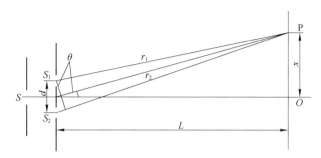

图 8 - 3　双缝干涉光程差的分析

根据波动理论,两光波在 P 点振动加强,光强为极大,P 点处出现明条纹时,光程差满足:

$$\delta = d\,\frac{x}{L} = \pm k\lambda \quad (k = 0, 1, 2, \cdots) \tag{8-4}$$

明条纹的位置为:

$$x = \pm k\,\frac{L}{d}\lambda \quad (k = 0, 1, 2, \cdots) \tag{8-5}$$

式 8 - 5 中,k 为干涉的级数,当 $k = 0$ 时,$x = 0$(即为 O 点处),出现明条纹,称中央明纹或零级明条纹。与 $k = 1, 2, \cdots$ 时,对应的明纹分别称第一级,第二级……明条纹;式中的正负号表示条纹在中央明条纹两侧对称分布。

同理,两光波在 P 点相互削弱,光强为极小,出现暗条纹时,光程差满足:

$$\delta = d\,\frac{x}{L} = \pm(2k-1)\lambda/2 \quad (k = 1, 2, \cdots) \tag{8-6}$$

暗条纹的位置为:

$$x = \pm\frac{2k-1}{2} \cdot \frac{L}{d}\lambda \quad (k = 1, 2, \cdots) \tag{8-7}$$

与 $k = 1, 2, \cdots$ 时,对应的暗条纹分别称为第一级,第二级……暗条纹。

由式 8 - 5 和式 8 - 7 可计算出相邻明条纹或者暗条纹中心间的距离,即条纹间距为:

$$\Delta x = \frac{L}{d}\lambda \tag{8-8}$$

式 8 - 8 表明,Δx 与 k 无关,干涉条纹是等间距分布的,对于已知 d 和 L 的杨氏实验装置,可以通过条纹间隔 Δx 的测量来确定光波波长 λ;条纹间距 Δx 与单色光源的波长成正比,波长越短,条纹间隔越小;若用白光光源,各种颜色的亮纹将按波长大小逐级分开,除中央亮纹仍是白色外,其他各级都是由紫到红的彩色条纹。

需要注意的是,由于光波的波长很小,两缝间的距离 d 必须足够小,从两缝到屏的距离 L 必须足够大,才能使条纹间隔大到可以用肉眼分辨清楚。

例 8-1 在杨氏双缝实验中,双缝间距为 0.40 mm,光源的波长为 600 nm,求:(1)要使屏幕上干涉条纹间距为 3.0 mm,屏幕应该距离双缝多远?(2)图 8-4 所示,若用折射率为 $n=1.5$、厚度为 6.0 μm 的薄玻璃片遮盖狭缝 S_2,中央亮条纹将向下平移多远?

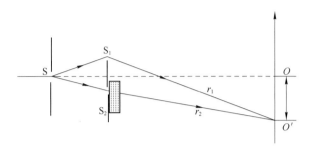

图 8-4 例 8-1 图

解:(1)干涉条纹间距为:

$$\Delta x = \frac{L}{d}\lambda$$

则屏幕与双缝的距离为:

$$L = \frac{d\Delta x}{\lambda} = \frac{0.40\times10^{-3}\times3.0\times10^{-3}}{600\times10^{-9}} = 2(\text{m})$$

(2)在 S_2 未被玻璃片遮盖时,中央明纹的中心应处于 $x=0$ 的地方,此时 $\delta=r_2-r_1=0$。S_2 被玻璃片遮盖后,中央明纹下移至图 8-4 所示的 O' 处。若设薄玻璃片的厚度为 e,这时的中央明纹波程差应表示为:

$$\delta = ne + (r_2 - e) - r_1 = e(n-1) + (r_2 - r_1) = e(n-1) + \frac{d}{L}x = 0$$

解出干涉条纹向下平移的距离 x 为:

$$x = -\frac{e(n-1)L}{d} = -\frac{6.0\times10^{-6}\times(1.5-1)\times2}{0.40\times10^{-3}} = -1.5\times10^{-2}(\text{m})$$

这表示中央明纹向下平移了 1.5 mm,干涉条纹整体向下平移同样距离。用分波阵面的方法获得相干光,从而实现光的干涉的实验还有洛埃镜实验、菲涅耳双面镜实验等。

四、洛埃镜实验

继杨氏实验之后,爱尔兰物理学家洛埃(Lloyd)应用从一个光源直接发出的光和它在平面镜上反射的光构成相干光源。图 8-5 表示洛埃镜实验,图中 S_1 是光源,经过缝的约束,有一部分直接射到屏上,另一部分经平面镜反射到屏上,相当于从虚光源 S_2 发出的光。这也是来自同一光源经过不同路程的两束光,能在屏上产生明暗相间的干涉条纹。

洛埃镜实验的重要意义在于,它用实验证实了光波由光密媒质反射时要遭受半波损失。当屏移动到与镜端 L 接触时,屏与镜接触处出现暗条纹,这表明直接射到屏上的光和经过反射的光相差的 π。直接射到屏上的光不可能有这个变化,只能是从光密媒质反射的光发生了相差为 π 的突变,称半波损失。

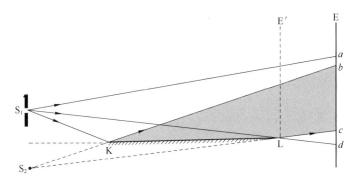

图 8-5 洛埃镜实验简图

五、薄膜干涉

当一束光投射到两种透明媒质的分界面上,光能一部分反射,另一部分折射,得到两束相干光,两束光各自的光强比先前小了,故也可以说是振幅被分割了,这方法称分振幅法。最简单的分振幅干涉装置是薄膜,它是利用透明薄膜的上下表面对入射光依次反射,由这些反射光波在空间相遇而形成干涉现象。由于薄膜的上下表面的反射光来同一入射光的两部分,只是经历不同的路径而有恒定的相位差,因此是相干光,相遇时会发生干涉现象,称**薄膜干涉**(film interference)。另一种重要的分振幅干涉装置是迈克耳逊干涉仪。

图 8-6 为研究平行平面薄膜反射光干涉的示意图,设面光源 S 发出波长为 λ 的单色光,照射到折射率为 n_2、厚度为 d 的均匀透明薄膜上,薄膜的上下面之外都是折射率为 n_1 的介质,且 $n_2 > n_1$。在薄膜上表面的 A 点入射光分为反射光 a 和折射光,其中部分折射光在下表面 B 点反射后经上表面 C 点再折射成光线 b。由反射和折射定理知道,a、b 两条光线平行,将在无限远处叠加发生干涉。若用会聚透镜,干涉条纹将呈现在透镜的焦平面上。在相遇处光振动的振幅取决于 a、b 两条光线的光程差。由图 8-6 可知,C,D 两点到达会聚点的光程差相等,因此 a、b 两条光线的光程差就是 AD 的光程与 AB、BC 的光程之差。在上表面反射的 a 光线有半波损失;在下表面反射的 b 光没有半波损失,故 a、b 两条光线的光程差为:

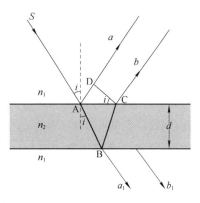

图 8-6 薄膜干涉

$$\delta = n_2(\overline{AB} + \overline{BC}) - \left(n_1 \overline{AD} - \frac{\lambda}{2}\right)$$

图 8-6 中,i 和 i' 分别为入射角和折射角,由几何关系可得:

$$\overline{AB} = \overline{BC} = \frac{d}{\cos i'}, \quad \overline{AD} = \overline{AC}\sin i = 2d\tan i'\sin i$$

再由折射定律 $n_1\sin i = n_2\sin i'$ 可得:

$$\delta = \frac{2n_2 d}{\cos i'} - \frac{2n_2 d\sin^2 i'}{\cos i'} + \frac{\lambda}{2} = 2n_2 d\cos i' + \frac{\lambda}{2}$$

上式用入射角 i 表示则有：

$$\delta = 2d\sqrt{n_2^2 - n_1^2 \sin^2 i} + \frac{\lambda}{2}$$

于是，平行平面薄膜反射光干涉的明纹条件为：

$$\delta = 2d\sqrt{n_2^2 - n_1^2 \sin^2 i} + \frac{\lambda}{2} = k\lambda \quad (k = 0, 1, 2, \cdots) \tag{8-9}$$

暗纹条件为：

$$\delta = 2d\sqrt{n_2^2 - n_1^2 \sin^2 i} + \frac{\lambda}{2} = (2k-1)\frac{\lambda}{2} \quad (k = 1, 2, \cdots) \tag{8-10}$$

若 $i = 0$，即光线垂直入射，则：

$$\delta = 2n_2 d + \frac{\lambda}{2}$$

明纹条件是：

$$\delta = k\lambda \text{ 或 } d = \frac{(2k-1)\lambda}{4n_2} \quad (k = 1, 2, 3, \cdots) \tag{8-11}$$

暗纹条件是：

$$\delta = (2k+1)\frac{\lambda}{2} \text{ 或 } d = \frac{k\lambda}{2n_2} \quad (k = 0, 1, 2, 3) \tag{8-12}$$

上面我们所讨论为厚度均匀的薄膜干涉，光程差只取决薄膜表面的入射角 i。具有相同倾角的入射光，在薄膜两个表面反射与折射到达相遇点的光程差相同，因而它们必定处于同一干涉条纹上，故把这种干涉称**等倾干涉**（equal inclination interference）。如果薄膜的厚度不均匀，同时光源离薄膜较远，入射角 i 可认为不变，则上、下两表面反射光的光程差只取决于薄膜的厚度，薄膜厚度相同的地方两表面的反射光在相遇点处的光程差相同，必定处在同一条纹上，故把这种干涉称**等厚干涉**（equal thickness interference）。

我们平时看到肥皂泡、油膜所呈现的彩色，就是一种薄膜干涉现象。太阳光中有各种波长的光波，在膜的一些地方红光得到加强，在另一些地方绿光得到加强，膜便呈现出彩色条纹。

例8-2 照相机的透镜常镀上一层透明薄膜，利用薄膜干涉使更多的光进入透镜。若镀膜物质是 MgF_2，其折射率为 $n = 1.38$，为了使可见光谱中 $\lambda = 550 \text{ nm}$ 的光有最小反射，问膜的最小厚度为多少？

解： 假设光线垂直入射，如图 8-7 所示。由于两次反射都有半波损失，因此两反射波相互削弱的条件是：

$$2nd = (2k+1)\frac{\lambda}{2} \text{ 或 } d = \frac{(2k+1)\lambda}{4n}$$

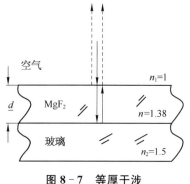

图 8-7 等厚干涉

按题意要求,膜的厚度最小,取 $k=0$,则有:

$$d = \frac{\lambda}{4n} = \frac{550}{4 \times 1.38} = 99.6(\text{nm})$$

第二节　光　的　衍　射

一、惠更斯—菲涅耳原理

惠更斯原理是荷兰科学家惠更斯(Christian Huygens)在 1690 年提出的:光波自发出后在空间传播的波阵面上每一个点都可以看成是一个新的波源,这些新的波源向外发射次级子波,次级子波形成的包络面就是下一时刻的波阵面。惠更斯原理从几何学角度定性说明了光的衍射现象,但它不能解释光的衍射图样中光强度的分布。1815 年,法国物理学家菲涅耳(Fresnel)用子波相干叠加的概念发展了惠更斯原理,他保留了惠更斯原理中关于子波的概念,同时认为波动对空间某一点所起的作用取决于某一时刻各子波作用的合成。

惠更斯-菲涅耳原理(Huygens-Fresnel principle)指出,波空间传播的波阵面上每一个点都可以看成是一个新的波源,这些新的波源向外发射球面子波,空间任一点的光振动是所有这些子波的相干叠加。惠更斯—菲涅耳原理为衍射理论奠定了基础,可以很好地解释并描述光的衍射现象,衍射的条纹分布和条纹的强度等问题。

二、单缝衍射

单缝衍射是夫琅禾费衍射,即平行光的衍射,在实验中可借助于两个透镜来实现。装置如图 8-8 所示,透镜 L_1 把光源 S 发出的光变成平行光,垂直于入射光线的平板上有一条长直狭缝 AB,宽度为 d,缝的方向与纸面垂直,当光波到达狭缝时,根据惠更斯原理,波阵面上各点都是新的波源,向各个方向发射子波,图中画出两束光线:一束是各个子波源发出衍射角为 θ 的平行光,经透镜 L_2 会聚后成像于光屏的 P 处;另一束是各个子波源发出的沿原入射方向的平行光,经透镜 L_2 会聚后成像于光屏的 P_0 处。对于单色光来说,衍射图样正对狭缝的是中央亮带,左右对称分布着各级明暗条纹。图 8-9 所表示的是单缝衍射的强度分布,图中的曲线表示光强的分布,光强的极大值与极小值同各级明暗条纹的中心相对应。

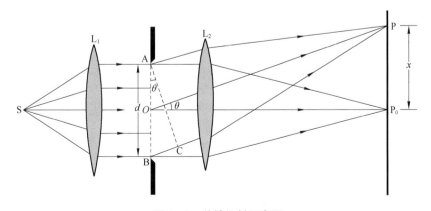

图 8-8　单缝衍射示意图

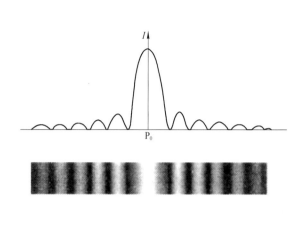

图 8-9　单缝衍射的光强分布　　　　　图 8-10　单缝衍射条纹

下面用半波带理论分析衍射图样的分布规律。

沿入射光的方向,衍射角 $\theta = 0$,从 AB 上各点出发的子波在出发时是同相位的,根据透镜的等光程原理,这些光线经过透镜后,并不能产生光程差,它们会聚于 P_0 点仍是同相位,故相遇后干涉加强,在正对狭缝中心处,屏上出现平行于狭缝的中央亮带。

当衍射角 θ 不为零时,在同一束平行光中,从狭缝上各点发出的光到达屏上的光程是不等的,光强取决于所有这些子波的相干叠加。如图 8-10 所示,从 A 点出发,作与平行光垂直的面 AC,从 AC 上各点发出的光线到会聚点的光程是相等的,而从狭缝 AB 到 AC 各点的光程则不等,最大光程差为 $\delta = \overline{BC} = d\sin\theta$。我们用一系列平行于 AC、间距为 $\dfrac{\lambda}{2}$ 的平面切割 BC,将其分为相等的若干部分,同样狭缝 AB 也被分为宽度相等的若干条带,称半波带,相邻两条半波带上的对应点(如每条带上的最下点或者最上点)发出的光在 P 点的光程差为半个波长。当衍射角 θ 的取值使得狭缝 AB 的波阵面等分成偶数 $2k$ 个半波带时,相邻半波带发出的光在屏上 P 点——互相抵消,P 点处即为第 k 级暗纹的中心,其衍射角服从下式:

$$d\sin\theta = \pm k\lambda \quad \text{或} \quad \theta = \pm\sin^{-1}\frac{k\lambda}{d} \quad (k = 1,\,2,\,3) \qquad (8\text{-}13)$$

反之,当衍射角 θ 的取值使得狭缝 AB 的波阵面等分成奇数 $(2k+1)$ 个半波带,其中 $2k$ 个半波带发出的光在屏上 P 点都互相抵消,只剩下一个半波带发出的光干涉叠加形成第 k 级明纹,其衍射角服从下式:

$$d\sin\theta = \pm(2k+1)\frac{\lambda}{2} \quad \text{或} \quad \theta = \pm\sin^{-1}\frac{(2k+1)}{2}\frac{\lambda}{d} \quad (k = 1,\,2,\,3,\,\cdots) \qquad (8\text{-}14)$$

随着级数 k 的增大,衍射明纹的强度迅速减弱。

对于任意衍射角 θ,若狭缝 AB 不能分为整数个半波带,则屏幕上对应点将介于明暗之间。

在衍射角很小时,θ 和透镜焦距 f 以及条纹在屏上距中心 P_0 的距离 x 之间的关系满足:

$$\theta \approx \sin\theta \approx \tan\theta = \frac{x}{f}$$

屏上各级暗纹的坐标可为：

$$x = \pm\frac{k\lambda}{d}f \qquad (8-15)$$

相邻暗纹间隔（即一个明纹的宽度）为：

$$\Delta x = \frac{\lambda}{d}f \qquad (8-16)$$

中央明纹的宽度为其他明条纹宽度的 2 倍，即：

$$\Delta x = \frac{2\lambda}{d}f \qquad (8-17)$$

夫琅禾费单缝衍射条纹具有以下特点：

(1) 衍射图样是一组明暗相间、平行于单缝的条纹，屏上具有相同衍射角的各点亮度相同。

(2) 夫琅禾费单缝衍射中央明纹（$\theta=0$）的光强最大，条纹宽最宽，这是因为整个 AB 波面发出的所有子波在中央明纹处都同相，都干涉相加。

(3) 中央明纹的宽度为其他明条纹宽度的 2 倍。中央明纹中心最亮，其光强自中心向两侧连续递减，直到第一级暗纹。常用第一级暗纹的衍射角 θ 表示中央亮带的半角宽度，即：

$$\theta = \sin^{-1}\frac{\lambda}{d} \qquad (8-18)$$

(4) 明纹宽度反比于单缝宽度 d，单缝越窄，条纹越宽，衍射越显著；单缝越宽，衍射越不明显。当单缝宽 $d \gg \lambda$ 时，各级衍射条纹都密集于中央明条纹附近而无法分辨，只显出单一的亮纹，实际上它就是单缝的像，这时认为光是沿直线传播的，这是几何光学的适用范围。

(5) 当缝宽 d 一定时，入射光波长 λ 越大，对应于确定明暗纹的衍射角也越大，因此若用白光照射，因各色光对 $\theta=0$ 时都加强，各级色光的中央明条纹都重合在中央位置，故中央明纹仍是白色的，而在其两侧将出现一系列由紫到红的彩色条纹。

三、圆孔衍射

把宽度为 d 的狭缝改为半径为 a 的小圆孔，则构成了夫琅禾费圆孔衍射装置，在光屏上得到**圆孔衍射**（circular hole diffraction）图样，如图 8-11 所示。衍射图样的中央为一明亮的圆斑，称**艾里斑**（Airy disk），它集中了光强的绝大部分（84%），中心是几何光学像点，艾里斑之外为一组明暗相间的同心圆环，理论上可计算得第一暗环的衍射角 θ（艾里斑的半角宽度）为：

$$\theta = \sin^{-1}1.22\frac{\lambda}{D} \approx 1.22\frac{\lambda}{D} \qquad (8-19)$$

式 8-19 中，$D=2a$ 是圆孔直径。此式常用来表示中央亮圆的半角宽度。

若透镜的焦距为 f，则艾里斑的半径为：

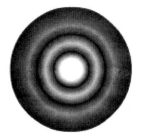

图 8-11　圆孔衍射图样

$$r = f\theta = 1.22\frac{f\lambda}{D} \tag{8-20}$$

可见,艾里斑的大小和衍射孔的孔径 a 成反比。圆孔衍射是许多光学仪器中不可避免的现象,它直接影响仪器的成像质量。对于光学仪器而言,总是希望得到清晰的像,即一个物点通过光学元件成为一个像点。而光通过光学系统中的透镜孔等限制光波传播的光学元件时要发生衍射,因而物点不能成像点,而是在像点处成一衍射图样,主要是艾里斑。两个物点或同一物体上的两个发光点的光通过这些孔成像时,由于衍射会形成两个艾里斑,它们的像就是这两个艾里斑的非相干叠加,如果两个艾里斑的距离过近,或者艾里斑过大,那么两个物点或同一物体上的两个点的像就不能分辨,像就不清晰了。所以,光学仪器不仅要有一定的放大倍数,还要有足够的分辨本领,才能把物体放大到清晰可见的程度。这就要求艾里斑要尽量小,方法之一就是尽可能地增大光学仪器的孔径和缩短观测光源的波长。

四、光栅衍射

理论上利用单缝衍射图样可以测定光的波长,但测量结果的准确性很差,因为在单缝衍射中,若缝较宽,明条纹亮度较强,则条纹间隔却很窄;若缝较窄,虽可获得间隔较宽的条纹,但因亮度减少,条纹不够清楚,因而利用单缝衍射不能精确测定光波波长。在光学测量中,我们用**衍射光栅**(diffraction grating)来获得亮度很大、分得很开而条纹本身宽度又很窄的衍射条纹,可以更准确地测量光的波长。

平行排列在一起的许多等间距、等宽度的狭缝构成平面衍射**光栅**(grating)。光栅的种类很多,有透射光栅和反射光栅。例如,在一块不透明的障板上刻出一系列等间隔的平行狭缝就是一种简单的一维平面透射光栅。下面我们以它为例来进行讨论。

如图 8-12 是光栅衍射原理图,从光源发出的光经透镜后变成平行光,垂直照射到光栅上,如前所述,在单缝夫琅禾费衍射中,凡是衍射角 θ 相同的平行光,都将会聚在接收屏幕上相同的点 P。透射光栅是由一簇平行的狭缝组成的,它们排布在同一平面波波面上。于是,光栅的每条狭缝都将在接收屏幕上的同一位置产生单缝夫琅禾费衍射图样。而各条狭缝所发出的光都满足相干条件,故各条狭缝的衍射光将在接收屏幕上相干叠加,从而产生光栅的衍射图样。也就是说,光栅衍射图样是单缝衍射和多缝干涉的综合效果。光屏上任一点 P 的明暗取决于从狭缝发出的各光线间的相位关系,当从各狭缝发出的光线在 P 点会聚时的光程差为波长的整数倍时,在 P 点干涉加强,出现亮条纹。设光栅每条狭缝的缝宽都是 a,缝间隔

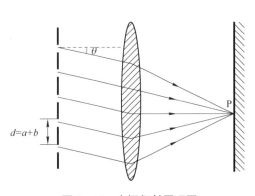

图 8-12　光栅衍射原理图

都是 b,相邻狭缝对应点之间的距离 $d = a + b$,称**光栅常数**(grating constant)。相邻狭缝沿 θ 角方向的衍射光线之间的光程差为 $\delta = d\sin\theta$。只有当这个光程差等于波长的整数倍时,经透镜会聚在屏上才能同相位相遇,彼此加强为明条纹,其位置取决于:

$$d\sin\theta = \pm k\lambda \quad (k=0,1,2,\cdots) \tag{8-21}$$

式 8-21 称**光栅方程**(grating equation)。式

中 k 为明条纹的级数,$k=0$ 时为中央明条纹,当 $k=1$,2,… 时分别为第一级、第二级……明条纹。

需要指出的是,若某一衍射角方向虽然符合式 8-21,但同时也恰好满足单缝衍射暗纹条件的式 8-13,则光栅的这一级干涉明纹不会出现,它会被衍射暗纹遮盖,这种现象称光栅的**缺级**(missing order)。

由光栅方程 $d\sin\theta=\pm k\lambda$ 可知,当光栅常量 d 一定时,同一级明条纹对应的衍射角 θ 随着波长 λ 的增长而增大。可以看出:① 光栅常数越小,各级明条纹的衍射角就越大,各级明条纹分得越开;② 如果是白光入射,由于不同波长的光的衍射角不同,除中央明条纹外,其他各级明条纹都按波长不同分开,在中央明条纹两侧会出现由紫到红的彩色条纹,形成光栅光谱。

光栅是现代光学中的一种非常重要的光学器件。由于光照到物质时,物质会吸收和反射一定波长的光,通过光栅光谱可分析物质的组成及所占百分比,因此关于物质的发射光谱和吸收光谱的研究已成为研究物质结构的重要手段之一,而光栅是光谱分析的核心部件。分光光度计、生化分析仪和酶标仪等许多医学检验仪器中都有光栅在使用。

例 8-3 某光栅的构成是每毫米 500 条缝,一束单色平行光垂直入射,所成二级明纹与原入射方向成 30°角,求该单色光的波长。

解: 由已知条件可得光栅常数 $d=\dfrac{1}{500}\times10^{-3}$ m

因为
$$d\sin\theta=k\lambda$$

所以
$$\lambda=\frac{d\sin\theta}{k}=\frac{1\times10^{-3}\times\sin30°}{500\times2}=0.5\times10^{-6}\,(\text{m})=500\,(\text{nm})$$

第三节 光 的 偏 振

光是电磁波,电磁波是横波,电场强度矢量和磁感应强度矢量的振动方向与光传播方向垂直且两者相互垂直。引起视觉和其他光学现象的主要是电场强度矢量,故我们就以电场强度矢量的方向表示光振动方向,称**光矢量**(light vector)。光的**偏振现象**(polarization of light)的发现,证实了光的横波性质,表明光矢量与光的传播方向垂直,在与传播方向垂直的二维空间中光矢量还可能有各式各样的振动状态,称光的偏振态。

一、自然光和偏振光

光是由光源中大量原子或分子发出的一系列彼此独立的间歇波列组成,在普通光源中各原子或分子发出的波列不仅初位相彼此无关联,而且振动方向也是随机的,在与光的传播方向垂直的平面内可取所有可能的方向。但从宏观上看,在各个方向上的振动次数和振幅大小均等,对于光的传播方向形成轴对称分布,没有那个方向的振动比其他方向占优势。具有这种特点的光称**自然光**(natural light),如图 8-13 表示。根据矢量理论,任何一个方向的振动都可以分解成两个相互垂直的分量,因此可以认为自然光是由两个相互垂直的光振动组成,如图 8-13(b)所示。我们用图 8-13(c)来表示自然光的光线,图中点和竖线表示光的振动方向,它们的数量相等表示两个方向的振动等量。

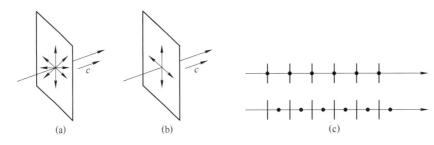

图 8 - 13 自然光的光矢量分布图

如果光矢量在一个固定平面内只沿一个固定方向振动,此光称**完全偏振光**(linear polarized light),简称**偏振光**(polarized light)或线偏振光。由偏振光的光矢量振动方向和传播方向所构成的平面称**振动面**(vibration plane)。我们用图 8 - 14 来表示偏振光的光线。

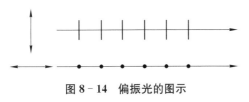

图 8 - 14 偏振光的图示

除自然光和线偏振光外,还有一种偏振状态介于两者之间的光,称**部分偏振光**(partially polarized light),其特点是虽然具有各种可能的振动方向,但有一个方向振动较强,其他方向的振动较弱。普通光源发出的光是自然光,自然光是非偏振的;在光学实验中常采取某些装置完全或部分地移去自然光的两个相互垂直的分振动之一,就获得完全偏振光或部分偏振光。

二、起偏器和检偏器

有些晶体对不同方向的电磁振动具有选择吸收的性质,当可见光射向这种晶体时,其作用是只让自然光中某一方向上的光振动通过,而其他方向上的光振动全部被滤掉,利用这一性质可以制成**偏振片**(polariod),我们把能透过光振动的方向称偏振片的透振方向或偏振化方向。

能够把自然光变为偏振光的装置称**起偏器**(polarizer),偏振片可以作为起偏器,允许通过的光振动方向称起偏器的透射轴方向或偏振化方向。自然光通过起偏器,只有平行于透射轴方向的光振动得以通过,其余方向的光振动被吸收掉,光强度减弱一半成为线偏振光。图 8-15 的前半部分表示了用透振方向为 P_1 的偏振片来产生线偏振光。用来检验一束光是否为

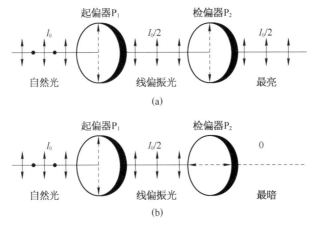

图 8 - 15 起偏与检偏

偏振光的装置称**检偏器**(analyzer)。偏振片又可以作为检偏器。

图 8-15 的后半部分中用透振方向为 P_2 的偏振片用来检验线偏振光。当 P_1 平行于 P_2 时，如图 8-15(a)，能够通过起偏器 P_1 的光线也就能通过检偏器 P_2，故在 P_2 后就能看到与 P_1 强度相等的光；但当 P_1 垂直于 P_2 时，如图 8-15(b)，光振动沿 P_1 方向的线偏光入射到检偏器后完全被它吸收，出现消光现象。如果以光线传播方向为轴旋转偏振片 P_2，则每转 90° 就交替出现透射光强极大和光强为零的现象。

三、马吕斯定律

如果起偏器和检偏器透射轴的方向既不垂直又不平行，而是成一个角度 α，则通过起偏器 P_1 的光线只有一部分能通过检偏器 P_2。如图 8-16 所示。我们把通过起偏器后的偏振光矢量 A_0 分解成沿检偏器 P_2 的透射轴方向的分量 A_1 和垂直于检偏器透射轴方向的分量 A_2，显然只有 $A_1 = A_0 \cos\alpha$ 能通过 P_2，而 A_2 则全部被阻挡。由于光的强度 I 正比于振幅的平方，即可得：

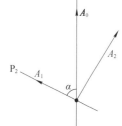

$$\frac{I}{I_0} = \frac{A^2}{A_0^2} = \frac{A_0^2 \cos^2\alpha}{A_0^2}$$

$$I = I_0 \cos^2\alpha \qquad (8-22)$$

式 8-22 称**马吕斯定律**(Malus law)，它表明，通过检偏器的偏振光强度与起偏器和检偏器的偏振化的方向有关，当 $\alpha = 0°$ 或者 180° 时，$I = I_0$，光强最大；当 $\alpha = 90°$ 或者 270° 时，光强 $I = 0$，此时没有光从检偏器射出，这就是两个消光位置。当 α 为其他值时，光强介于 0 和 I_0 之间。

图 8-16　马吕斯定律

例 8-4　两块偏振片的偏振化方向互相垂直，在它们之间再插入两块偏振片，使每两个相邻偏振片的偏振化方向的夹角均为 30°。如果入射的自然光强度为 I_0，求通过所有偏振片后光的强度。

解：设入射的自然光强度为 I_0，通过第一个偏振片后光的强度为 I_1，通过第二、第三、第四个偏振片后的光强分别为 I_2、I_3、I_4，且 $\theta = 30°$，则：

$$I_1 = \frac{1}{2} I_0, \ I_2 = I_1 \cos^2 30°, \ I_3 = I_2 \cos^2 30°, \ I_4 = I_3 \cos^2 30°$$

所以，$I_4 = \dfrac{1}{2} I_0 \cos^2 30° \cos^2 30° \cos^2 30° = \dfrac{1}{2} I_0 \times \dfrac{3}{4} \times \dfrac{3}{4} \times \dfrac{3}{4} = \dfrac{27}{128} I_0 \approx 0.21 I_0$

四、光的双折射现象和布儒斯特定律

光学介质分为各向同性介质和各向异性介质，一束光线在两种各向同性介质的分界面上发生折射时，只有一束折射光，其方向由折射定律给出。但当一束光线射向各向异性介质时，会产生两束不同方向的折射光线，这种现象称**双折射**(birefringence)现象。例如，当透过方解石晶体观察书上的字迹时，可以看到字迹的双重的像。这表明，一束光在这种晶体内分成了两束光，它们的折射程度不同，其中一束光遵守折射定律，称**寻常光**(ordinary light)，简称 o 光。另一束光则不服从一般的折射定律，不一定在入射面内，称**非常光**(extraordinary light)，简称 e 光，如图 8-17 所示。

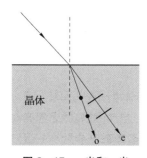

图 8-17　o 光和 e 光

在入射角等于零时,o光的折射角为零,沿原方向传播,但e光一般不沿原方向传播,此时若以光的入射方向为轴转动晶体,o光不动,e光则随着晶体的转动而转动。研究发现,在晶体内部存在着一些特殊的方向,光沿着这个方向传播时,o光和e光的折射率相等,不发生双折射,这个特殊的方向称晶体的光轴。光轴是一个方向,不限于一条特定的直线。只有一个光轴的晶体称单轴晶体,如红宝石、石英、方解石等;有些晶体具有两个光轴方向,称双轴晶体,如云母、硫黄等。

在晶体内传播的任一光线和光轴的方向所决定的平面称该光线的主平面。一般情况下,o光和e光各有其主平面。利用检偏器可以检验,从双折射晶体射出的这两束光都是线偏振光,o光的振动方向垂直于o光的主平面,而e光的振动方向在e光的主平面内。通常,o光和e光的主平面不重合而有一个小的角度,故o光和e光的振动方向不一定相互垂直。利用晶体的双折射现象,研制出了许多精巧的复合棱镜,以获得偏振光。

某些晶体对o光和e光有不同的吸收本领。我们把晶体的这种对相互垂直的两个分振动具有选择性吸收的性质称二向色性。例如,电气石晶体对o光的吸收能力比较强,在1 mm厚的电气石晶体内,o光几乎全部被吸收,利用晶体的二向色性可以制成起偏器或检偏器,从而产生和检验偏振光。

布儒斯特定律(Brewster's law)首先由英国物理学家布儒斯特(Brewster)于1815年发现。

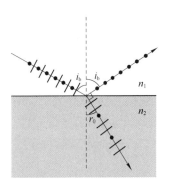

自然光在电介质界面上反射和折射时,一般情况下反射光和折射光都是部分偏振光,只有当入射角为某特定角时反射光才是线偏振光,其振动方向与入射面垂直,此特定角称布儒斯特角或起偏角。

自然光在两种各向同性媒质分界面上反射、折射时,反射光和折射光都是部分偏振光。反射光中垂直振动多于平行振动,折射光中平行振动多于垂直振动。

当入射角满足关系式 $tg\, i_b = n_2/n_1$ 时,反射光为振动垂直于入射面的线偏振光,该式称布儒斯特定律,i_b 为起偏振角或布儒斯特角,如图8-18所示。

图8-18 布儒斯特角

五、物质的旋光性

当线偏振光通过某些物质(糖类、石英等)时,它的振动面将沿光的传播方向发生旋转,这种偏振光通过物质时发生振动面旋转的现象,称**旋光现象**(rota-optical phenomena)。能够使振动面旋转的物质称旋光物质,物质的这种性质称**旋光性**(optical activity)。实验证明,不同的旋光物质可以使光的偏振面发生不同方向的旋转,当观察者迎着光线看时,若振动面是顺时针方向旋转的称右旋物质,如葡萄糖、右旋糖酐;若振动面是逆时针方向旋转的称左旋物质,如果糖、左旋糖酐。

对于晶体物质或者某些液态化合物来说,振动面旋转的角度 θ 与光通过的长度 l 成正比,即:

$$\theta = \alpha l \tag{8-23}$$

式8-23中,比例系数 α 称物质的**旋光率**(specific rotation),它由物质的性质决定,与物质

的温度 t 和入射光的波长 λ 有关,一般用 $[\alpha]_\lambda^t$ 表示。在实际应用中,取 $\lambda = 589.3$ nm,采用钠光光源(相当于太阳光谱中的 D 线);温度取 $t = 20℃$,于是旋光率可表示为 $[\alpha]_D^{20}$。

对于有旋光性的溶液来说,偏振光的振动面的旋转角度 θ(旋光度)不仅与偏振光在溶液中通过的厚度 l 有关,而且还正比于溶液的浓度 c,即:

$$\theta = [\alpha]_D^{20} cl \tag{8-24}$$

式 8-24 中,θ 的单位为度,c 的单位为 g·cm^{-3};l 的单位为 dm。该公式常用来测量旋光溶液的浓度。并以"+"表示**右旋**(right-handed),以"-"表示**左旋**(left-handed)。

溶液的旋光性在制糖、制药和化工等方面有很广泛的应用,如测定糖溶液浓度的糖量计,就是根据糖溶液的旋光性而设计的一种仪器。其原理如图 8-19 所示。图中 P 为起偏器,A 为检偏器,T 为盛放待测溶液的透明器皿,由单色光源(钠光灯)发出的光经过起偏器后变为线偏振光,在放入待测溶液前先调整检偏器 A,使 A 与 P 的偏振化方向垂直,此时视场最暗。放入待测溶液后,由于其旋光作用,视场变亮,旋转检偏器 A 使视场重新变到最暗,此时检偏器 A 旋转过的角度就是偏振面旋转的角度 θ,这样可以从式 8-24 求出溶液的浓度。这种测量方法可靠、迅速,在生物化学和临床医学检验、药物鉴定方面和商检部门有着广泛的应用,樟脑、可卡因、尼古丁和糖等的浓度都可以用此方法测定,临床上曾用测定尿或血的旋光性来确定糖尿病患者尿液或血液里糖的含量。

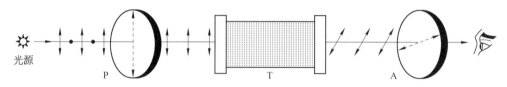

图 8-19 糖量计原理示意图

第四节 光 的 吸 收

一、光的吸收性质

当一定强度的白光照射并通过介质时,通常光的颜色会发生变化,沿原传播方向的强度也逐渐减弱,这种现象称**光的吸收**(absorption of light)。这是由于光通过介质时,一部分能量被介质吸收,另一部分能量被散射。介质对光的吸收具有选择性,物体的颜色就是介质对光的选择性吸收的结果。当白色光照射到物体上时,一部分光被物质吸收或透射,另一部分则被反射,物体的颜色就是由它反射光的颜色或透射光的颜色决定的。如果物体对全部的光几乎都反射而不吸收,物体就呈现白色;如果物体对光的吸收很少,各种颜色的光大部分都能通过,物体就是无色透明的;如果物体对各种颜色的光几乎全部吸收,则物体呈现黑色;如果物体对各种颜色的光都吸收,但又不强烈,则呈现灰色;如果物体有选择地吸收某些颜色的光,反射另外一些颜色的光,物体就呈现反射光的颜色。物质对光的吸收,除与波长有关外,还与物质本身的性质有关,本节仅讨论光通过光学性质均匀的介质时,光能被组成介质的微观粒子吸收而导致光强不断衰减的情况。

二、吸收定律和朗伯—比尔定律

当单色光在某种均匀媒质中传播时,由于物质的吸收,其强度将不断地减小,减小的程度与物质本身的性质和光通过的物质厚度有关。如图 8-20 所示,设一束平面单色光在均匀介质中沿 x 轴正方向传播,在 $x=0$ 处,强度为 I_0;在 x 处,强度为 I。取一薄的介质层 $\mathrm{d}x$,光通过 $\mathrm{d}x$ 后强度变为 $I+\mathrm{d}I$($\mathrm{d}I$ 为负增量),显然,强度减少量的大小与介质层厚度成正比,即:

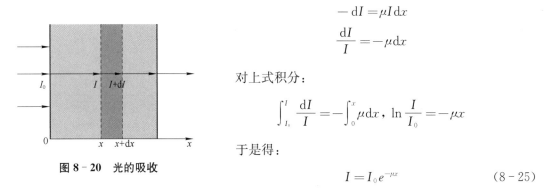

图 8-20 光的吸收

$$-\mathrm{d}I = \mu I \mathrm{d}x$$

$$\frac{\mathrm{d}I}{I} = -\mu \mathrm{d}x$$

对上式积分:

$$\int_{I_0}^{I} \frac{\mathrm{d}I}{I} = -\int_0^x \mu \mathrm{d}x, \quad \ln\frac{I}{I_0} = -\mu x$$

于是得:

$$I = I_0 e^{-\mu x} \qquad (8-25)$$

式 8-25 称**朗伯定律**(Lambert law),式中 μ 为物质对光的**吸收系数**(absorption coefficient)。吸收系数由物质的性质决定,并与光的波长有关,μ 愈大,物质对光的吸收愈强烈,光强减弱得愈迅速,表现为物质对光的透光性降低。

当把这一定律用于溶液对光的吸收时,μ 与溶液的浓度 c 成正比,即:

$$\mu = \beta c$$

由此,朗伯定律写为:

$$I = I_0 e^{-\beta x} \qquad (8-26)$$

式 8-26 称**朗伯—比尔定律**(Lambert-Beer law)。式中 β 与溶液浓度 c 无关,由吸收介质决定,也与光的波长有关。

朗伯—比尔定律只适用于单色光入射、物质分子的吸收不受邻近分子影响的稀溶液,也就是溶液浓度不太大的情况;当溶液浓度很大时,由于溶液的分子相互干扰,该定律不再成立。

在某一给定波长范围内,若物质对光的吸收很少且吸收系数几乎不变,这种吸收称一般吸收;若物质对某些波长的光吸收得很强烈,且吸收系数随波长急剧变化,这种吸收称选择吸收。任何物质都存在这两种吸收。在可见光范围内,对一般吸收来说,光通过物质后只有光强的衰减,但颜色不变;而对选择吸收来说,光通过物质后既有光强的衰减,也有颜色的变化。

小　　结

1. **光的波动性和相干性**　光既可以表现出粒子性,也可以表现出波动性,波面上各点都看作是子波波源,它们发出的子波在空间相遇时,其强度分布是子波相干叠加的结果,这是波动光学中一个重要的基础概念。

2. 干涉　指两列或几列光波在空间相遇、相互叠加,出现了明暗相间的稳定的光强分布。常见的干涉现象包括杨氏双缝干涉、薄膜干涉等。

设 S_1 和 S_2 相距为 d,到屏的距离为 L;S_1 和 S_2 对于缝 S 对称放置,则从两缝发出的光的初相位始终相同;光源发出波长为 λ 的单色光,相邻明条纹或者暗条纹中心间的距离,即条纹间距为:

$$\Delta x = \frac{L}{d}\lambda$$

3. 衍射　指光通过小孔或物体边缘时发生的弯曲现象。常见的衍射现象包括夫琅禾费单缝衍射和夫琅禾费圆孔衍射以及衍射光栅等。

当衍射角 θ 的取值使得狭缝 AB 的波阵面等分成偶数 $2k$ 个半波带时,相邻半波带发出的光在屏上 P 点一一互相抵消,P 点处即为第 k 级暗纹的中心,其衍射角服从下式:

$$d\sin\theta = \pm k\lambda$$

反之,当衍射角 θ 的取值使得狭缝 AB 的波阵面等分成奇数 $(2k+1)$ 个半波带,其中 $2k$ 个半波带发出的光在屏上 P 点都互相抵消,只剩下一个半波带发出的光干涉叠加形成第 k 级明纹,其衍射角服从下式:

$$d\sin\theta = \pm(2k+1)\frac{\lambda}{2}$$

设光栅每条狭缝的缝宽都是 a,缝间隔都是 b,相邻狭缝对应点之间的距离 $d=a+b$,称光栅常数。相邻狭缝沿 θ 角方向的衍射光线之间的光程差为 $\delta=d\sin\theta$。 只有当这个光程差等于波长的整数倍时,经透镜会聚在屏上才能同相位相遇,彼此加强为明条纹,其位置取决于:

$$d\sin\theta = \pm k\lambda \quad (k=0,1,2,\cdots)$$

4. 偏振　光的偏振是指光波中的电场矢量沿着特定方向振动。常见的偏振现象包括偏振片、双折射、旋光现象等。

马吕斯定律表明,通过检偏器的偏振光强度与起偏器和检偏器的偏振化的方向有关:

$$I = I_0\cos^2\alpha$$

对于有旋光性的溶液来说,偏振光的振动面的旋转角度 θ(旋光度)不仅与偏振光在溶液中通过的厚度 l 有关,而且还正比于溶液的浓度 c,即:

$$\theta = [\alpha]_D^{20}cl$$

5. 光的吸收　当单色光在某种均匀媒质中传播时,由于物质的吸收,其强度将不断地减小,减小的程度与物质本身的性质和光通过的物质厚度有关。

$$I = I_0 e^{-\beta x}$$

上式中,β 与溶液浓度 c 无关,由吸收介质决定,也与光的波长有关。

习 题

8-1 在杨氏双缝实验中,两缝相距为 0.3 mm,要使波长为 600 nm 的光通过后在屏上产生间隔为 2 mm 的干涉条纹,问屏到缝的距离有多远?

8-2 在空气中用波长为 λ 的单色光进行双缝干涉实验时,观察到干涉图样中相邻条纹间距为 2.66 mm,当把实验装置放在水中时(水的折射率 $n=1.33$),试求相邻明条纹的间距变为多少?

8-3 波长 500 nm 的光波垂直射入厚度为 1 μm 的薄膜,膜的折射率为 1.375,膜的两侧为空气。求:(1)光在膜中的波长? (2)在膜上表面反射的光波与经膜底反射后重出膜上表面的光波的相位差。(3)两光干涉情况如何?

8-4 以钠黄光($\lambda=589.3$ nm)垂直照射一狭缝,在距透镜 0.8 m 的光屏上,中央亮带宽度为 2 mm,求狭缝的宽度。

8-5 已知单缝宽度 $d=1.0\times10^{-4}$ m,透镜焦距为 0.5 m,分别用 $\lambda=400$ nm 和 $\lambda=760$ nm 的单色平行光垂直照射此单缝。试求:(1)这两种光的第一级亮纹离屏中心的距离;(2)这两条亮纹间的距离。

8-6 一束单色光垂直照射到每厘米 2 500 条刻痕的光栅上,所形成的第四级明纹与入射光方向夹角为 30°,求该单色光的波长。

8-7 透过两个偏振化方向成 30°角的偏振片观察某一光源,透过偏振化方向成 60°角的两偏振片观察另一光源,两次观察的透射光强度相同,试求两光源的光强度之比。

8-8 使自然光通过两个偏振化方向成 60°角的偏振片,测得透射光强为 I_1,今在这两个偏振片之间插入另一偏振片,它的偏振化方向与前两个偏振片均成 30°角,问透射光强为多少?

8-9 用波长为 540 nm 的单色光垂直照射在宽为 0.10 mm,的单缝上,在缝后放一焦距为 50 cm 的会聚透镜,求:(1)屏上中央明条纹的宽度;(2)如将此装置浸入水中,水的折射率为 1.33,则中央明条纹的宽度又如何变化?

8-10 一束平行的黄色光垂直入射每厘米有 4 250 条刻纹的衍射光栅上,所成的二级像与原入射方向成 30°角,求黄光的波长。

8-11 以平行白光垂直入射光栅常数为 0.001 cm 的光栅上,用焦距为 200 cm 的透镜把通过光栅的光线聚焦在屏上,已知紫光波长为 400 nm,红光波长为 750 nm,求第二级光谱中紫光与红光的距离。

8-12 两偏振片透射轴的夹角为 60°转到 45°时,透射光的强度将如何变化?

8-13 将 5 g 含杂质的糖溶解于纯水中,制成 100 cm³ 的糖溶液,然后将此溶液装入长 15 cm 的玻璃管中,使完全线偏振光垂直于管的端面并沿管轴通过,测得通过前后偏振面旋转了 30°。已知这种纯糖的旋光率为 54.4° cm² g⁻¹,计算此糖的含纯糖百分比(即纯度)。

本书配套数字教学资源

第九章
量子力学基础

19 世纪末到 20 世纪前期是物理学最波澜壮阔的一段大发展时期，颠覆经典理论框架的相对论和量子论实现了对宇宙尺度和原子尺度的物理现象的较理想的诠释。从应用价值来说，量子物理构成了解释化学现象的坚实基础，同时对诸如光学、材料学等起到了重大的推进作用。本章对量子力学的基础知识进行简要的介绍。

第一节 黑 体 辐 射

一、黑体辐射问题

19 世纪末，人类已认识到热辐射和光辐射都是电磁波，并开始研究辐射能量在不同频率范围中的分布问题，特别是对黑体辐射进行了较深入的理论和实验研究。完全黑体在吸收外界辐射热量与自身热辐射达到平衡时，自身辐射的电磁波构成连续波谱。其单位面积上辐射出频率在 ν 到 $\nu+\mathrm{d}\nu$ 之间的电磁波的功率用 $E_\nu\mathrm{d}\nu$ 来表示。E_ν 是电磁波的频率 ν（或说是波长 λ）和黑体此时温度 T 的函数（图 9-1）。当物理学家试图定量描述 E_ν 时，遇到了严重的困难。英国物理学家开尔文(L. Kelvin)将其称为"物理学大厦上晴朗天空中的两朵乌云"

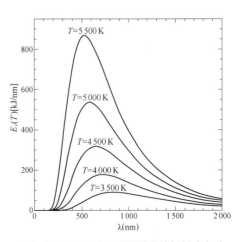

图 9-1 不同温度下测定的黑体辐射功率谱

之一。人们当时并未意识到,由此量子世界的大门将缓缓打开。

通过实验,$E_\nu(T)$ 的取值被经验性地测定出来。定性地说,温度增加时 E_ν 的取值会增大,同时 E_ν 关于 ν 的最大值出现在更大的 ν(或说是更小的 λ)处(图 9-1)。而当 λ 进一步减小趋近于零时,E_ν 也随之减小至零。1896 年,德国物理学家维恩(W. Wein)从分析实验数据得出的辐射经验公式:

$$E_\nu(T) = c_1\nu^3 e^{-c_2\nu/T} \tag{9-1}$$

c_1 和 c_2 为待定参数。除了低频部分外,公式与实验曲线符合得很好。该公式目前仍有相当广泛的应用价值。

关于黑体辐射的能量分布,用经典电磁理论及统计物理学来处理,有很确切的结果。1900～1905 年,英国物理学家瑞利(Lord Rayleigh)和金斯(J. H. Jeans)把统计物理学中的能均分定理应用于电磁辐射得出一个辐射公式,即瑞利—金斯公式:

$$E_\nu(T) = \frac{8\pi}{c^3}kT\nu^2 \tag{9-2}$$

式 9-2 中,c 为光速,即约等于 3×10^8 m·s^{-1};k 是玻尔兹曼常数,约为 1.38×10^{-23} J·K^{-1}。此公式在低频部分与实验曲线符合得比较好。然而,当 $\nu\to\infty$(或说 $\lambda\to0$)时,$E_\nu\to\infty$,同时单位面积上总辐射功率 $P = \int_0^\infty E_\nu \mathrm{d}\nu$ 也将等于无穷大。这显然与事实不符,但物理学家们一度找不出瑞利—金斯公式的推导中有何谬误之处,历史上称其为"紫外灾难"。

二、普朗克能量量子化假设

1900 年,在维恩经验公式和瑞利—金斯公式基础上,德国物理学家普朗克(M. Planck)进一步分析了实验曲线,尝试将两公式用内插方法衔接起来,得到了一个很好的经验公式,即著名的普朗克公式:

$$E_\nu(T) = \frac{2\pi h}{c^2}\frac{\nu^3}{e^{h\nu/kT}-1} \tag{9-3}$$

不难看出,当 $\nu\to\infty$ 时该公式趋向于维恩公式,而当 $\nu\to0$ 时该公式趋向于瑞利—金斯公式。在验证了该公式可以很好地与实测 $E_\nu(T)$ 值相符之后,普朗克开始尝试给出一个合理的理论推导。但若是坚持经典统计理论(能量连续分布和能均分定律),则无可避免地会回到瑞利—金斯公式。普朗克提出了革命性的能量量子化的假说,首次提出了"能量量子"的概念:对于一定频率 ν 的电磁辐射,物体中的"谐振子"只能以 $h\nu$ 的整数倍的能量吸收或发射电磁波(图9-2)。也即是说,所吸收或发射的电磁波能量是"量子化"的,"能量量子"(简称量子)的能量为:

$$\varepsilon = h\nu \tag{9-4}$$

式 9-4 中,h 称为普朗克常数,数值约为 6.626×10^{-34} J·s。这种吸收或发射电磁辐射能量的不连续性概念,在经典力学中是无法理解的。即便是普朗克本人,在提出这一普朗克量子假说时也感到难以置信,也曾尝试缩小与经典物理学之间的矛盾,可见基于经典物理学的能量连续分布的"迷信"在当时是多么的根深蒂固。但之后更多的事实迫使人们承认,能量的量子化才是合理的。普朗克因其阐明光量子论的贡献而获得 1918 年的诺贝尔物理学奖。

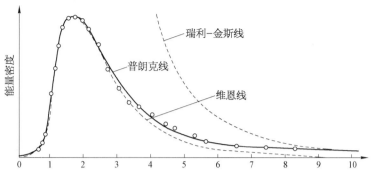

图 9-2　功率谱实测结果与经典模型的差异

或许有人会质疑,能量取量子化之后的各个相邻"能级"的差异 $h\nu$ 如此微小,将其看作"小量"从而近似认为能量是连续分布又有何不可? 尽管在之前的一些理论推导中,对微小量进行近似的小量分析已经有很多示例,但应当说明的是,对"小量"做近似分析并不只是因为其数值看上去很小即可做,而是必须有严谨的分析表明近似不影响结论才行。在此处,能量取连续分布或分立分布将带来天差地别的差异。以下对如何通过能量量子化的假设得出普朗克公式进行细节说明。

在瑞利—金斯公式(式 9-2)和普朗克公式(式 9-4)的推导中,最后均涉及物体发射出电磁波的"谐振子"的平均能量 $\bar{\varepsilon}$ 的计算,即 $E_\nu(T)=\dfrac{8\pi}{c^3}\nu^2\,\bar{\varepsilon}$。 在瑞利—金斯公式中,认为 ε 是连续分布的。结合玻尔兹曼分布规律,即"谐振子"能量为 ε 的概率正比于 $e^{-\varepsilon/k_B T}$,得到:

$$\bar{\varepsilon}=\frac{\displaystyle\int_0^\infty \varepsilon e^{-\varepsilon/k_B T}\,\mathrm{d}\varepsilon}{\displaystyle\int_0^\infty e^{-\varepsilon/k_B T}\,\mathrm{d}\varepsilon}=k_B T \tag{9-5}$$

而普朗克引入能量量子化的假设之后,由于 ε 只能取诸如 0、$1h\nu$、$2h\nu$、$3h\nu$ 之类的分立值,再做积分就不合理了,而应当以求和来替代:

$$\bar{\varepsilon}=\frac{\displaystyle\sum_{n=0}^\infty nh\nu e^{-nh\nu/k_B T}}{\displaystyle\sum_{n=0}^\infty e^{-nh\nu/k_B T}} \tag{9-6}$$

其中,分母是等比数列求和,易于计算。分子则可化为 $-\dfrac{\partial}{\partial\left(\dfrac{1}{k_B T}\right)}\left[\displaystyle\sum_{n=0}^\infty e^{-nh\nu/k_B T}\right]$ 进行计算。最终得到:

$$\bar{\varepsilon}=\frac{h\nu}{e^{h\nu/k_B T}-1} \tag{9-7}$$

将其代入 $E_\nu(T)=\dfrac{8\pi}{c^3}\nu^2\,\bar{\varepsilon}$ 中,即得到普朗克公式。当 $\nu\to\infty$ 时,易发现 $e^{h\nu/k_B T}\gg\nu^3$,从而 $E_\nu(T)\to 0$,即摆脱了瑞利—金斯公式中的"紫外灾难"。

第二节　光　电　效　应

一、光电效应问题

19 世纪末，由于电气工业的发展，稀薄气体放电现象开始引起人们注意。1897 年，英国物理学家汤姆逊(J. J. Thomson)在研究稀薄气体放电的实验中，发现了电子的存在，并测定了电子的荷质比，轰动了整个物理学界。在此之前的 1887 年，德国物理学家赫兹(H. R. Hertz)发现了**光电效应**(photoelectric effect)。当时，他注意到带电物体被紫外线照射时会很快失去它的电荷，但对其机制还不清楚，直到电子被发现后才认识到这是由于紫外线照射后大量电子从金属表面逸出的现象。经过大量实验研究，发现光电效应呈现下列特点：① 对于一定的金属材料做成(表面光洁)的电极，有一个确定的临界频率 ν_0。 入射光频率 $\nu < \nu_0$ 时，无论光的强度多大，不会观测到光电子从电极上逸出。② 每个光电子的能量只与照射光的频率 ν 有关，而与光强度无关。光强度只影响到光电流的强度，即单位时间从金属电极单位面积上逸出的电子数目。③ 当入射光频率 $\nu > \nu_0$ 时，不管光多微弱，只要光一照上，几乎立刻($\sim 10^{-9}$ s)观测到光电子，这与经典电磁理论计算结果很不一致。以上三个特点中，③是定量上的问题，而①和②在理论上完全无法用经典物理学(将光看作电磁波)解释。

具体而言，光电效应的实验装置如图 9-3 所示。K 是光电阴极，A 是阳极，两者都被封在真空玻璃管内。光束通过窗口照射到阴极上，使得阴极中电子被击出。如果被击出的电子能够到达阳极形成稳定的电子流，则电流表 G 上会记录到这一光电流的强度。通过调节 K 和 A 之间的电势差，可以影响电子在两极板间的运动。当 A 端电势高于 K 端时，电子离开 K 后会被 A 吸引从而形成光电流；但若 K 端电势高于 A 端，电子可能会被吸引回 K 端而无法到达 A

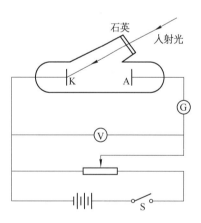

端，于是光电流为零。这个恰好使得光电流变为零的反向电压值称遏止电压(V_0)。 一个电子在逸出金属表面后具有的垂直向阳极运动的动能是 $\frac{1}{2}mv_\perp^2$，其中 m 是电子的质量，而 $v_\perp$ 显然不可能大于电子的总速度 v_0。 这一向阳极运动的动能在克服电场力做功中消耗殆尽，则该电子无法到达 A 端。于是遏止电压与电子总速度之间应满足：$eV_0 = \frac{1}{2}mv_0^2$。 但考察电子为何会在离开 K 端时具有 $\frac{1}{2}mv_0^2$ 的动能时，假设电子可从光束中吸收 W 的能量，而从金属内部逸出要耗费能量 A(即是该种金属的逸出功)，则应有 $W - A = \frac{1}{2}mv_0^2$。

图 9-3　光电效应实验示意图

经典模型在解释电子吸收能量 W 时遇到了障碍。如果将光看作是电磁波，则 W 应当主要受光强的影响；而如果光强较小，通过较长的时间积累也可使得电子获得足够的能量。但实验结果表明，光强与 W 完全无关，即 ν_0 只与物质有关，而 V_0 只与物质和 ν 有关；且不存在时间积累的效应，与经典模型的预期完全相悖。但光强一定时，增大正向电压值(A 端电势高于 K 端)可达到的最大电流值(称饱和电流)；增大光强可以增大这个饱和电流值。

二、爱因斯坦光子假设

爱因斯坦(A. Einstein)首先注意到量子假设有可能解决经典物理学所碰到的困难。1905年,他用普朗克的量子假设去解决光电效应的问题,进一步提出了**光量子**(photon)(简称光子)的概念。爱因斯坦认为,光是由一束高速运动的光子组成,每一个光子的能量与光的频率的关系是:

$$\varepsilon = h\nu \qquad\qquad (9-8)$$

尽管公式与普朗克给出的假设相同,但爱因斯坦的这个假说是对普朗克的量子假说的继承和拓展。普朗克公式中引入的量子假说仅是讨论"谐振子"发射或吸收光能量的特殊情形,而爱因斯坦的光子假说则更进一步,认为辐射的光能量本身即是一份一份的。

在此假设下,光电效应的实验现象变得容易解释。光照射到阴极板时,微观上看是每次有一个光子打到一个电子上,而这光子能量 $h\nu$ 即是电子吸收的能量 W,即:

$$h\nu - A = \frac{1}{2}mv_0^2 = eV_0 \qquad\qquad (9-9)$$

这样,如 $h\nu < A$,电子无法克服逸出功离开阴极,自然没有光电流;此时增大光强只是增加了光子数目,但每次仍然只是一个光子作用在电子上,仍然无法将电子打离阴极,导致增大光强徒劳无功。临界频率(又称红限)满足 $h\nu_0 = A$,只要单个光子的能量大于 $h\nu_0$,立刻就可以将电子打离阴极,即可以形成光电流;此时再增大光强,将使得光子数增多,对应被击出阴极的电子数目增多,自然饱和电流会增大(表9-1)。

爱因斯坦因成功解释光电效应获得1921年诺贝尔物理学奖。

表9-1　几种金属的临界频率和逸出功

金　属	红限 ν_0 (10^{14} Hz)	红限波长 λ_0 (nm)	逸出功(eV)
铯 Cs	4.6	652	1.9
铍 Be	9.4	319	3.9
钛 Ti	9.9	303	4.1
汞 Hg	10.9	275	4.5
金 Au	11.6	258	4.8
钯 Pd	12.1	248	5.0

例9-1　设光电管的阴极由金属铯制成,当受到波长为632.8 nm的红光照射时,试计算放出的光电子的最大初速率。

解: 由爱因斯坦的光电效应方程可得:

$$v = \sqrt{\frac{2}{m}\left(h\frac{c}{\lambda} - h\nu_0\right)} \approx \sqrt{\frac{2}{9.1 \times 10^{-31}} \times 6.62 \times 10^{-34} \times \left(\frac{3 \times 10^8}{632.8 \times 10^{-9}} - 4.54 \times 10^{14}\right)}$$

$$= 1.71 \times 10^5 (\text{m} \cdot \text{s}^{-1})$$

第三节　康普顿效应

一、康普顿效应

康普顿效应是光量子理论的另一项重要的实验证据。将波长为 λ_0 的 X 射线照射某种物质时，会发现散射光中除波长 λ_0 的成分外，还有另一波长 λ 的成分，且 λ 较 λ_0 有所增加。仔细研究这 λ 的值与其他因素的关系，会发现波长差异 $\Delta\lambda = \lambda - \lambda_0$ 随散射角 θ 的增加而增加；而变换被照射的物质，发现 $\Delta\lambda - \theta$ 的关系不受具体何种物质的影响。

美国物理学家康普顿（A. H. Compton）于 1923 年发现了这一效应，并于 1925 年因此获得诺贝尔物理学奖。该效应无法用经典理论进行解释，但用光量子理论和狭义相对论则很容易诠释清楚，构成了对光量子理论和狭义相对论的重要实验支撑。

二、光子理论对康普顿效应的解释

康普顿效应可用入射光子与被照射物质中的电子的相互作用进行解释（图 9 - 4）。由于入射光是 X 射线，其能量远大于上一节所提到的电子逸出功（这主要是对于原子中的外层电子而言），因此以下推导中近似认为与光子相互作用的电子是静止的自由电子，即忽略电子逸出功的存在。

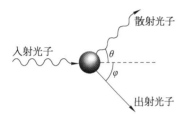

图 9 - 4　康普顿散射示意图

在入射光子与自由电子发生弹性碰撞的过程中，满足能量守恒和动量守恒。设碰撞后电子速度为 v，方向与光子入射方向夹角为 φ，电子静质量 m_0 已知。在狭义相对论动力学中，用 E_0、E 和 p 分别表示一个物体的静能量、总能量和动量，满足 $E^2 = E_0^2 + (pc)^2$。对于电子，$E_0 = m_0 c^2$，$E = mc^2$，其中取动质量 $m = m_0 / \sqrt{1 - \dfrac{v^2}{c^2}}$，而其动量仍写为 mv 的形式。对于光子，认为其静质量为 0，于是其静能量 $E_0 = 0$；这样即应当有 $E = pc$。由前两节的结论，波长为 λ 的光子能量为 $E = h\dfrac{c}{\lambda}$，则其动量 $p = \dfrac{E}{c} = \dfrac{h}{\lambda}$。于是有：

$$
\begin{cases}
h\dfrac{c}{\lambda_0} + m_0 c^2 = h\dfrac{c}{\lambda} + mc^2 \\[2mm]
\dfrac{h}{\lambda_0} = \dfrac{h}{\lambda}\cos\theta + mv\cos\varphi \\[2mm]
\dfrac{h}{\lambda}\sin\theta = mv\sin\varphi
\end{cases}
\tag{9-10}
$$

由式 9 - 10 后两式消去 φ，得到：

$$
(mv)^2 = \left(\frac{h}{\lambda_0}\right)^2 + \left(\frac{h}{\lambda}\right)^2 - 2\frac{h}{\lambda_0}\frac{h}{\lambda}\cos\theta
\tag{9-11}
$$

将式 9 - 10 第一式变形可得：

$$(m c^2)^2 = \left(h\frac{c}{\lambda_0}\right)^2 + \left(h\frac{c}{\lambda}\right)^2 + (m_0 c^2)^2 + 2m_0 c^2\left(h\frac{c}{\lambda_0} - h\frac{c}{\lambda}\right)$$
$$- 2\left(h\frac{c}{\lambda_0}\right)\left(h\frac{c}{\lambda}\right) \tag{9-12}$$

根据相对论动力学,$(m c^2)^2 = (m_0 c^2)^2 + (mv)^2 c^2$。将式 9-10 和式 9-11 代入式 9-12,整理得到:

$$\Delta\lambda = \lambda - \lambda_0 = \frac{h}{m_0 c}(1 - \cos\theta) = \frac{2h}{m_0 c}\sin^2\frac{\theta}{2} \tag{9-13}$$

即形成了康普顿效应的理论解释。其中 $\lambda_c = \frac{h}{m_0 c} = 0.024\ 1\ \text{Å}$,称康普顿波长。

康普顿效应可以用光子的能量、动量和狭义相对论动力学得到很好的解释,但无法用经典的光的波动模型进行解释,这就反过来构成了对光子理论和狭义相对论的支持。

第四节 玻尔氢原子理论

一、氢原子光谱

最早的光谱分析始于牛顿(17 世纪),但直到 19 世纪中叶,人们把它应用于生产后才得到迅速发展。在对光谱分析积累了相当丰富的资料的基础上,不少人对它们进行了整理与分析。1885 年,瑞士数学教师巴耳末(J. J. Balmer)发现氢原子可见光谱的波长倒数呈现经验性的规律:

$$\frac{1}{\lambda} = R\left(\frac{1}{2^2} - \frac{1}{n^2}\right) \tag{9-14}$$

式 9-14 中,实验测得 $R = 1.097\ 373 \times 10^7\ \text{m}^{-1}$,称里德伯常数。巴耳末公式与观测结果的惊人符合,引起了光谱学家们的注意。紧跟着就有不少人对光谱线波长的规律进行了大量分析。例如,瑞典物理学家里德伯(J. R. Rydberg)对碱金属元素的光谱进行仔细分析,发现它们可以分为主线系(p)、锐线系(s)及漫线系(d)等几个线系。每一线系的各条谱线的波数,都有与式 9-5 类似的规律。1908 年,瑞士物理学家里兹(Ritz Walter)对这些光谱做了更普遍的系统的概括,即**里兹组合原则**(Ritz's combination principle)。按此原则,每一种原子都有它特有的一系列光谱项 $T(n)$,而原子发出谱线的波长倒数总可表达成两个光谱项之差,即:

$$\frac{1}{\lambda} = T(m) - T(n) \tag{9-15}$$

式 9-15 中,m 和 n 是不相等的正整数。但至此为止仍然是经验性公式总结,其真实规律有待于进一步研究。

二、玻尔的氢原子理论模型

促使玻尔研究氢原子模型的直接原因并非以上所述的光谱学研究结论,而是氢原子结构稳定性应如何解释。在英国物理学家汤姆逊(J. J. Thomson)发现电子之后,由于已知原子整体仍是电中性的,科学家们开始思考原子中的电子和正电荷如何排布并形成稳定结构的问题。一度人们以为原子结构是"葡萄干面包模型",即带正电的部分(包含原子中绝大部分质量)疏松地填充属于原子的空间,而带负电的电子如葡萄干镶嵌在面包中,一般分布在原子空间当中。然而,汤姆逊的学生卢瑟福(Ernest Rutherford)通过 α 粒子散射实验否定了原子的葡萄干面包模型。卢瑟福用 α 粒子(实质上是氦原子核)轰击金箔。当时人们已经大致了解 α 粒子的带电量和质量,也知道它密度远大于原子密度。如果金原子的质量和正电荷确如葡萄干面包模型所预计的那样稀疏分布,则 α 粒子轰击金箔应当如同子弹打向纸靶一般,全部几乎保持原有运动方向穿靶而过。然而,实际实验发现,α 粒子有一定概率在各个方向上散射。每 2 万个 α 粒子中即约有一个在平均偏转为 90°的方向上散射,甚至有偏转约 180°的掉头散射。这表明,原子中的正电荷和绝大部分质量应当分布在一个很小的范围内,即是现在所说的原子核。更精确的定量计算可估计出这原子核的半径应在 10^{-15} m 的量级。这个有原子核的原子模型可以很好地解释 α 粒子散射实验的结果。

然而这样的原子结构立刻面临严重的挑战。如果带正电的原子核处于原子中心,带负电的电子环绕周围,则两者之间存在库仑吸引力。如果考虑电子如行星绕恒星转动一般,依靠转动的惯性离心力平衡掉库仑力,则电子在不断的加速运动中会向外辐射电磁波从而损失能量。据估算,约 10^{-6} s 即可发生原子坍塌。然而,原子是可以长期稳定存在的,也并没有这种电磁波辐射可被观察到。显然在经典物理模型下,原子核—核外电子结构的存在是无法解释的事情。

丹麦物理学家玻尔(Niels H. D. Bohr)尝试解决原子核—核外电子结构为何能稳定存在的问题时也一筹莫展,偶然地,从进行光谱研究的科学家朋友处得知了氢原子光谱的研究进展。玻尔敏锐地意识到氢原子光谱的分立谱线与原子这种结构之间的关联,提出了半经典半量子的玻尔电子轨道模型。

玻尔仍然沿用了经典物理中的概念,认为电子绕氢原子核做匀速圆周运动:

$$\frac{1}{4\pi\varepsilon_0} \frac{e^2}{r^2} = m \frac{v^2}{r} \tag{9-16}$$

式 9-16 中,m 是电子的质量,r 是电子绕行的圆轨道半径。之后,玻尔引入了电子角动量量子化的假设:

$$L = mvr = n\hbar \tag{9-17}$$

式 9-17 中,n 只能取正整数,$\hbar = h/2\pi$ 称约化普朗克常数。玻尔假设,电子的角动量只能取到这些分立的数值,这导致对应的电子能量也只能是分立的;同时假设,在这些轨道上电子处于某种"定态",并不会由于运动而发射电磁波;而电子可以从一个轨道"跃迁"至另一个轨道并发射/吸收一个光子。

联立式 9-16 和式 9-17,可知与某个 n 相对应的 v_n 和 r_n 分别为:

$$v_n = \frac{e^2}{4\pi\varepsilon_0 n\hbar} \tag{9-18}$$

$$r_n = \frac{4\pi\varepsilon_0 \hbar^2}{me^2} n^2 \tag{9-19}$$

从而,电子在这第 n 个轨道上运动时,具有总能量:

$$E_n = \frac{1}{2}mv_n^2 - \frac{1}{4\pi\varepsilon_0}\frac{e^2}{r_n} = -\frac{1}{2}\frac{1}{4\pi\varepsilon_0}\frac{e^2}{r_n} = -\frac{me^4}{32\pi^2\varepsilon_0^2\hbar^2}\frac{1}{n^2} \tag{9-20}$$

其中, $r_1 = \frac{4\pi\varepsilon_0\hbar^2}{me^2} = 5.29\times10^{-11}$ m, 称玻尔轨道半径; $E_1 = -\frac{me^4}{32\pi^2\varepsilon_0^2\hbar^2} = -13.6$ eV, 称氢原子的基态能量。更进一步,当电子从第 m 个轨道跃迁至第 n 个轨道时(此处假定 $m > n$),释放的光子应满足:

$$h\frac{c}{\lambda} = \frac{me^4}{32\pi^2\varepsilon_0^2\hbar^2}\left(\frac{1}{n^2} - \frac{1}{m^2}\right) = \frac{me^4}{8\varepsilon_0^2h^2}\left(\frac{1}{n^2} - \frac{1}{m^2}\right) \tag{9-21}$$

则给出了 $\frac{1}{\lambda}$ 的理论公式:

$$\frac{1}{\lambda} = \frac{me^4}{8\varepsilon_0^2h^3c}\left(\frac{1}{n^2} - \frac{1}{m^2}\right) \tag{9-22}$$

这与巴尔末得到的经验性公式的形式一致,且据此得到的里德伯常数理论值 $R = \frac{me^4}{8\varepsilon_0^2h^3c} = 1.096\,776\times10^7$ m^{-1} 与实验值基本吻合。

根据玻尔的电子轨道模型,可以预期有若干条氢原子光谱线,按照 n 的取值划分为若干线系:

(1) 赖曼系 $\frac{1}{\lambda} = R\left(\frac{1}{1^2} - \frac{1}{m^2}\right)$, $m = 2, 3, 4, \cdots$ (紫外区)

(2) 巴尔末系 $\frac{1}{\lambda} = R\left(\frac{1}{2^2} - \frac{1}{m^2}\right)$, $m = 3, 4, 5, \cdots$ (可见光区)

(3) 帕邢系 $\frac{1}{\lambda} = R\left(\frac{1}{3^2} - \frac{1}{m^2}\right)$, $m = 4, 5, 6, \cdots$ (近红外区)

(4) 布喇开系 $\frac{1}{\lambda} = R\left(\frac{1}{4^2} - \frac{1}{m^2}\right)$, $m = 5, 6, 7, \cdots$ (中红外区)

(5) 普芳德系 $\frac{1}{\lambda} = R\left(\frac{1}{5^2} - \frac{1}{m^2}\right)$, $m = 6, 7, 8, \cdots$ (远红外区)

如图 9-5 所示,给出了氢原子能级跃迁和光谱图。从图中可以看到,在同一谱线系中 n 愈大,能级间隔愈小;能级愈密,相邻的两谱线的波数差愈小,因而谱线的分布愈密。实验还测到连续光谱,这是原子外部的自由电子被原子核捕获而产生的。设一个自由电子的动能为 E_k,它被氢原子核捕捉到第 n 层轨道,则释放光子的能量应为 $E_k + hcR/n^2$。于是该光子的波长倒数为:

$$\frac{1}{\lambda} = \frac{E_k}{hc} + \frac{R}{n^2} \tag{9-23}$$

由于 E_k 是可以连续取值的,这部分光谱为连续谱,其位置处在每个谱线系的极限 (R/n^2) 之外。

玻尔理论对于当时已发现的氢原子光谱线系的规律给出了很好的说明(可见光范围中的巴耳末线系和红外区域中的帕邢线系),并且预言了在紫外区存在另一个线系。1914 年,这个

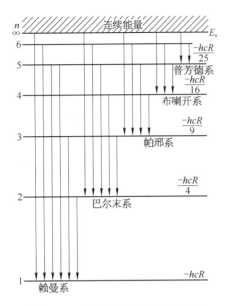

图 9-5 氢原子能级跃迁和光谱图

线系果然被美国物理学家赖曼(Theodore Lyman)观察到了(赖曼线系),在定量上与理论计算相符合。同年,原子能量不连续性的概念也被弗兰克(J. Franck)与赫兹(H. R. Hertz)直接从实验证实。因此,玻尔理论立即引起了人们的注意,这大大促进了光谱分析等方面实验的发展。

玻尔的模型在推广到类氢原子(最外层只有一个电子的原子)时也仍可获得较好的精度。此时设原子核带正电荷的电量为 Ze,则有:

$$r_n = \frac{4\pi\varepsilon_0 \hbar^2}{mZe^2} n^2 \qquad (9-24)$$

$$E_n = -\frac{mZ^2 e^4}{32\pi^2 \varepsilon_0^2 \hbar^2} \frac{1}{n^2} \qquad (9-25)$$

$$\frac{1}{\lambda} = \frac{mZ^2 e^4}{8\varepsilon_0^2 h^3 c} \left(\frac{1}{n^2} - \frac{1}{m^2} \right) \qquad (9-26)$$

但对于其他类型原子,玻尔模型给出的预测则偏差较大,一个很明显的原因是玻尔模型没有考虑核外电子的相互作用因素。

玻尔理论虽然成功地说明了氢原子光谱的规律,但存在许多重大缺陷:① 对于复杂原子光谱,如氦原子光谱,玻尔理论就遇到极大困难,不但定量上无法处理,而且一些定性结论也无法给出;② 玻尔理论只提出了计算光谱线频率的规则,而对于光谱分析中另外一个重要测量量,即谱线强度,却未能很好解决;③ 玻尔理论只能处理简单的周期运动问题,而不能解决非束缚态问题,如散射问题;④ 从理论上来看,玻尔理论要求的量子化条件与经典力学是不相容的,因而多少带有主观的性质,并且它是把能量的不连续性问题转化为角动量的不连续性,而未从根本上解决不连续性的本质。所以说,玻尔理论只是经典理论到量子理论的过渡阶段的理论。而量子力学不但能够确定原子辐射的频率,也能够确定原子辐射的强度。

对于玻尔的工作,应该如何评价? 一方面来看,玻尔只是用新的(在其理论中)无法解释的电子轨道定态假设去替代了原有的无法解释的原子稳定存在的事实,只是矛盾的形式转化而不是根本性的解决。一般而言,解释新发现的物理现象,不应当总是通过引入新的理论假设来解决,否则物理体系的简洁性、整体性将荡然无存;另一方面来看,玻尔解释了已观测到的光谱,并成功预测了还未观测到的光谱,这样的理论模型显然也有其很成功的一面。就科学发展历程而言,玻尔引入的定态假设指示了将量子化的思路引入原子结构解释的领域,是开创性的思想,引出了后续量子力学的不断推进完善,历史意义不容忽视。此外,玻尔提出的角动量子化和能级的概念,现在也仍在使用。

三、四个量子数

按照经典力学理论,粒子在任意时刻的运动状态用其动量和坐标来描写。但是按照量子理论,微观粒子具有波粒二象性(参见本章第五节),不能用动量和坐标确切地来描写其状态。玻尔氢原子理论中,人为地用一个量子数来描述氢原子中电子轨道运动的稳定状态。后来,德国物理学家索末菲(A. Sommerfeld)在推广和发展玻尔理论的过程中,也是人为地用三个量子数来确定电子的运动状态。然而,量子力学(狄拉克方程)却从理论上自然地得出这四个量子数。这里仅就这四个量子数的物理意义简述如下。

1. 主量子数   能量是量子化的,基于玻尔模型计算其数值为:

$$E_n = -\frac{mZ^2 e^4}{32\pi^2 \varepsilon_0^2 \hbar^2} \frac{1}{n^2} = -13.6 \frac{Z^2}{n^2} \text{ eV} \tag{9-27}$$

式 9-27 中,n 即称主量子数,它主要决定了一个核外电子的能量大小。当然,这个电子的能量还受到其他诸多因素的影响。n 值相同的电子属于同一壳层,不同壳层 $n=1,2,3,4,5,6,\cdots$,分别用符号 K,L,M,N,O,P,$\cdots$来表示。

2. 角动量量子数   电子绕核运动的角动量也是量子化的。电子的角动量 L 的值为:

$$L = \sqrt{l(l+1)}\hbar \tag{9-28}$$

式 9-28 中,$l=0,1,2,\cdots,n-1$,称角量子数。当主量子数 n 确定后,角量子数可以有从 0 到 $n-1$ 的 n 个整数值。例如,$n=3$ 时,$l=0,1,2$,则 $L=0,\sqrt{2}\hbar,\sqrt{6}\hbar$。通常用 s,p,d,f 等字母分别表示 $l=0,1,2,3$,如 $1s$ 表示 $n=1$、$l=0$ 的电子,$3p$ 表示 $n=3$、$l=2$ 的电子。主量子数 n 相同但角量子数 l 不同的电子其能量也有差异,这主要是由于不同角动量对应的电子运动状态不同导致的。

3. 磁量子数   或可称作 Z 方向角动量量子数。在外磁场中,电子的能量不仅与电子绕核运动角动量的取向有关,而且这种取向即角动量 L 在磁场方向(Z 轴)上的分量 L_z 仍然是分立的取值,为 $L_z = m\hbar$,其中 $m=-l,-l+1,-l+2,\cdots,l-1,l$。$m$ 称磁量子数或 Z 方向角动量量子数。n,l,m 粗略地代表了电子在原子核外的三维空间中的运动状态(如忽略电子间的相互作用)。

4. 自旋磁量子数   电子除绕核转动外,还绕自身的轴线旋转,称自旋,相应的角动量称自旋角动量。必须指出的是,自旋角动量也是量子化的,并且其数值是不变的。对于电子内部结构和自旋的本质,目前尚无定论。理论计算和实验结果都表明,电子自旋角动量 S 的数值是定值,为 $S = \sqrt{s(s+1)}\hbar$,其中自旋量子数 $s=1/2$。则其 Z 方向角动量量子数 $m_s = \pm 1/2$,对应 Z 方向角动量 $S_z = \pm \hbar/2$。经常也以 ↑ 和 ↓ 指代电子的自旋态(Z 方向自旋角动量取正值/负值)。

综上所述,每个电子的状态可由四个量子数 n,l,m,m_s 描述。由于电子属于费米子,根据泡利不相容原理,一个原子中的每个电子的量子数组合不可相同。例如,$n=1$ 时,l 和 m 只能取 0,m_s 有两种可能取值,该层可容纳两个电子。$n=2$ 时,若 $l=0$ 则 $m=0$,若 $l=1$ 则 $m=0$,± 1,m_s 仍有两种可能取值,该层可容纳电子数目为 $(1+3)\times 2=8$。一般来说第 n 层可容纳 $2n^2$ 个电子。

第五节　物质波及其波动性

一、德布罗意物质波

1924 年,法国物理学家德布罗意(L. V. de Broglie)在光的波粒二象性的启示下,提出微观粒子也具有波粒二象性的假说。认为 19 世纪在对光的研究上,重视了光的波动性而忽略了光的粒子性。但在对实体的研究上，则可能发生了相反的情况，即过分重视实体的粒子性而忽略了实体的波动性。因此，提出了微观粒子也具有波粒二象性的假说。德布罗意把粒子和波通过下面的关系联系起来：粒子的能量 E、动量 p 与波的频率 ν、波长 λ 之间的关系，正像光子和光波的关系一样，可表达为：

$$E = h\nu \qquad (9-29)$$

$$p = \frac{h}{\lambda} \qquad (9-30)$$

以上两式称德布罗意关系。动量的方向与粒子传播方向一致。考虑玻尔电子轨道模型，动量 $p = mv_n = \frac{me^2}{4\pi\varepsilon_0 nh} = nh/r_n$。那么，与这动量相应的波长将会是 $\lambda = h/p = 2\pi r_n/n$。这可看作是这样波长的波在电子轨道上形成驻波的情形。在玻尔模型提出之后，尽管轨道的概念确有不妥，但之后的 11 年间并没有重大的突破和实质性进展。而德布罗意的波粒二象性的思路开辟了新的解释道路，最终启发了薛定谔构建波动力学的工作。

一般的机械波波函数可表示为：

$$\varphi(x, t) = A\cos(\omega t - kx) = Ae^{-i(\omega t - kx)} \qquad (9-31)$$

式 9-31 中，$k = 2\pi/\lambda$。第二个等号将三角函数转化为复指数函数，由欧拉公式可知它们的实部相等，而一般性地约定写出复指数函数即代表着它的实部是实际可观测量。将波粒二象性的表达式代入，则有：

$$\varphi(x, t) = Ae^{i[(px - Et)/h]} \qquad (9-32)$$

这即是德布罗意平面波的表达式。

德布罗意波预言了当时尚未观测到的电子衍射现象，而这在 1927 年被美国物理学家戴维孙(C. J. Davisson)和革末(J. Germer)所做的实验证实。戴维孙和革末把电子束入射到镍

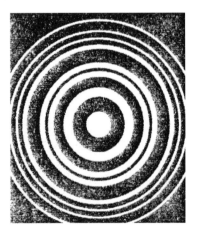

单晶上，观察散射电子束的强度和散射角之间的关系，所得到的图案如图 9-6 所示。戴维孙和革末发现，散射电子束强度随散射角 θ 而改变，当 θ 为某些确定值时，强度有最大值。这一结论与 X 射线的衍射现象相同，充分说明电子具有波动性。根据衍射理论，衍射极大条件由公式 $d\sin\theta = k\lambda$ 确定，k 是衍射极大的整数序数，λ 是衍射射线的波长，d 是晶体晶格常数。戴维孙和革末用这公式计算了电子的德布罗意波长，得到与德布罗意波长预期一致的结果。实验证明了德布罗意波的正确性。之后，又观察到原子、分子和中子等微观粒子的衍射现象，对一系列实验数据的分析都肯定衍射波波长和粒子动量之间满足德布罗意关系。

图 9-6 电子衍射图案

例 9-2 质量为 1.0 g 的小球，速度为 1 000 m·s^{-1}，求此小球的德布罗意波长。

解：$\lambda = \frac{h}{mv} = 6.63 \times 10^{-34}$（m）

可见,宏观粒子因其质量大,相应的德布罗意波长就很短,实际是无法测出的,因此可以忽略不计,故以宏观粒子表现为粒子性。但是对于微观粒子,因其质量很小,德布罗意波长就不能忽略。另外注意到,高速的微观粒子(如电子)很容易达到较小的波长,这有助于突破光学圆孔衍射斑的极限,对更小的结构进行成像观测。这即是电子显微镜的基本思想所在。

二、波函数及其统计解释

奥地利物理学家薛定谔(Erwin Schrödinger)在德布罗意波的思路上继续推进,并建立起反映微观粒子状态变化的运动方程,即**薛定谔方程**(Schrödinger equation)。波函数在薛定谔方程中被赋予了新的意义。

在光的衍射图样中,各处光的亮度分布不同。从光的波动性来看,亮处表示该处光的强度大、光波的振幅大,而暗处表示光的强度小、振幅小。从光的粒子性看,光的强度大的地方表示该处光子密度大,即光子在该处出现的概率大,而暗处则表示该处光子密度小,即光子在该处出现的概率小。电子的衍射实验的强度分布与光的衍射图样一样,从统计的观点看,即电子到达亮处的概率大于到达暗处的概率。把两者结合起来就可以得到一个普遍的规律:微观粒子在空间某处出现的概率,与其物质波在该处的强度或振幅的平方成正比。因此,德布罗意波(或物质波)既不是机械波,也不是电磁波,而是一种几率波。就物质粒子的空间位置来说,它反映了其空间位置具有波动规律的概率分布,根据它可以确定在已知时间和已知地点找到粒子出现的概率。

描述几率波的波函数不仅应当反映微观粒子的波粒二象性,而且应该是具有统计特性的时、空周期性函数,常用 $\varphi(r, t)$ 或是 $\varphi(x, y, z, t)$ 表示。对于做匀速直线运动的自由粒子来说,由于能量和动量都保持恒定,其物质波的频率和波长也将保持不变,因而从波动的观点来看,自由粒子的物质波是单色平面波。表示为:

$$\varphi(x, t) = \varphi_0 e^{i[(px-Et)/\hbar]} \tag{9-33}$$

式 9-33 中, φ_0 称波幅。微观粒子在空间中某小体积 dV 中出现的概率 dP,与波函数的模的平方成正比,即:

$$\frac{dP}{dV} = \varphi_0^2 = \varphi \cdot \varphi^* \tag{9-34}$$

式 9-34 中, φ^* 是 φ 的复共轭。

基于概率的定义,粒子在全空间中出现的概率为 1,即:

$$\int_V \varphi \cdot \varphi^* \, dV = 1 \tag{9-35}$$

往往是根据此归一化条件定出 φ_0 的具体取值。

在任一时刻、任一地点,粒子出现的概率的值不但是唯一的,而且是有限的;同时在空间不同区域,概率的分布是连续的,不能逐点产生跃变(或突变)。所以,波函数 $\varphi(x, y, z, t)$ 应当是一个单值、有限、连续的函数,这些条件称波函数**标准化条件**(standardized condition),如量子隧穿效应等即与波函数的连续性有关。

三、不确定关系

宏观粒子的运动状态是用经典力学的方法,即用坐标 r 和动量 p 来描写的,对于三维空间这意味着 6 个物理量。任一时刻它的位置、动量、能量都能同时准确地被确定下来。但对于具有波粒二象性的微观粒子来说,由于单个粒子在位置空间和动量空间某处出现具有概率性,因此用坐标和动量 6 个量去描述粒子的状态不再合理。观察波函数 $\varphi(x,t)=\varphi_0 e^{i[(px-Et)/h]}$,倘若精确知道粒子动量 p,则 $\varphi \cdot \varphi^*$ 的取值将与 x 无关,即是说粒子出现在任何位置的概率完全相同,等于完全不知道粒子身处何处。同理,如 x 精确已知,则 p 完全不可知。这样,只可能用 3 个物理量来描述一个粒子的运动状态。在本章第四节中描述核外电子的运动时,如不考虑电子自旋这一内禀属性而仅将其看作质点,则只有 3 个量子数来描述其状态,即是此意。

以单缝衍射为例,来简略地定量分析不确定关系。如图 9-7 所示,一束电子沿 y 轴方向射向宽度为 d 的狭缝,在屏 CD 上产生衍射图像。对中央明纹而言,电子的物质波波长 λ 与缝宽 d、零级亮纹衍射角 φ 之间的关系为 $d\sin\varphi = \lambda$。分析在衍射过程中,电子的动量和坐标的变化情况。由于电子通过狭缝后将散落在屏幕上不同的地方,故狭缝对电子的运动产生了两方面的影响:一是将电子的 x 坐标限制在缝宽的范围内;二是使电子动量在 x 方向上的分量有一定的变化范围 Δp_x。显然,x 坐标的不确定度为 $\Delta x = d$。认为电子总动量 p 是个确定值,则 x 方向动量的可能取值范围可用 $\Delta p_x = p\sin\varphi$ 估计。将 $p = h/\lambda$ 和 $d\sin\varphi = \lambda$ 代入,得到:

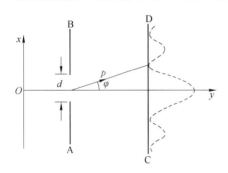

图 9-7 电子的单缝衍射

$$\Delta x \Delta p_x = h \tag{9-36}$$

式 9-36 只是从单缝衍射引出的一种粗略估算。德国物理学家海森堡(W. K. Heisenberg)给出的精确的不确定关系(或称测不准关系)为:

$$\Delta x \Delta p_x \geqslant h,\ \Delta y \Delta p_y \geqslant h,\ \Delta z \Delta p_z \geqslant h \tag{9-37}$$

不确定关系说明,当沿用经典的"坐标""动量"等概念描述具有波粒二象性的微观粒子时,不能以经典力学所具有的那种精度来确定微观粒子的运动路径。因为我们不可能同时推测它在某一坐标方向上的确切位置和准确的动量的值。当我们尽量减小狭缝的宽度时,Δx 虽然变小,x 坐标更精确了,但粒子的动量在 x 方向的不确定范围 Δp_x 就会增大,动量更不准了;反之亦然。要在动量上达到小的不确定性,就必须以位置方面大的不确定性为代价,这是具有波粒二象性的微观粒子带来的必然结果。所以,对于微观粒子来说,轨道概念是没有意义的。

例 9-3 一子弹质量 $m=1.0\times10^{-2}$ kg,速度为 $v=200$ m·s^{-1},速度的不确定量为 0.01%,试求其子弹位置的不确定量

解: 子弹动量的不确定量为 $\Delta p = 0.01\% mv$,于是其速度不确定量为:

$$\frac{h}{\Delta p}=\frac{h}{mv0.01\%}=\frac{6.63\times10^{-34}}{200\times10^{-2}\times0.01\%}=3.3\times10^{-30}\,(\text{m})$$

如此小的不确定量,任何仪器都无法测出。所以,对子弹这一宏观小物体,用经典力学的轨道来描述是足够准确的了。

例 9-4 由玻尔理论可知,氢原子中的电子在半径 $r_0=0.53\times10^{-10}$ m 的轨道上运动时,速率为 $v=2.2\times10^6$ m·s^{-1}。假设电子速率不确定度为 v 的千分之一,即 $\Delta v=2.2\times10^3$ m·s^{-1},试求电子位置的不确定量。

解: 由不确定关系式可知:

$$\Delta x=\frac{h}{\Delta p_x}=\frac{h}{m\Delta v}=\frac{6.63\times10^{-34}}{9.1\times10^{-31}\times2.2\times10^3}=3.3\times10^{-7}(\text{m})$$

可见,电子位置的不确定量约为原子半径的 6 200 倍! 显然,用经典力学中的轨道来描述氢原子中的电子运动情况是不恰当的,而必须用量子力学的方法来描述。

类似地,对于能量 E 和时间 t 也有类似的结论:

$$\Delta E\Delta t\geqslant h \tag{9-38}$$

这一点从原子被激发发光的光谱线不是几何线,而是具有一定宽度的谱线,就可获得证明。处于激发态的原子是不稳定的,能自发地跃迁到能量较低的激发态。在发射可见光的范围内,原子在激发态停留的时间平均约为 10^{-8} s,则:

$$\Delta E\geqslant\frac{h}{\Delta t}=\frac{6.63\times10^{-34}}{10^{-8}}=6.63\times10^{-26}(\text{J}) \tag{9-39}$$

所以,能级就有一定的宽度,因而原子的光谱线也必然有一定的宽度。

最后需要指出的是,不确定关系是建立在波粒二象性基础上的一条客观的、基本的规律,是微观粒子本身的固有特性的反映,它更真实地揭示了微观世界的运动规律,而不是仪器精度或测量方法的缺陷所造成。应用不确定关系,还可以区分宏观粒子和微观粒子,区分经典力学和量子力学。

第六节 激　　光

一、激光的发展历程和基本原理

(一) 激光的发展历程

在激光正式登上历史舞台之前,其发展历史已经过了 100 年的时间。早在 1893 年,法国物理教师布卢什(Blush)发现两面靠近和平行的镜子之间反射的钠光光线随着两面镜子之间的距离变化而变化。虽然当时无法解释这个现象,但却为未来发现激光提供新的线索。激光的发现经历了以下三个重要的阶段。

1. **理论创新阶段** 1917 年,爱因斯坦提出光与物质相互作用的理论,该理论主要阐述了原子中的不同能级上的粒子(电子)受到某种光子的激发,将会从高能级跃迁至低能级的现象,同时将辐射出与激发光相同性质的光。在某些状态下,甚至能出现弱光激发出强光的现象。这种受激辐射的光放大现象,被命名为**激光**(Laster)。

2. **材料探索阶段** 1958 年,美国贝尔实验室科学家肖洛(Schawlow)和汤斯(Townes)发现了一种神秘的现象:当稀土晶体受到闪光灯泡所发射的光照时,该晶体会发出鲜艳的、始终聚集的强光。由此,他们提出了激光原理。受激辐射可以得到一种单色性、亮度很高的新型光源,并因此获得了 1964 年诺贝尔物理学奖。

3. 激光器发明阶段 1960 年,美国物理学家梅曼(T. H. Maiman)发明了世界上第一台红宝石激光器。梅曼采用高强闪光灯来激发红宝石(红宝石是一种掺铬原子的刚玉)。实验发现,当强光照射刺激红宝石晶体时,将发出一种红光。此外,再将表面镀上反光镜的红宝石表

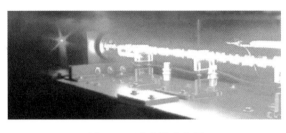

图 9-8 激光器实物图

面打一个小孔,使溢出的红光集中成极为纤细光柱,当它集中入射至某一点时,会使物质表面获得比太阳更高的温度。我国的首台激光器研发也紧随国际前沿展开。仅 18 个月后,中国科学院长春精密机械研究所的王之江教授成功研制出我国第一台红宝石激光器(图 9-8),后被称为"中国激光之父"。

在此后的几年中,激光设备和装置几乎每年都有关键性的重大突破。1961 年,伊朗物理学贾万(Javan)研制出世界上第一台气体激光器——氦-氖激光器。1962 年,苏联科学家尼古拉·巴索夫(Николай Геннадиевич Басов)发明了半导体激光器,其结构通常由 p 层、n 层和形成双异质结的有源层构成。后来,半导体激光器为医学和军事应用打开了新的视野。

(二)激光产生的原理

一般而言,发光来源于原子能级间电子的跃迁。当处于基态 E_1 的电子,受到外加光强的辐照,将会从基态跃迁到激发态 E_2。同理(如图 9-9 所示),原子从较高能级 E_2 向较低能级 E_1 跃迁时,要释放出能量 $E_2 - E_1$。

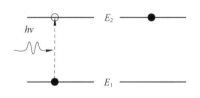

图 9-9 电子的跃迁示意图

简单而言,原子释放能量的形式有两种。一种为无辐射跃迁:这是把能量 $E_2 - E_1$ 转变为原子的热运动能量而不产生任何辐射,此过程称无辐射跃迁。另一种为辐射跃迁:这是以发射光子(或电磁波)的形式释放出来,称**辐射跃迁**(radiative transition)。

所辐射的光子(或电磁波)的频率为:

$$\nu = \frac{E_2 - E_1}{h} \tag{9-40}$$

辐射跃迁受关注度更多,通常包含以下两种方式。

1. 自发辐射 指原子自发地从高能态向低能态跃迁而发射光子,称**自发辐射**(spontaneous emission)(图 9-10)。当自发辐射时,各原子自发辐射的光波之间无固定的相位关系,是非相干的。例如,日常生活中的普通光源发光主要来源于自发辐射。

2. 受激辐射 处于激发态的原子受到外来光子的诱导而产生的向低能态跃迁而发射光子的现象,称**受激辐射**(stimulated emission)(图 9-11)。受激辐射产生的光子与外来光子具有完全相同的特性,即具有相同的频率、相同的相位、相同的传播方向和相同的偏振方向。这种方式产生的光子数按 1 生 2 和 2 生 4 的规律增加,光子数越来越多,产生了光放大的作用,这种通过受激辐射而使得光强得以加强的光就是激光。由此可见,激光必定是相干光,受激辐射是产生激光的基础。

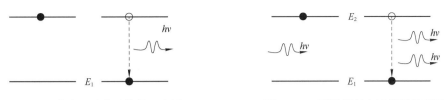

图 9 - 10　自发跃迁光子能量示意图　　　　图 9 - 11　受激辐射光子能量示意图

　　根据光与粒子相互作用的基础原理,上述的辐射状态可能同时存在于一个发光过程之中。然而,不同的外界条件,辐射发生的概率不同,因此体现的宏观效果也不相同。哪一种跃迁占据主导优势,源于系统中各个能级的粒子数分布情况。若要获得连续不断的激光,必须满足两个重要条件:粒子数反转分布(光放大效应)和光学谐振腔(光振荡效应)。

　　(1) 粒子数反转分布:在一定温度时,处于各个能级的粒子数 N_i 会随着能量 E_i 的增大而按指数规律减少,即能级越高,粒子数越少。若服从这一规律,称粒子在能级上正常分布。正常分布时,几乎全部粒子都在基态,其他能级上的粒子数相对基态粒子数很少,甚至可以认为是空能级。例如,红宝石晶体在室温下,处于基态的铬粒子数目为激发态的 1 030 倍。

　　粒子数反转,即高能态粒子数大于低能态粒子数(图 9 - 12),称**粒子数反转分布**(population inversion distribution)。该现象是指高能级上的粒子数大于低能级上的粒子数,这就使原子在正常能级上的分布情况倒转过来,使之成为反转分布状态。通常情况,受激辐射和受激吸收是同时发生的,需要实现粒子数反转分布,实现光放大效应,必须使受激辐射大于受激吸收。

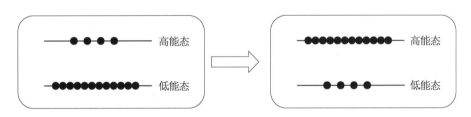

图 9 - 12　粒子数正常分布与粒子数反转示意图

　　要实现粒子数的反转,也需要两个必备的条件。其一,需要具有激励源。设 E_1 为基态能级,E_2 是亚稳态能级,E_3 是高能态能级。利用外来能量,原子从基态能级激发到高能态能级上,此过程称**抽运**(pumping)。粒子在激发态的稳定时间很短,所以被抽运到激发态的粒子会很快回到基态(图 9 - 13)。只要源源不断地提供外来能量,原子就会不断从基态 E_1 跃迁到 E_3 能级。由于 E_2 能级的平均寿命长,因而处于 E_2 能级的原子数目就会越来越多,直至超过处于 E_1 能级的原子数,出现了粒子数反转。

　　其二,需要具有亚稳态的工作物质。要实现粒子数的反转分布,还需要一种激活物质,它具备寿命很长的激发态。这种寿命很长的激发态称亚稳态,亚稳态的时间很长,在 $10^{-3} \sim 10^{-2}$ 秒,甚至可长达 1 秒。如图 9 - 14 所示,能级 E_3 和 E_2 为亚稳态。在此过程中,存在着能级 E_1 上的粒子吸收跃迁到能级 E_2 上的受激辐射过程;也同时存在能级 E_2 上的粒子跃迁到基态 E_1 的自发跃迁过程。但实际上,这时粒子数已经实现了反转过程,故受激辐射大于受激吸收;并且能级 E_2 也是亚稳态,粒子在其上的停留时间很长,故此时能级 E_2 上的粒子向能级

E_1 的自发跃迁远小于受激跃迁,此时粒子数反向分布呈稳定状态。

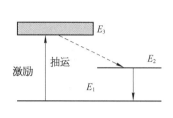

图 9-13　粒子的激励过程

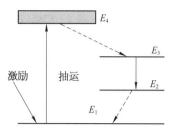

图 9-14　激活物质(亚稳态物质)

（2）光学谐振腔：实现了粒子数反转可获得光放大效应,但并不能获得稳定的激光,还需要持续的光振荡效应。若受激辐射在有限体积的激活介质中持续进行,能够形成稳定的光振荡效应,这种特殊的装置成为**光学谐振腔**（optical resonant cavity）,如图 9-15 所示。为了能产生光振荡效应,光学谐振腔在激活介质的两头放置两块互相平行并与工作介质的轴线垂直的反射镜。其中,一个为全反射镜（反射率接近 100%）,另一个为部分反射镜（反射率接近 90%）。沿腔体轴线方向传播的光子在腔内形成多次往返放大,并形成稳定的光振荡效应。从部分反射镜射出的光即为输出的激光。不沿轴线方向传播的光子将沿着腔体侧面逸出,从而自发辐射的光子不参与光学振荡中,保证激光器输出的激光具备很好的方向性。

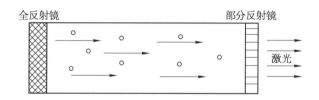

图 9-15　光学谐振腔示意图

此外,受激辐射光在光放大、光振动的同时,也将出现各种光能的损耗因素。第一类为内耗损能,来源于介质对光的折射、散射、吸收等过程;第二类为镜损能,来源于反射镜产生的吸收、散射、衍射、投射等过程。因此,需要产生激光,光学谐振腔还需要满足光的阈值条件,即光放大效益大于光损耗效应。

二、激光的特点和激光器的分类

（一）激光的特点

普通光源的发光机制是自发辐射,就好似人群的杂乱无章、方向不定。然而,激光的发光机制是受激辐射,就好似训练有素的军队,步调一致、方向统一。与一般光源相比,激光具有以下特点。

1. **方向性好**　这是因为在光学谐振腔的作用下,只有沿轴向传播的光才能不断地得到放大,输出一束与轴向平行传播的激光。激光的发散性很小,几乎接近于平行光。激光微光束技术即是利用了激光方向性好的特点,激光微光束手术刀能够快捷地对细胞、染色体、基因等进行切割、穿孔、移植和焊接手术。20 世纪 70 年代医用激光治疗机在临床各科得到了广泛的应用,激光以其特有的优越性能解决了许多传统医学的难题,如视网膜剥离眼底血管病变、虹膜切开、青光眼等一大批眼科疾病均能用激光治疗。激光手术刀具备术中出血少、可减少细菌感染等优点。激光与中医针灸结合而形成的"光针",对镇痛、哮喘、高血压等有一定的疗效。

2. 亮度高、强度大 激光由于方向性好,可以获得能量集中、强度很高的激光束。经聚焦后,在焦点附近可产生高达几万度的高温,能熔化各种金属和非金属材料。由于激光的能量集中在很小的角度内,故作为光源具备高亮度的特点,如一台几毫瓦的氦-氖激光器的亮度比太阳的亮度高几百倍,一个较亮一点的激光的亮度甚至可以比太阳表面的亮度还高 100 亿倍。因此,激光的高亮度特性常用于制作激光武器。

3. 单色性好 所有单色光源发射的光,其波长并不是单一的,而是有一个范围的,常用谱线宽度来表示单色性的优劣。谱线宽度越窄,光的单色性越好。例如,氪灯的谱线宽度约为 10^{-4} nm,而氦-氖激光器的激光谱线宽度只有 10^{-8} nm,为氪灯的万分之一。由于激光单色性好,可用来测量极其缓慢的速度、每秒移动几个微米的距离。如拍摄鲜花的绽放过程,这就是利用激光光波拍频技术。此外,还可用激光波长作为单位进行测量,这种光尺测量准确。光的单色性越好,测量的最大长度越大,这就是激光测距技术原理。

4. 相干性好 由于激光是一束同频率、同相位和同振动方向的光,因而是很好的相干光。物理学中常用的"相干长度"来表示光的相干性,光源的相干长度越长,光的相干性就越好。普通光源发出的自然光,其相干长度与光波波长具有相同的数量级,如钠光为 0.058 cm、普通光源氪灯为 38.5 cm、激光约为几十至几百千米。利用激光的相干性,将其能量汇聚在空间极小的区域内,可以用于引发核聚变。例如,把核燃料做成芝麻大小的固体微型小球,然后用激光作为点火器去照射它,就可以使微型小球加热到上亿摄氏度的高温,产生的能量密度高达 10^{15} J·cm^{-3}。这样高的能量密度相当于几十吨炸药在 1 m³ 体积内爆炸所产生的能量,达到了原子爆炸时的超高能量密度的数量级。此外,还可用于激光全息照相技术。普通照相技术是从物体表面反射的光或者物体本身发出的光的强弱变化记录在底片上,再在照相底片上显示出平面图像的技术。而全息照相技术不仅在底片上记录光的强弱情况,同时还要把光的相位记录下来,即把光的所有信息全部记录下来,并通过一定的手续,"再现"出物体的立体图像。由于全息照片记录了景物光波的全部信息,所以再现的景色与原来的一模一样,使人产生身临其境的感觉。

5. 偏振性好 激光是一种典型的偏振光。由于激光产生于受激辐射效应,因此激光束中各个光子的偏振状态基本一致。光学谐振腔输出的布鲁斯特窗在临界角时仅能够使与入射面平行的光振动通过,因此输出的均为偏振光。现国内外多利用激光的偏振性能研究生物组织结构的投射、反射、折射性能,近年来有对肌肉组织结构研究的探索性报道。研究在利用氦-氖激光作用与肌肉产生衍射条纹的基础上,观察到肌肉的部分偏振现象。通过激光的偏振性能,探测肌肉组织的偏振度,从而初步估算肌肉组织的结构及分布。研究结果显示,激光照射在肌肉组织上能够发生再次的偏转,肌肉组织中的肌纤维是主要偏振因素。用激光对肌肉组织进行分析,是利用光和物质相互作用效应提供的新方式和新方法。

（二）激光器的分类

自 1960 年第一台红宝石激光器诞生以来,到目前为止已发现了数万种材料可以用来制造激光器。按工作介质的材料不同,激光器可分为固体激光器、气体激光器、半导体激光器和液体激光器四大类。① 固体激光器：以固态物质为主要工作物质的激光设备,如红宝石激光器、钇铝石榴石(YAG)晶体中掺入三价钕离子的激光器、石榴石激光器。② 气体激光器:以气体为主要工作物质的激光设备,如氩离子激光器,可进行眼科手术,是焊接视网膜的理想光源。③ 半导体激光器:以半导体材料作为主要工作物质的激光设备,最常见的是砷化镓半导体激光器。④ 液体激光器:以液体为主要工作物质的激光设备,大部分价格低廉。自从 1966 年问世以来,广泛应用于各种科学领域。目前已发现能够产生激光的染料大约在 500 种左右,这些染料可以溶于酒精、苯、丙酮、水或者其他溶液。它们还可以包含在有机塑料中以固态出现,或者升华为蒸汽,以气态形式出现。

三、激光在生物医学的应用

激光是物质受激辐射产生的一种相干光。这种光具有单色性好、强度高等特点,在工业及医疗领域具有重要的应用价值。我国激光医学起步较晚,但发展迅速,在临床诊断、疾病治疗中获得了很大的成功。近年来,激光在生物医学中的应用更有了新的突破,越来越多的新型脉冲激光医疗仪器投入使用,使得激光医学的应用更加广泛。

(一) 激光的生物效应

激光照射人体产生的生物效应是激光医疗的基础。一方面,与激光波长、相干性、能量密度、功率密度、辐照时间等因素有关。另一方面,对生物组织的机械特性、热学特性、电特性、声学特性等也会产生影响。激光照射人体组织后,必然产生一系列的生物反应。

1. **热效应** 激光波长在可见光和红外波段主要产生的是热效应。激光辐照生物组织时,生物分子吸收激光能量产生热效应,当达到一定温度时会导致蛋白质变性、细胞失活力。尤其是热对皮肤的影响,根据激光照射强度不同、波长不同,反应也不同。激光能量照射时,有不同程度的温热感。随照射时间、激光强度增强会导致皮肤水肿、组织凝固、热致沸腾炭化等。例如,随激光使组织温度升高,由热致温热(38~42℃)开始,相继出现红斑、水疱、凝固、沸腾、炭化、燃烧至热致汽化(5 730℃),热致温热被用于理疗。

激光造成的热损伤特点是损伤区域与非损伤区域界限分明。医学上利用这一特点,成功研制了激光手术刀,其切割组织时热致组织分子分解、汽化,未照射到的组织不受损伤,同时切割边缘凝固并炭化,减少出血,获得良好的效果。然而,激光热效应对人体内脏器官的作用与皮肤作用虽然相似,但因内脏器官如肝、肾、肺、肌肉等激光投入的深度不同,作用也有不同,这也是正在需要探索的新问题。

2. **光压效应** 当具有一定动量的光子入射到生物体时,光子的动量都会发生改变,因此会有力的作用于生物体上,这种作用力称光压。激光直接在照射面上产生的压力,称一次压力。聚焦激光束焦点上的能量,在短时间内产生热能,这时伴随受照射就会出现物质蒸发、组织热膨胀和汽化等现象,这种压力称二次压力效应。因此,激光的压力效应源于两个因素,一方面是激光辐射的光压效应,另一方面是激光辐射过程中局部组织因热效应所致的组织膨胀、汽化形成的次生光压效应。光压和次生光压效应构成总压力效应,这是引起组织结构改变乃至破坏的关键因素。例如,当聚焦光束焦点的能量密度为 10^8 W·cm^{-2} 时,则带来的压力约为 40 g·cm^{-2}。这些聚焦激光束焦点上的能量,在短时间内转化为热能。它能使细胞和组织内压强急剧升高,引起微型爆炸,产生的反冲力可达 360 kg,而压强可高达几十至几百个大气压强。这种巨大的压力不完全是光子本身产生的,而是一种综合性协同作用。光子被吸收后引起的其他激发反应,在一定范围和时间内对生物体及细胞、组织有巨大的影响。利用这种光压效应,临床上常采用激光降低眼压和治疗青光眼、白内障等。

3. 光化效应　当激光辐射生物体时,生物体内大分子吸收光子的能量而受到激发,从而引起生物组织内一系列的化学反应,称光化效应。通常情况下,光化效应分为两个阶段。第一阶段,有光子参与反应,生物体受激发的产物不稳定,可进一步发生二次反应;第二阶段,无光子参与反应,生物体受激发的产物固定,一般不发生再次反应。第一阶段满足吸收定律,不同的生物分子对不同的波长具有选择性,而只有被分子吸收了的光子才能产生光化反应。第二阶段满足量子定律,每个分子将吸收一个单色光的光子而形成光化激活分子。最终产物与被吸收的光子总数的关系表征着光化反应的程度。

此外,光化效应通过多种方式与生物体分子发生相互作用,如共振效应、非线性吸收、异构化作用、光解离作用等。① 共振效应:当激光频率与生物大分子的某些键的振动频率相同或相近时会产生共振现象,使这些分子键振动加剧,从而导致这些键断裂。② 非线性吸收:在激光与生物分子的作用中发现双光子或多光子吸收现象。两个相同的光子参与同一个光吸收过程的现象称双光子吸收,类似也有三光子、多光子现象,均称非线性吸收。③ 异构化作用:激光能使生物大分子发生核酸与蛋白质的变性,从而使生物酶的激活程度发生改变。④ 光解离作用:当受激发的分子将激发能转移到一个特定的键上,此时分子键振动将加强。如果没有其他方式的能量损耗,该分子键将发生断裂,这种现象称光解离。光解离的结果能产生自由基等活性物质,也有稳定的分子产生。

4. 电磁效应　激光属于电磁波,激光对生物的作用即是电磁场对生物组织的作用。根据电磁波对物质的电离强弱不同,可将电磁辐射分为电离辐射和非电离辐射。

(1)电离辐射:电离辐射对生物分子作用可分为两类:电离辐射直接在生物分子上沉积能量并引起这些分子的物理和化学性质变化,称"直接作用";电离辐射在生物分子周围环境的其他成分(主要是水分子)上沉积能量引起的生物分子的物理和化学性质变化,称"间接作用"。通常情况下,这两种作用均是同时存在的,其结果主要是产生自由基而影响生物分子。自由基是指具有一个或者多个不配对的电子,从而能够与其他具有不配对的原子或分子形成化学键的原子或分子。在生物组织中,自由基主要是通过水和有机分子产生。自由基最显著的特点是不稳定和具有很高的反应性,反应的结果一般是形成一个新的自由基,新的自由基又进一步发生反应,这样的链式循环对生命代谢有很大的影响。自由基的反应主要包含加成反应、抽氢反应、电子俘获反应等形式,当水合电子和自由基氢能与氧发生快速反应时,即生成超氧化阴离子。超氧化阴离子既具备还原性,也具备氧化性,它主要攻击细胞膜,使类脂过氧化,并能与生物酶中的某些氨基酸作用使酶失活。

(2)非电离辐射:生物有机体导电能力较差,分子多呈电中性,但中性分子的电荷分布并不平衡。不加电场时,分子正负电荷的中心重合判定为无极分子,不重合判定为有极分子。当外加电场方向迅速变化时,无极分子发生位移极化,有极分子发生取向极化。这个过程中极化分子与周围的分子发生碰撞摩擦,产生热作用;同时有机体内还形成不同的闭合回路,产生局部感应涡流而导致生热,使蛋白质变性。

5. 生物刺激效应　主要源于弱激光的作用。弱激光通过加强血液循环、提高免疫功能、调整功能和促进细胞生长、组织修复等多途径达到治疗疾病的目的。该方法广泛应用于消炎和激光针灸、血管内照射、光量子理疗等。目前研究较多的是氦-氖激光刺激作用,研究发现弱激光对生物大分子、细胞、细菌和微生物有一定的刺激作用,并且刺激作用的强弱与刺激次数、刺激强弱程度等呈抛物线关系。虽然激光的生物刺激效应还未完全解释清楚,但其效果仍旧得到了临床上的肯定。

综上所述,激光的生物效应主要源于以上五个方面。但实际应用中,影响激光与生物组织相互作用的效果还有两个方面:一方面是激光的性能参量,如激光的波长、能量、功率、作用时长等物理参数;另一方面是生物组织的性质,如物理特性(光学性质、热学性质、材料性质、电学性质、声学性质等)、生物特性(含水量、血流量、供氧量、代谢率等)。

(二)激光的临床医学应用

1. 激光的临床医学应用原理　激光对生物大分子、细胞、组织均有相关作用及生物效应。激光作为刺激源可在分子水平上调节蛋白质与核酸的合成与活性;影响 DNA 的复制、各种酶的活性与功能、氨基酸的变化。

(1)生物大分子:生物大分子在吸收光子能量后产生受激原子、分子和自由基,出现一系列的光化反应。生物大分子在性质及结构方面出现不同程度的变化,这主要是高强度激光辐射引起的效应。

(2)细胞:激光通过对细胞的辐照,影响细胞的增殖、分化、遗传、发育、凋亡、代谢及免疫等过程。这种过程具有双向效应,具备两个方面的趋势:一方面,辐照剂量较小时细胞兴奋度低,辐照剂量较大则细胞兴奋的高;另一方面,可使细胞功能从不同方向偏离或者恢复。例如,利用激光的热凝、汽化、光敏化效应,研发出临床治疗肿瘤的三种激光疗法。

(3)组织:激光辐照组织时,由于热效应及光压效应,强度较高的激光束会使组织出现损伤直至完全破坏。此外,由于生物刺激效应,强度较低的激光束对组织具有修复作用。这三个效应的影响,是激光运用于临床治疗的基本依据。

2. 激光的临床医学应用技术

(1)激光诊断技术:由于激光的单色性、相干性与方向性能,为临床诊断提供了新方法和手段。例如,激光光谱分析法(荧光光谱、拉曼光谱等)、激光干涉分析法(全息成像、视觉对敏感度测量等)、激光散射分析法(多普勒技术、静态及动态散射技术等)、激光衍射分析法(测量红细胞的形变能力)、激光透射分析法(检测软组织)、激光偏振法(鉴别肿瘤细胞)及其他激光分析法(流式细胞计、扫描检眼镜)等。激光诊断技术为诊断学提供了非损伤性、自动化性的方法,开拓了诊断学的新领域。

(2)激光治疗技术:激光作为一种重要的技术手段,已经广泛应用于眼科、外科、妇科、皮肤科及肿瘤等疾病的治疗中。根据激光治疗的基础原理,大致可以分为两大类型。① 激光手术治疗技术:通常采用激光替代传统的金属手术器械对组织进行分离、切割、凝固等手术,也称为"光刀"。依据作用机制可分为热光刀和冷光刀,热光刀通常采用可见光或红外激光对组织进行热作用或者力作用,冷光刀一般采用紫外激光的光致化学分解作用与二次压强作用进行无热损伤手术。两者均有止血效果好、感染少、质量高、精密度高的特点。② 弱激光理疗技术:根据治疗对象分类,该技术大致可分为激光理疗、激光针灸、激光血管内照射疗法。激光理疗主要采用弱激光为基础光束,进行扩束、光纤与腔内照射的物理疗法。激光针灸采用微小的弱激光光束直接照射穴位,兼有针及灸的作用。激光血管内照射疗法是将弱激光引入静脉照射,增强血液循环的方法。

(3)激光光动力技术:该技术通过激光的辐射能量影响细胞的增殖、分化过程,从而调节偏离正常功能的细胞恢复状态,主要应用在肿瘤的治疗。

（4）激光内镜技术：该技术采用激光对内腔疾病进行诊断和治疗，主要使用光导纤维引入体，进行病灶的勘测与切除工作。由于不需要采用开腹、开颅等大型手术过程，最大限度地降低了患者感染的概率，因此该方法有很大的发展前景。

此外，激光除了在临床医学广泛应用外，该技术在药学方面也逐步突现优势。例如，用激光拉曼光谱对药物分子的组成和结构进行分析，对官能团进行鉴别。激光也可对中药材的成分、热稳定性进行研究，特别是可对中药材进行无损检测，完成真伪鉴别。

（三）激光的安全防护

激光技术虽然广泛应用于医药领域的基础研究和技术研发中，但是激光的强度大、方向集中，故在使用激光器时必须严格遵守各种安全法规，否则将对人体造成一定的危害。危害主要分为两大类：一类是直接危害，源于超阈值的激光照射将对眼睛、皮肤、神经系统、内脏等造成一定的损害；另一类是间接危害，源于电损伤、噪声、软 X 射线医技泵或管的爆裂等。因此，激光的使用需要遵循严格的安全规则。一方面，需要对激光系统及工作环境进行监控管理。另一方面，相关人员要严格按照规章制度操作，做好个人防护工作。尤其是避免直接或者间接受到激光的照射(反射或漫反射)，操作人员应该佩戴与激光输出波长相匹配的防护眼镜以及尽量减少身体部位的暴露，以使人体接触的激光照射量在国家的标准之内。此外，严格实行医学监督，定期对从业人员进行健康监测也很重要。

小　结

1. **普朗克能量量子化假设**　该假说首先提出了能量子的概念 $\varepsilon = h\nu$，圆满解释了黑体辐射的实验规律，也同时奠定了量子物理的基础。

2. **爱因斯坦光量子理论**　爱因斯坦认为，光是由一束高速运动的光子组成，每一个光子的能量与光的频率的关系是 $\varepsilon = h\nu$。光照射到阴极板时，微观上看是每次有一个光子打到一个电子上，而这光子能量 $h\nu$ 即是电子吸收的能量 W，即：

$$h\nu - A = \frac{1}{2}mv_0^2 = eV_0$$

3. **康普顿公式**　$\Delta\lambda = \lambda - \lambda_0 = \frac{h}{m_0 c}(1 - \cos\theta) = \frac{2h}{m_0 c}\sin^2\frac{\theta}{2}$

4. **玻尔的氢原子理论**

氢原子光谱的规律性：氢原子光谱是分在几个谱线系中的线光谱，满足：

$$\frac{1}{\lambda} = \frac{me^4}{8\varepsilon_0^2 h^3 c}\left(\frac{1}{n^2} - \frac{1}{m^2}\right)$$

5. **四个量子数**　按量子力学理论四个量子数决定原子中电子的运动状态，它们是主量子数 n、角量子数 l、磁量子数 m 和电子的自旋磁量子数 m_s。

6. **德布罗意关系**　$E = h\nu$

$$p = h/\lambda$$

德布罗意平面波的表达式　$\varphi(x, t) = Ae^{i[(px - Et)/h]}$

7. **不确定关系** $\Delta x \cdot \Delta p_x \geqslant h$，$\Delta y \cdot \Delta p_y \geqslant h$，$\Delta z \cdot \Delta p_z \geqslant h$，$\Delta E \cdot \Delta t \geqslant h$

8. **激光**

（1）激光的产生：受激辐射是形成激光的重要基础，粒子数反转是实现受激辐射光放大的先决条件，而光学谐振腔是产生激光的必要条件。

（2）激光的特点：亮度高强度大、方向性好、单色性好、相干性好、偏振性好。

习　题

9-1　已知铂的电子逸出功是 6.30 eV，求使它产生光电效应的光的最大波长。

9-2　当波长为 100 nm 的紫外线，照射到逸出功为 2.50 eV 的金属钡的表面时，为使发射的光电子在半径为 2.00 cm 的圆轨道上运动，试求垂直于光电子运动的轨道平面方向上应加磁感应强度多大的匀强磁场？

9-3　试求波长为 400 nm 的可见光、0.10 nm 的伦琴射线和 0.002 0 nm 的 γ 射线三种光子的质量、动量和能量。

9-4　求动能为 50 eV 的电子的德布罗意波长。

9-5　经 206 V 的电压加速后，一个带有与电子相同电量的粒子的德布罗意波长为 2.00×10^{-12} m。求这个粒子的质量。

9-6　一质量为 10 g 的子弹以 1 000 m·s^{-1} 的速率飞行，求：（1）它的德布罗意波长；（2）若测量子弹位置的不确定量为 0.1 cm，则其速率的不确定量是多少？

9-7　测得一个电子的速率为 2 000 m·s^{-1}，精度为 0.10‰，试求此电子位置的不确量。

9-8　试依据玻尔原子论，求：（1）氢原子处于基态和第一激发态的能量以及电子处于基态和第一激发态的轨道半径；（2）氢原子从第一激发态跃迁到基态发射光子的频率。

9-9　已知氢原子的主量子数 $n=2$，试求：（1）氢原子可能的轨道角动量量子数和相应的轨道磁量子数；（2）氢原子的能量和可能的轨道角动量的值。

9-10　根据激光的发展历程，阐述激光发展过程中的关键理论和技术。

9-11　激光辐射的类型有几种，特点是什么？

9-12　什么是粒子数反转？实现粒子数反转需要哪些条件？

9-13　激光器的主要的基础分类有哪些？

9-14　激光具有哪些突出的特点？

9-15　激光具有哪些生物效应？影响激光生物效应的因素有哪些？

9-16　激光的临床医学用途主要有哪些？

9-17　激光对人体的危害主要体现在哪些方面？如何进行防护。

本书配套数字教学资源

第十章

X 射 线

学习目标

知识目标

1. 掌握　X射线强度和硬度的概念、X射线谱产生的微观机制、极限短波公式及物质对X射线的衰减规律。

2. 熟悉　X射线的产生条件及其基本性质。

3. 了解　X射线在医学领域的应用和X-CT的基本原理。

能力目标

1. 加深和提高对X射线基本性质、X射线强度和硬度的概念及X射线谱产生的微观机制、极限短波公式、物质对X射线的衰减规律的认知和理解，能够利用理论知识分析、解决实际问题。

2. 通过学习X射线与物质的相互作用规律，为从事医药领域的临床和科研工作奠定理论基础。

1895年德国物理学家伦琴(W. C. Rontgen)在研究克鲁克斯阴极射线管放电实验时，发现了一种人眼看不见但穿透力很强的射线。由于当时还不清楚这种射线的本质，伦琴将其称 **X 射线**(X-ray)。实验表明，X射线能使物体"透明"起来，因而不久便被用于医学诊断。X射线在被发现后仅3个月就被应用于医学，在随后的100多年中，X射线在医学领域发挥了巨大作用。

第一节　X射线的产生及基本性质

一、X射线的产生

当高速运动的电子轰击到阻碍它的物体上时，一部分电子的动能转化为光能，产生X射线。由此可知，产生X射线的基本条件是：① 有高速运动的电子流；② 有适当的障碍物——靶来阻止电子的运动。

X射线发生装置如图10-1所示，主要由X射线管、低压电源和高压电源等部分组成。在一个抽成高度真空的硬质玻璃管内封装入阴、阳两个电极，形成了X射线管。管的一端是由金属钨或钼制成的圆柱形的**阳极**（positive electrode），或称**板极**，作为接受高速电子流冲击的靶。另一端是用螺旋状的灯丝作为**阴极**

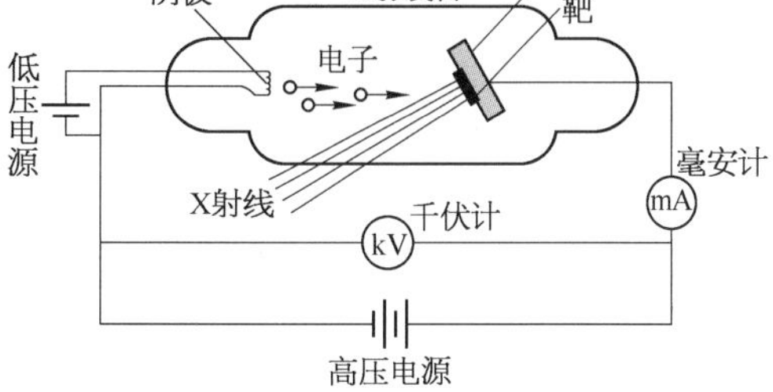

图 10-1　X射线机结构示意图

（negative electrode），通常是钨丝制成的。

从图 10-1 看出，在灯丝两端由低压电源供给 5～10 V 左右的低电压，电流流过灯丝使其炽热而发射电子，这个电流称灯丝电流。灯丝电流的大小由一个灯丝电路来控制，一般从几个到几十个安培不等。阴、阳两极间由高压电源供给几十到几百千伏的直流高压，这个电压称**管电压**（tube voltage）。阴极发射的热电子，在阴、阳两极间的电场作用下，高速冲向阳极，形成**管电流**（tube current），管电流的变化范围从几个到几百个毫安培。这些高速电子受到钨靶（阳极）阻止时，就有 X 射线向四周辐射。

二、X 射线的强度和硬度

在 X 射线临床医学应用实践中，需考虑治疗、成像效果以及对人体的保护，所以要调节 X 射线的强度和硬度。

（一）X 射线的强度

X 射线的**强度**（strength/magnitude intensity）是指单位时间内通过与射线方向垂直的单位面积的辐射能量，其单位为 W·m^{-2}。一般用 I 表示，则有：

$$I = \sum_{i=1}^{n} N_i h \nu_i = N_1 h \nu_1 + N_2 h \nu_2 + \cdots + N_n h \nu_n \tag{10-1}$$

式 10-1 中，N_1，N_2，$\cdots$，N_n 分别表示单位时间通过垂直于射线方向单位面积的具有相对应能量 $h\nu_1$，$h\nu_2$，$\cdots$，$h\nu_n$ 的光子数。由式 10-1 可以看出，有两种方式可以增加 X 射线的强度：① 增加管电流，使单位时间内轰击阳极靶的高速电子数目增加，故产生光子的数目也增加；② 增加管电压，可使每个光子的能量 $h\nu$ 增加，自然 X 射线的强度也增加。因此，在医学上常用管电流的毫安数来表示 X 射线的强度。在使用时，首先按照用途来确定管电压，以便获得适合需要的硬度，然后根据需要调节管电流产生相应强度的 X 射线。

（二）X 射线的硬度

X 射线的**硬度**（hardness）是指它的贯穿本领，决定于波长（即单个光子的能量），而与光子数目无关。波长愈短的 X 射线，光子的能量愈大，贯穿本领愈强，它的硬度就愈大，常用于深部治疗。反之，波长较长的 X 射线，光子的能量较小，贯穿本领较弱，X 射线较软，适用于透视及体表治疗。

X 射线的硬度由管电压控制，管电压愈高，轰击阳极的电子动能就愈大，发射 X 光子的能量也愈大，而 X 光子能量愈大就愈不易被物质吸收，即管电压愈高产生的 X 射线愈硬。因此，在医学上通常用管电压来衡量 X 光管发出的 X 射线的硬度。表 10-1 列出了医学上 X 射线按硬度的分类，各类相应的管电压、最短波长及其主要用途。

表 10-1 X 射线按硬度的分类

名 称	管电压（kV）	最短波长（nm）	主 要 用 途
极软 X 射线	5～20	0.25～0.062	软组织摄影、表皮治疗
软 X 射线	20～100	0.062～0.012	透视和摄影
硬 X 射线	100～250	0.012～0.005	较深组织治疗
极硬 X 射线	250 以上	0.005 以下	深部组织治疗

三、X射线的基本性质

实验表明,X射线是一种频率很高的电磁波,具有电磁波的一般性质,如反射、折射和衍射等。X射线的波长很短,相应的光子能量很高。除具有一系列电磁波的共同特性外,X射线还有如下特性。

(一)电离作用

物质受X射线照射时,可使核外电子脱离原子轨道,使物质的原子或分子发生电离的现象。用X射线照射空气,可以使空气电离;若作用于生物,则可诱发各种生物效应。利用这一电离作用可测量X射线的强度和治疗某些疾病。

(二)荧光作用

X射线照射磷、硫化锌等物质时,能使物质的原子或分子处于激发态,当它们跃迁回到基态时,释放多余的能量而发出荧光。有些激发态是亚稳态,在停止照射后,能在一段时间内继续发出荧光。医疗上的X射线透视就是利用荧光作用来显示X射线透过人体后所成的影像。

(三)贯穿作用

贯穿能力是指某些情况下,X射线通过物质时不被吸收的特性。X射线对各种物质具有不同的贯穿作用。研究表明,物质对X射线的吸收程度不仅与X射线的波长有关,还与物质的原子序数或密度有关。X射线波长越短,物质对它的吸收越小,它的贯穿本领越大。医学上利用X射线的贯穿作用和不同物质对它的吸收程度不同进行透视、摄影和防护。

(四)光化学作用

X射线能使多种物质发生光化学反应。例如,X射线能使照相底片感光,医学上曾用照相底片来记录感光效果的图像。但20世纪90年代以来,随着计算机和激光技术的发展,用X射线直接感光的方法记录影像已被激光扫描胶片以及光盘、U盘获取图像的技术取代。

(五)生物效应

X射线生物效应的原理是在生物体内产生电离和激发,使组织细胞受到损伤、抑制和死亡等。不同组织细胞对X射线的敏感性不同,所受的损伤程度也不同。一方面可以利用X射线来杀死分裂活动旺盛的癌细胞;另一方面X射线对正常组织也有一定的损害,从事X射线工作的人员要注意防护。

四、X射线谱

用X射线管产生的X射线不是单色的,而是含有多种不同的波长成分,将其强度按波长的顺序排列成的图谱称 **X射线谱**(X-ray spectrum),如图10-2所示。图的上部是谱线强度与谱线波长的关系曲线,下部是照在胶片上的射线谱。从图中可以看出,X射线谱包含两部分:曲线中相对平缓的部分(胶片上的背景)称 **连续X射线谱**(continuous X-ray spectrum),上凸尖端、具有较大强度的部分(胶片上的明线谱线)称 **标识X射线谱**(characteristic X-ray spectrum)。

(一)连续X射线谱

当高速电子受靶(阳极)物质的阻碍而急剧减速时,电子动能的一部分转化为X光子而发射出来,通常把这种辐射称 **韧致辐射**(braking radiation)。韧致辐射一词来自德语 **制动辐射**(bremsstrahlung),它是对这种辐射的最好描述。当高速电子流撞到阳极靶受到制动时,电

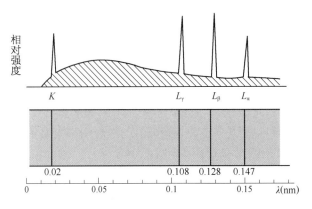

图 10-2　X 射线谱示意图

子在原子核强电场的作用下,速度的大小和方向都产生急剧变化,电子的一部分动能转化为光子的能量($h\nu$)而发射出来。由于各个电子运动轨迹与原子核的距离不同,速度变化也不一样,故损失的动能 E_k 有不同的量值,转化出的光子能量也不一样,这样就形成了具有各种频率值的连续 X 射线谱。若管电压为 U,电子的电量为 e,则电子到达阳极时具有的动能等

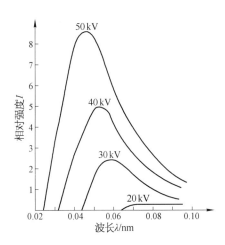

图 10-3　钨靶的连续 X 射线谱

于电场力所做的功,即 $eU = \dfrac{1}{2}mv^2$。一个电子与阳极物质相互作用时,需要经过多次碰撞才能静止下来。在每一次碰撞过程中电子损失的动能有多有少,可以在 $0 \sim eU$ 之间取任意值。这样,当很多电子碰撞时,就可以辐射出各种不同能量的 X 光子,即各种不同波长(或频率)的 X 射线,形成了连续 X 射线谱。图 10-3 是实际钨靶在四种较低管电压下的 X 射线连续谱。从图中可以看出,在短波方向,连续光谱的波长有极限值,称**极限波长**(shortest wave length),或称**极限短波**,用 $\lambda_{\min}$ 表示。与 $\lambda_{\min}$ 相应的 X 光子的能量 $hc/\lambda_{\min}$ 为最大。显然,这个最大能量是电子在一次碰撞中将它的全部动能转变为 X 光子的能量。即:

$$\lambda_{\min} = \frac{hc}{e} \cdot \frac{1}{U} \qquad (10-2)$$

式 10-2 中,h 为普朗克常数,c 为真空中的光速。连续 X 射线的最短波长 $\lambda_{\min}$ 与管电压 U 成反比。U 愈高,$\lambda_{\min}$ 愈短,X 光子的能量愈大,X 射线的贯穿本领愈强。若管电压 U 的单位取 kV,波长 $\lambda_{\min}$ 的单位取 nm,把相应数据代入式 10-2 中,可得:

$$\lambda_{\min} = \frac{1.242}{U(\text{kV})} (\text{nm}) \qquad (10-3)$$

理论计算表明,对于 X 射线管中的电子,在 100 kV 的管电压下,速度可达 $0.55c$。因此,若涉及电子的速度和质量,就需要考虑相对论效应。

（二）标识 X 射线谱

当管电压升高到 70 kV 以上时，钨靶的 X 射线谱变成了图 10-4，连续谱在 0.02 nm 附近叠加了 4 条谱线，在曲线上出现了 4 个高峰。当电压继续升高时，连续谱发生很大变化，但这 4 条标识谱线在图中的位置却始终不变，即它们的波长不变，图中的 4 条谱线就是图 10-2 中未曾分开的 K 线系。

当高速电子撞击阳极靶时，把原子中一个内壳层电子击出，使原子处于激发态。这时，内壳层中的空位将由外壳层的电子跃迁填补而发射光子。辐射光子的能量等于电子在两个壳层的能级差。由于外层的能量比内层大得多，这种跃迁所辐射光子的能量较大，波长较短，属于标识 X 射线部分。如果击出的是 K（或 L）壳层电子，则产生的 X 射线称为 K（或 L）系标识辐射。

图 10-5 标出的 K_α、K_β、K_γ 等标识辐射，表示由不同外壳层的电子分别跃迁到 K 壳层的空位时发射的谱线。这些谱线的波长与靶阳极元素的性质有关，它标志了靶元素的特征，故称标识 X 射线。近年来发展的 **X 射线光电子能谱分析**（X-ray photoelectron spectroscopy，XPS）就是用很细的电子束打在样品上，根据样品发出的标识 X 射线可以鉴定各个微区中的元素成分。这种技术已开始在医学研究中应用，如钨的 K_α 和 K_β 的波长分别为 0.021 nm 和 0.018 nm，而钼的则为 0.071 nm 和 0.069 nm。原子中各个内层轨道的能量是随着原子序数增加而增加的，因此，原子序数愈高的元素，它的各条标识 X 射线的波长也愈短。

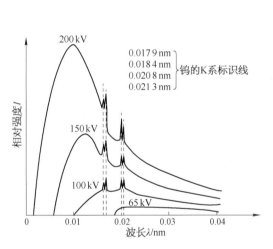

图 10-4　钨靶在较高电压下的 X 射线谱 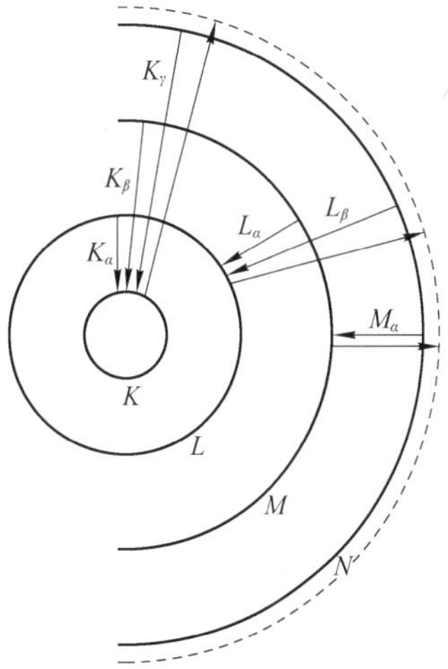　　图 10-5　标识 X 射线的产生原理示意图

医用 X 射线管发出的 X 射线主要是连续 X 射线，标识 X 射线在全部 X 射线中所占比重很小。但是，标识 X 射线对物质原子性质的研究和物质元素的分析非常有用。XPS 已在物理、化学、生物、医学等领域应用非常广泛。

第二节　X 射线与物质的作用及其应用

X 射线的本质是电磁波，当 X 射线通过物质时，就应该能观察到它的反射、折射、干涉和衍射等现象。同时，由于 X 射线光子能量很高，能与物质发生复杂的反应，包括光电效应、康普顿散射、电子对效应等,能量被转化为热能、电子动能及其他形式的能量。随着物质厚度的增加,X 射线被逐渐吸收而衰减。

一、X 射线的衍射

X 射线的波长范围为 0.001～10 nm,比可见光的波长短很多。我们用普通光学光栅观察不到 X 射线的衍射现象,这是因为光学光栅常数为 10^{-5}～10^{-6} m,比 X 射线的波长大很多。只有当光栅常数与 X 射线的波长接近时,才能观察到明显的 X 射线衍射现象。晶体中相邻微粒(原子、分子、离子)间距的数量级与 X 射线波长相仿,故晶体微粒有规则排列起来的结构就是三维衍射光栅。

1912 年,德国物理学家劳厄(Max Von Laue)根据晶体中原子周期性排列的性质,把晶体作为 X 射线的天然三维衍射光栅。劳厄的实验装置如图 10-6 所示。一束 X 射线穿过晶体后,照射到感光底片上,除了底片的中心是 X 射线沿直线前进直接击中形成的黑斑外,在其周围还有若干斑点呈对称分布,称其为**劳厄斑点**(Laue spot)。这就是 X 射线通过晶体时所产生的衍射现象,进而证明了 X 射线的波动性。

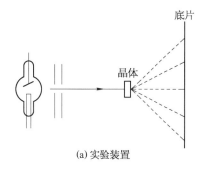

(a) 实验装置

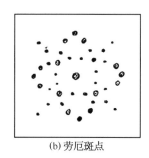

(b) 劳厄斑点

图 10-6 X 射线的衍射

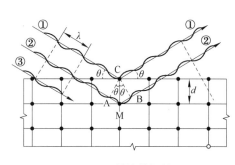

图 10-7 X 射线的衍射原理

当 X 射线照射晶体的每一个微粒时,这些微粒就相当于发射子波的中心,向各个方向发出子波,称**散射**(scattering)。来自晶体散射中心的 X 射线会相互叠加而使某些方向的衍射加强。图 10-7 是 X 射线在晶体上的衍射,图中黑点代表晶体中的粒子,它们之间的距离为 d,X 射线以 θ 角掠射到晶体上,被各层粒子散射,这些散射线满足衍射加强条件而产生衍射图像。由图 10-7 可见,相邻的上下两层粒子的反射线①和②的光程差为:

$$AM + BM = 2AM = 2d\sin\theta \tag{10-4}$$

因此衍射加强的条件是:

$$2d\sin\theta = k\lambda \quad (k=1,\ 2,\ 3,\ \cdots) \tag{10-5}$$

式 10-5 称**布拉格方程**(Bragg equation)。θ 角可以用实验方法测出,称**掠射角**(grazing angle)。d 是粒子间的距离,称**晶格常数**(lattice constant)。如果晶格常数 d 和 X 射线波长的

两个量有一个已知,就可以求出另一个量。用这种方法可以进行 X 射线光谱分析和晶体结构分析,也可应用在生物医学领域研究有机体(如细胞和蛋白质等)的精细结构。现在,这种研究已经发展成为一门独立学科,称 X 射线结构分析。DNA 双螺旋结构就是 20 世纪 50 年代富兰克林、沃森、克里克等人利用 X 射线衍射发现的。

二、X 射线的吸收

当 X 射线通过物质时,X 射线光子与物质发生相互作用,结果射线的一部分能量或全部能量转移给物质。X 射线与物质相互作用的类型主要有光电效应、康普顿效应和电子对效应,其他还有相干散射、光核反应等。

(一)光电效应

能量为 $h\nu$ 的 X 射线光子通过物质时,与物质原子的轨道电子发生相互作用,把全部能量传递给这个电子,获得能量的电子挣脱原子束缚成为自由电子,称光电子;原子由于电子轨道出现空穴而处于激发态,它将通过发射特征 X 射线或俄歇电子的形式回到基态,这个过程称**光电效应**(photoelectric effect),作用过程如图 10 - 8 所示。

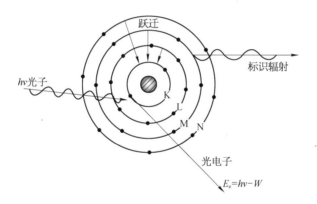

图 10 - 8 光电效应示意图

由能量守恒定律可知,发生光电效应时,入射 X 射线光子的能量、电子挣脱原子核的束缚能 W 和光电子的动能满足关系为:

$$h\nu = \frac{1}{2}mv^2 + W \qquad (10-6)$$

X 射线光子能量很高,照射空气、有机体等电子活性较弱的物质,也能轻易产生光电效应。

(二)康普顿效应

当入射 X 射线光子和原子内一个轨道电子发生相互作用时,光子损失一部分能量,并改变运动方向,电子获得能量而脱离原子,这个过程称**康普顿效应**(Compton effect),又称康普顿散射。损失能量后的 X 射线光子称散射光子,获得能量的电子称反冲电子。康普顿效应可以看作是光子和处于静止的"自由"电子之间的弹性碰撞,其作用过程如图 10 - 9 所示。

由于碰撞过程中能量和动量守恒,X 射线光子传递一部分能量给电子,引起自身能量的降低、波长变长,并偏离入射方向。康普顿突破经典物理思维的局限,引入爱因斯坦的光量子概念,并推导出散射光子波长变化值 $\Delta\lambda$ 与散射角 φ 的关系式:

$$\Delta\lambda = \frac{2h}{m_0 c}\sin^2\left(\frac{\varphi}{2}\right) \tag{10-7}$$

在入射 X 射线光子能量一定的情况下,散射光子能量随散射角增大而减少;在散射角一定的情况下,散射光子能量随入射 X 射线光子能量增大而增大。

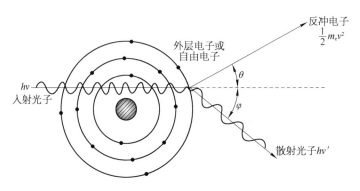

图 10 - 9　康普顿效应示意图

（三）电子对效应

当 X 射线光子从原子核旁经过时,在原子核库仑场的作用下形成一对正负电子对,此过程称**电子对效应**(electric pair effect),如图 10 - 10 所示。

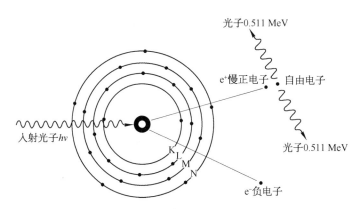

图 10 - 10　电子对效应示意图

因原子核质量大,它能获得的能量可忽略,因此可认为 X 射线光子能量的一部分转变为正负电子的静止能量 $2m_e c^2$,另一部分作为正负电子的动能 E_+ 和 E_-。

$$h\nu = E_+ + E_- + 2m_e c^2 \tag{10-8}$$

由式 10 - 8 可知,只有当入射 X 射线光子能量>1.02 MeV 时,才能发生电子对效应。获得动能的正负电子在物质中通过电离或辐射的方式损失能量。当正电子在物质中行进 1.5 mm 左右,它就会与周围的自由电子结合而转变为两个光子,此过程称电子对湮灭。根据能量守恒和动量守恒,两个光子的能量均为 0.511 MeV,飞行方向正好相反。

三、X 射线的衰减

当 X 射线通过物质时,能与物质中的原子发生相互作用,其中一部分光子被吸收并转化为其他形式的能量,另一部分光子被物质散射而改变方向,因此沿原方向传播的 X 射线的强度减弱了,这种现象称 X 射线的衰减。通过相同的物质,不同能量的 X 射线光子衰减的程度不同。为简单起见,下面所讨论的为单能 X 射线束的衰减规律。

（一）单能 X 射线的衰减

设有单能平行的窄束 X 射线通过物质时,其强度为 I_0,穿过厚度为 d 的物质层后,强度减为 I。实验和理论都证明,I 与 d 服从下列指数衰减规律:

$$I = I_0 e^{-\mu d} \tag{10-9}$$

式 10-9 中,μ 为物质的**线性衰减系数**(linear decaying coefficient),其数值由光子的能量和物质的种类而定。如果厚度 d 的单位为米(m),则 μ 的单位为米$^{-1}$(m^{-1})。显然,μ 愈大,则通过同样厚度 d 后,X 射线衰减得愈多;反之,μ 愈小,X 射线衰减得愈少。线性衰减系数 μ 和物质密度 ρ 的比值称**质量衰减系数**(mass decaying coefficient),记作 μ_m,即:

$$\mu_m = \frac{\mu}{\rho} \tag{10-10}$$

质量衰减系数用来比较不同物质对 X 射线的吸收本领。使 X 射线的强度减弱一半所需的物质层厚度,称**半值层**(half-value layer),用 $d_{1/2}$ 表示。半值层的值随物质性质与 X 光子的能量而变化。利用式 10-9 可得出 $d_{1/2}$ 与 μ 之间的关系:

$$d_{1/2} = \frac{\ln 2}{\mu} = \frac{0.693}{\mu} \tag{10-11}$$

各种物质的衰减系数都与 X 射线波长有关,因此以上各式只适用于单能射线束。由于 X 射线主要是连续谱线,那么射线的总强度就不是严格按照指数规律衰减的。在实际应用中,常近似地运用指数规律,式中的衰减系数应用各种波长的衰减系数的适当平均值来代替。

例 10-1　一厚度为 2.0 mm 的铜片能使某波长的单色 X 射线减弱至原来的 1/5,试求铜的线性衰减系数及半值层。

解：已知 $d = 2.0$ mm,$\dfrac{I}{I_0} = \dfrac{1}{5}$,由 $I = I_0 e^{-\mu d}$

可得：$\mu = \ln 5 / 2 = 0.805 (\text{mm}^{-1})$

$\qquad d_{1/2} = 0.693 / \mu = 0.86 (\text{mm})$

（二）X 射线在人体内的衰减

当 X 射线入射人体后,一部分与人体物质作用,产生光电效应、康普顿效应等被吸收、衰减,剩余部分透射人体使胶片曝光或被仪器接收处理,形成各区域深浅不同的灰阶影像。

对于医学上常用的低能 X 射线,光子能量在数十 keV 到数百 keV 之间,各种元素的质量衰减系数近似的适合下式:

$$\mu_m = kZ^a \lambda^3 \tag{10-12}$$

式 10-12 中,k 是一个常数,Z 是吸收物质的原子序数,λ 是射线的波长。指数 α 通常在 3~4 之间,与吸收物质和射线波长有关。吸收物质为水、空气和人体组织时,对于医学上常用的 X 射线,α 可取 3.5。表 10-2 给出了人体部分组织的物理性能。

当 X 射线管发出的含有各种波长的射线进入吸收体后,长波成分比短波成分衰减得快,短波成分所占比例愈来愈大。也就是说,X射线进入物体后愈来愈硬了,这称为它的硬化。利用这一原理,常常让X射线通过铜板或铝板,使软线成分被强烈吸收,这样得到的X射线不仅硬度较高,而且射线谱的范围也较窄。

表 10 - 2　人体部分组织的物理性能

物质	有效原子序数	密度/$(kg \cdot m^{-3})$	电子密度/$(\times 10^{26}$电子$\cdot kg^{-1})$	每立方米电子数/$(\times 10^{29}$电子$\cdot m^{-3})$
空气	7.6	1.29×10^{-3}	3.01	0.003 0
水	7.4	1.00	3.34	3.43
肌肉	7.4	1.00	3.36	3.36
脂肪	5.9~6.3	0.91	3.34~3.48	3.17
骨	11.6~13.8	1.65~1.85	3.00~3.10	5.55

第三节　X射线在临床医学上的应用

X射线在临床医学上的应用主要有两方面:一是X射线治疗,是指利用X射线的生物效应,对癌症进行放射性治疗,杀灭癌细胞;二是X射线诊断,是指利用X射线影像技术获得病变部位的解剖影像,分析和诊断病情。

一、X射线治疗

在临床上,X射线主要用于癌症的治疗,其机制是X射线能诱发生物效应,对生物组织有破坏作用,特别是对分裂活动旺盛或正在分裂的细胞,其破坏力更强。而癌细胞的特征就是组织细胞分裂旺盛,因此用X射线照射可以抑制它的生长或使它坏死。当然,不同的癌细胞对X射线的敏感程度不同,对于不敏感的癌细胞一般不宜采用X射线治疗。同时,X射线对正常的组织也有破坏作用,甚至会诱发癌症,因此,放射治疗方案的设计显得尤为重要,既要防癌,又要把伤害减至最小。经常从事X射线工作的人员也要注意防护,常用的防护物品有铅板、含铅玻璃、含铅胶皮裙和手套等。

临床上用于治疗的X射线设备有普通X射线治疗机和X射线刀两种。普通X射线治疗机与常规X射线摄影机的结构相似,只是采用了大焦点的X射线管。X射线刀则用直线加速器产生的高能电子轰击钨靶所产生的高能X射线和电子线为放射源,且绕靶区的等中心点做270°~360°旋转,依其垂直旋转与操作台在180°内的水平旋转,可在靶区形成很多非共面的聚焦照射弧,进而使射线集中在肿瘤的某中心点上而获得最大的辐射量,达到保护活细胞并精确定位、杀死癌细胞的目的。X射线刀常用于器官和组织肿瘤的放疗。

二、X射线诊断

X射线透视、摄影、数字减影血管造影术以及X-CT等是医学影像诊断中应用很普遍的检查手段。

（一）透视和摄影

由于不同物质对X射线衰减不同，我们可以用X射线来检查身体内部的情况。例如，骨和肌肉对软X射线的线性衰减系数差别甚大，人体不同部位透出的X射线强度有明显的差别，可在荧光屏或照相底片上留下浓淡不一的影像以供观察。前者称荧光透视，后者称X射线摄影。

如果需要检查的组织与其周围组织的线性衰减系数相差无几，则可采用造影剂来提高对比度，以获得浓淡分明的影像。例如，在检查肠胃时，可让患者服用衰减系数很大的硫酸钡（$BaSO_4$），它可以附着在肠胃的内壁上。这样，在X射线的照射下就可以显示出肠胃的影像。

为了增强照相底片的感光程度，在X射线摄影时，紧贴着照相底片的前后各放置一薄层荧光屏，称增感屏。X射线透过人体后照射到增感屏和底片上。底片的感光除受X射线直接照射外，绝大部分是受荧光作用。因此，使用增感屏后，曝光时间可大为缩短，不但减少了患者所受的照射量，而且对于人体活动器官的摄影特别适宜。

（二）数字减影血管造影术（**Digital Subtraction Angiography**，**DSA**）

该技术的原理是，把穿过人体的X射线影像经过影像增强器转变成光学图像，随后经摄影管转变成视频信号，把视频信号进行**模数**（analog/digital，A/D）转换后可获得一幅图像的数字信号，暂时存入图像存储器。血管未注入造影剂获得的影像称"本底图像"或"原像"，血管内注入造影剂后的图像称"造影像"，这两种图像分别以数字形式存放在两个图像存储器内。运用图像处理器从代表"造影像"的数字中减去代表"原像"的数字，即从"造影像"中减去"原像"，使充盈造影剂的血管图像保留下来，而骨髓等无关组织的影像就被减影除去。保留下来的血管图像信号经过放大处理使其对比度提高后，经**数模**（digital/analog，D/A）转换恢复成视频信号，再输入监视器的阴极或栅极，即可得到实际血管图像。DSA技术是一种理想的非损伤性血管造影检查技术，它取代了危险性较大的动脉造影检查，不仅用于血管疾病的诊断，如观察血管狭窄、畸形、梗阻及血管瘤等，还可以为血管内插管进行导向，进而实施一些手术和简易治疗，如引流、吸液、活检、化疗或阻断肿瘤血供等。图10-11表示动脉瘤栓塞的二维数字减影血管造影，图中箭头指向为动脉瘤位置。

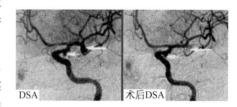

图10-11 动脉瘤栓塞术前、术后的二维DSA

（三）同步辐射双色数字减影术

临床上常用的造影剂碘对X射线的吸收有一个K吸收边（33.16 keV），在这个能量处碘对X光子发生共振吸收，即碘吸收系数大大增加，而骨骼和肌肉没有此现象。利用此吸收边，在很短时间内用两种能量（波长）的同步辐射X射线进行两次造影，其中一次使用的X光子能量略低于K吸收边，那么此时碘的吸收系数较小。另一次的X光子能量略高于K吸收边，则吸收系数较大。两次探测得到的图像信号经模数转换后输入计算机，经过数字相减后，肌肉和骨骼的影响几乎全部除去，剩下的基本是碘吸收的结果，进而获得清晰的血管影像。不同波长的X射线可看成有不同的颜色，故得名"同步辐射双色数字减影术"。目前，此项技术已用于心血管造影。

（四）X射线电子计算机断层摄影术（**X-ray computed tomography**，**X-CT**）

X-CT通过X射线管环绕人体某一断层扫描，利用探测器测得从各个方向透过该断层后的射线强度值，采用一定的数学方法经计算机计算求出该断层的衰减系数分布，再应用电子技术获得该层面的图像。

自 1895 年伦琴发现 X 射线以来，X 射线就被用来进行医学诊断及治疗。用 X 射线诊断的基本原理是 X 射线透过人体并用照片记录影像，从照片来获得体内的情况。普遍的 X 射线照相是用一个平面(二维)底片来显示人体内的立体(三维)结构。因此，不可避免要产生重叠和混乱。因为 X 射线穿透物质时要被吸收，吸收大小由穿透物质的密度所决定，因此密度小的器官将隐藏在密度大的器官后面不易找到，而密度相近的器官不易区分，分辨率只有 5%。CT 在显示屏上(二维)显示的是横断层(二维)的图像，因此解决了重叠问题。CT 利用计算机将器官的相对吸收率转换成显示屏上的图像灰度。由于计算机有很强的区分能力，在显示屏上可以显示出密度相差很小的不同器官。因此，CT 的出现从根本上改进了 X 射线的诊断技术，使医学影像技术发生了重大的变革。为此，发明者英国工程师亨斯菲尔德(Godfrey N. Hounsfield)获得了 1979 年诺贝尔生理学或医学奖。

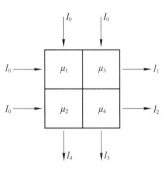

图 10 - 12　X - CT 原理示意图

为了说明 X - CT 的基本原理，假定将某一层组织的断层分为 4 个小方块，每一方块称为一个像素。设每一像素的边长为 d，它们的线性衰减系数分别为 μ_1、μ_2、μ_3、μ_4，让某一波长的 X 射线先从一个方向、后从另一个方向照射组织，假定入射的强度为 I_0，透射出的强度分别为 I_1、I_2、I_3 和 I_4，如图 10 - 12 所示。

应用衰减规律，强度为 I_0 的 X 射过衰减系数为 μ_1 的像素后，透射出的强度为 $I_0 e^{-\mu_1 d}$，再经衰减系数为 μ_3 的像素衰减后，透射出的光强度为：

$$I_1 = I_0 e^{-\mu_1 d} \cdot e^{-\mu_3 d} = I_0 e^{-(\mu_1 + \mu_3)d} \tag{10-13}$$

可得：

$$\mu_1 + \mu_3 = \frac{1}{d} \ln \frac{I_0}{I_1} \tag{10-14}$$

同理可得：

$$\begin{cases} \mu_2 + \mu_4 = \dfrac{1}{d} \ln \dfrac{I_0}{I_2} \\[2mm] \mu_3 + \mu_4 = \dfrac{1}{d} \ln \dfrac{I_0}{I_3} \\[2mm] \mu_1 + \mu_2 = \dfrac{1}{d} \ln \dfrac{I_0}{I_4} \end{cases} \tag{10-15}$$

在这组方程中，可以解出各个像素物质的线性衰减系数 μ_1、μ_2、μ_3 和 μ_4。从像素 μ 值的变化和对比，可以判断有无病变发生。

显然，像素愈小，测量的精度愈高。通常把每一层组织断面至少分为 160×160 个小块(像素)。从 X 射线管发出的 X 射线通过准直器成一细束，再通过滤板，滤去其长波部分，使接近于单色的 X 射线透过吸收体的某层面投射到探测器上，从探测器读取的 X 射线强度表示 X 射线在该层面上沿这条路径被各小块吸收后的强度。如果介质沿 X 射线路径的密度不均匀，则可将整个介质分成若干个很小的体积元，称体素。假设其线度均为 d，每一个体素可视为均匀，

及整个体素 μ 值相同,如图 10-13 所示。

通过第 n 个体素的强度为:

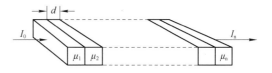

$$I_n = I_0 e^{-d(\mu_1 + \mu_2 + \cdots + \mu_n)} \quad (10-16)$$

图 10-13　X 射线穿过 n 个厚度为 d 的体素的衰减

沿一条路径的总线性衰减系数为:

$$\sum_{i=1}^{n} \mu_i = \frac{1}{d} \ln \frac{I_0}{I_n} \quad (10-17)$$

X射线通过吸收体后的强度有探测器 D 记录下来。当读取完成一个数据后,将由框架固定在一起的 X 射线管和探测器移动一个距离,测量经过下一条路径吸收后的强度,如此沿直线扫描,直到整个横向扫描一遍以后,将整个扫描系统转 1°角,再横向扫描一遍,如图 10-14 所示。一次完整的操作要旋转 180°,每扫描 1 次,探测器可接连记录几百个(如 240 个)测量数据,每一个数据表示 X 射线通过吸收体后的强度,则做一个层面扫描要测定 240×180 个数据。如何从这些数据中找出该层面各点吸收率的情况,这要依靠计算机经过大量的运算来完成。换句话说,测得的 240×180 个数据可以建立起 240×180 个方程。总共有 160×160 个未知量,从这些方程中解出未知量,可以得到每个小块的线性衰减系数,把它们转换成相应的灰度等级,在荧光屏上就可以获得一幅由线性衰减系数重建的断层的图像。

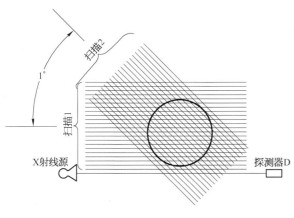

图 10-14　CT 扫描程序示意图

荧光屏显示时,灰度只与线性衰减系数的相对大小有关,因此 CT 系统中都取相对衰减系数为计算依据,并以骨和空气的吸收率分别作为上、下限进行分度。CT 值的计算公式为:

$$\text{CT 值} = k \frac{\mu_{物} - \mu_{水}}{\mu_{水}} \quad (10-18)$$

式 10-18 中,k 实际多取 1 000,CT 值的单位为**亨氏单位**(Hounsfield unit,HU)。通常把水的 CT 值定为零,空气为 -1 000 HU,骨骼为 +1 000 HU,人体其他组织的 CT 值介于 -1 000~1 000 HU,衰减系数大于水的物质 CT 值为正,小于水的物质 CT 值为负。

CT 系统中备有一电子窗口,通过它可以把需要显示的 CT 值定在一定范围内(即把需要显示的物质密度固定在一个小范围之内),这样可以对最关心的一部分对象进行精细的显示。选取不同窗口,可以清晰地观看同一层面内的不同器官。由于 CT 值的测量可准确到 0.5%,因此在荧光屏上可以显示出密度差别很小的不同器官。

从 240×180 个方程中求取 160×160 个未知量,其计算工作量是很巨大的。为了能够在临床上应用,必须在几分钟乃至几十秒钟内完成计算,因此要求有高速大型的计算机。此外,在计算方法上也在不断改进,CT 已从原先的迭代法发展到傅里叶变换法、反投影法等。

X-CT 从根本上解决了常规透视、摄影及断层摄影中存在的影像重叠问题,通过 X-CT 可看到人体各种器官和骨骼的断层影像及形态,并能分辨出密度相差很小的组织,从而判断病变的部位、形态和性质。为了更加明显地区别病变和正常组织的密度吸收,可用造影剂进行增强扫描。当前临床上使用的 X-CT 机几乎能诊断人体各个部位的疾病,尤其对识别肿瘤的质,具有较高的确诊价值。

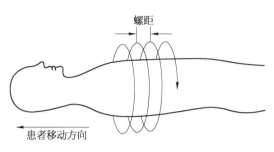

图 10-15 螺旋 CT 扫描示意图

CT 机是 CT 成像的核心部分,主要由 X 射线管和探测器组成。目前,X-CT 已发展至第六代螺旋 CT、第三代的多排螺旋 CT。如图 10-15 所示,螺旋 CT 扫描时,X 射线管和探测器围绕受检区域做螺旋运动,从而可以一次性地对整个被检部分完成扫描,减少了时间。同时,因为是对被检区域某一区段进行连续采集,所以重建图像所需数据的密度较高,图像质量显著提高。

当代 X-CT 技术已成为最常用的检测和诊断技术,但在不断发展的进程中,其自身的一些固有缺陷难以克服,故各类影像技术逐步走向优势互补的图像、技术融合的发展方向。例如,近些年出现了超声 CT(UCT)、正电子发射型计算机断层 CT(PET-CT)、核磁共振(NMR)与 CT 的融合等。

小　　结

1. X 射线的强度和硬度

X 射线的强度:是指单位时间内通过与 X 射线方向垂直的单位面积上的 X 射线能量,它与单位时间内通过与 X 射线方向垂直的单位面积上的 X 射线光子数目的多少和每个 X 射线光子能量的大小有关;取决灯丝电流和管电压,一般用 I 表示:

$$I = \sum_{i=1}^{n} N_i h\nu_i = N_1 h\nu_1 + N_2 h\nu_2 + \cdots + N_n h\nu_n$$

X 射线的硬度:是 X 射线的贯穿能力,它取决于 X 射线中单个 X 射线光子能量的大小,而与 X 射线光子数目多少无关;也与管电压有关。

2. **布拉格定律**　当 X 射线入射晶体时,晶体中的原子将入射 X 射线散射,每一个原子成为新的散射波源,其中波长相同的散射波会产生叠加、干涉,形成特定空间区域加强的衍射光束。

$$2d\sin\theta = k\lambda$$

3. **单能 X 射线的衰减规律**　单能 X 射线通过某一均匀物质时,物质厚度越大,X 射线的衰减也越多,呈线性关系。

$$I = I_0 e^{-\mu d}$$

4. **半值层** 使X射线强度衰减一半的物质厚度,称该物质的半值层,记作 $d_{1/2}$,当 $d=d_{1/2}$ 时,$I=\frac{1}{2}I_0$,

$$d_{1/2} = \frac{\ln 2}{\mu} = \frac{0.693}{\mu}$$

习　题

10-1　在X射线管中,若电子到达阳极靶面的速度为 1.5×10^8 m·s^{-1},求连续X射线谱的极限短波波长和相应的最大光子能量。

10-2　两种物质对某种X射线吸收的半值层之比为 $1:\sqrt{2}$,则它们的衰减系数之比为多少?

10-3　某波长的X射线透过1 mm厚的脂肪后,其强度减弱了10%。问透过3 mm厚时,其强度将是原来的百分之几?

10-4　如果某种波长的X射线的半值层是3.00 mm厚的铝板,求铝的线性衰减系数?

10-5　对某一波长的X射线,铝的线性衰减系数为 1.32×10^4 m^{-1},铅的线性衰减系数为 2.6×10^5 m^{-1}。问要和1 mm厚的铅层得到相同的防护效果,铝板的厚度应为多少?

10-6　一厚度为4.0 mm的铜片能使某种波长的单能X射线减至原来的1/10,试求铜的衰减系数及半值层。

10-7　X射线被衰减时,要经过几个半值层强度才能减少到原来的1%?

10-8　0.5 cm的铝板将单能X射线强度衰减到46.7%,试求该光子束的半值层。

10-9　铅对波长为1.54 nm的X射线的线性衰减系数为2 610 cm^{-1},欲使透过射线强度为入射X射线强度的10%,需要铅板的厚度为多少?

10-10　已知晶体的晶格常数为 2.75×10^4 m,当一束波长范围为 $0.95\times10^{-10}\sim1.40\times10^{-10}$ m的连续X射线,以 $60°$ 的掠射角入射到晶面时,可以产生强烈反射。求X射线的波长。

10-11　以铜作为阳极靶材料的X射线管发出的X射线主要是波长为0.15 nm的标识谱线。当它以掠射角 $11°15'$ 照射某一组晶面时,在反射方向上测得一级衍射极大,求该组晶面的间距。又若用以钨为阳极靶材料做成的X射线管所发出的波长连续的X射线照射该组晶面,在 $36°$ 的方向上可测得什么波长的X射线的衍射极大值?

10-12　某波长的X射线通过水时的吸收系数为0.77 cm^{-1},通过某人体组织时的吸收系数为1.02 cm^{-1},k 值为1 000,水的CT值为0 HU。求此人体组织的CT值。

第十一章
原子核和放射性

学习目标

知识目标

1. 掌握　原子核的衰变类型和衰变规律;半衰期和放射性活度的概念;核磁共振现象及基本原理。

2. 熟悉　放射性核素的平均寿命;辐射剂量的概念及辐射防护的方法。

3. 了解　原子核的组成和基本性质;放射性核素在医学上的应用。

能力目标

1. 通过对原子核的微观结构分析以及对其衰变规律探究,学会应用于微观领域的抽象思维和逻辑分析方法。

2. 学会应用爱因斯坦的相对论质能关系,计算原子核的结合能等。

3. 能从经典角度和量子角度理解原子核的磁共振现象,掌握核磁共振的基本原理。

4. 通过放射性基本理论的学习,认知辐射剂量与辐射的防护,能进一步理解放射性核素在医学领域的应用,在诊断及治疗时提高防护意识,提高防护基本理论知识及专业防护能力,为解决在将来从事科研工作及医药学临床中可能遇到的实际问题,充实标准化层面的知识。

原子核物理学主要研究原子核的结构、性质和变化规律,射线束的探测和分析,以及与核能、核技术应用有关的物理问题。原子核物理学的研究成果,促进了生产实践和科学技术的发展,使原子能及放射性核素得到应用,为医药学领域的研究开辟了新的途径,给疾病的诊断和治疗提供了崭新的手段。作为现代医学标志的核医学就是以原子核物理学为理论基础与医学相结合。

第一节　原子核的组成

原子核由**质子**(proton)和**中子**(neutron)组成,两者统称**核子**(nucleon)。质子由两个上夸克和一个下夸克组成,中子由两个下夸克和一个上夸克组成。原子核极小,它的直径在 $10^{-15} \sim 10^{-14}$ m,体积只占原子体积的几千亿分之一,在这极小的原子核里却集中了 99.96% 以上原子的质量。原子的质量很小,国际上把 ^{12}C 原子质量的 1/12 定义为一个**原子质量单位**(atomic mass unit),用 u 表示,即:

$$1u = \frac{0.012}{N_A} \times \frac{1}{12} = 1.660\,539 \times 10^{-27} \text{ kg}$$

上式中阿伏伽德罗常数 $N_A = 6.022\ 141\ 7 \times 10^{23}\ \text{mol}^{-1}$。以原子质量单位为标准测定的原子质量称该原子的原子量，如氢的原子量为 1.007 9。原子核内质子数和中子数的总和，称原子核的**质量数**（mass number），即核子总数。具有不同原子核的各种元素统称**核素**（nuclide）。电荷数为 Z、质量数为 A 的某一核素 X，常用符号 $^A_Z X$ 来表示，如 $^1_1 H$ 和 $^{16}_8 O$ 等。质子数相同、中子数不同的核素称该元素的**同位素**（isotope），如 $^{235}_{92} U$ 和 $^{238}_{92} U$ 是 U 的两种同位素。

在原子核中有一种很强的吸引力将所有核子吸引在一起，该引力称**核力**（nuclear force）。它是一种强相互作用力，在原子核的尺度内，比万有引力和电磁力大得多。核力又是短程力，只有当核子间的距离等于或小于 10^{-15} 数量级时，核力才会表现出来。它的作用距离为 10^{-15} 的数量级，是一种具有饱和性的交换力，一个核子只与附近几个核子有作用力，而不是与原子核中所有核子起作用。大量实验表明，在原子核内，核力的大小与核子是否带电无关，任意两个核子间表现的核力是相同的。即在相同的距离下，质子与中子、质子与质子、中子与中子之间核力的大小相同。

第二节　原子核的基本性质

一、原子核的自旋、磁矩

（一）原子核的自旋

原子核的角动量，通常称**核自旋**（nuclear spin），是原子核最重要的特征之一。自旋是原子核的一种内在属性，与原子核的外部运动状态无关。为什么原子核会具有自旋？这是因为原子核由质子和中子组成，质子中子都是自旋为 1/2 的粒子，它们除有自旋外，在原子核内质子和中子还做复杂的相对运动，这些运动中质子、中子的自旋角动量和质子、中子相对运动时角动量的矢量和就是原子核的自旋角动量。实验和理论都表明，原子核的自旋角动量为：

$$L_I = \sqrt{I(I+1)}\ \frac{h}{2\pi} \tag{11-1}$$

式 11-1 中，I 为**核自旋量子数**（nuclear spin quantum number）。实验表明，原子核的自旋量子数总为整数或半整数，并具有以下规律：① 质量数 A 为奇数的原子核，它的自旋量子数 I 为半整数，如 $^9_4 Be$ 的自旋为 3/2。② 质量数 A 为偶数的原子核，它的自旋量子数 I 为整数，如 $^{14}_7 N$ 的自旋为 1；其中质量数 A 和核电荷数 Z 都为偶数的原子核，它的自旋量子数等于零，如 $^4_2 He$ 的自旋为 0。

根据空间量子化规律，核自旋角动量在外磁场方向上的分量 L_{IZ} 也是量子化的，其值为：

$$L_{IZ} = m_I\ \frac{h}{2\pi} \tag{11-2}$$

式 11-2 中，m_I 称**核自旋磁量子数**（nuclear spin magnetic quantum number），$m_I = -I$，$-I+1$，$\cdots$，$I-1$，I；共有 $2I+1$ 个可能的取值。这表明，在外磁场中自旋量子数为 I 的原子核，其核自旋角动量 L_I 可能有 $2I+1$ 个不同的取向。

（二）原子核的磁矩

原子核既带电，又具有自旋角动量，因此原子核必具有自旋磁矩。实验和理论研究都表

明,原子核的磁矩 μ_I 与其自旋角动量 L_I 相联系,并满足下列关系:

$$\mu_I = \gamma L_I = g\,\frac{e}{2m_p}L_I \tag{11-3}$$

式 11-3 中,γ 称核的**旋磁比**(gyromagnetic ratio),即原子核的磁矩与自旋角动量之比,它是反映原子核性质的一个重要参数。g 称**朗德因子**(Langde' factor),其值由实验测定,m_p 是质子的质量,e 为质子的电荷量。

将式 11-1 代入式 11-3 得:

$$\mu_I = g\,\frac{eh}{4\pi m_p}\,\sqrt{I(I+1)} = g\mu_N\,\sqrt{I(I+1)} \tag{11-4}$$

式 11-4 中,$\mu_N = \dfrac{eh}{4\pi m_p} = 5.050\,824 \times 10^{-27}\ \text{A} \cdot \text{m}^2$,称**核磁子**(nuclear magneton),它是核磁矩的基本单位。

在外磁场 B 中,核自旋角动量在外磁场方向上的分量 $L_{IZ} = m_I\,\dfrac{h}{2\pi}$,所以核磁矩 μ_I 在外磁场方向上的分量为:

$$\mu_{IZ} = \gamma L_{IZ} = g\,\frac{eh}{4\pi m_p}m_I = g\mu_N m_I \tag{11-5}$$

由于核自旋磁量子数 $m_I = -I,\ -I+1,\ \cdots,\ I-1,\ I$;共有 $2I+1$ 个可能的取值,所以 μ_{IZ} 也有 $2I+1$ 个不同的取值。显然当 $m_I = I$ 时,μ_{IZ} 有最大值,用 μ'_{IZ} 表示,则 $\mu'_{IZ} = g\mu_N I$。

例如,核自旋量子数 $I = \dfrac{1}{2}$ 的原子核,其磁矩为 $\mu_I = \dfrac{\sqrt{3}}{2}g\mu_N$,由于 m_I 只能取 $-\dfrac{1}{2}$ 和 $\dfrac{1}{2}$ 两个值,故由式 11-5 得:

$$\mu_{IZ} = \pm\frac{1}{2}g\mu_N$$

正号表示 μ_{IZ} 与外磁场 B 的方向相同,负号表示 μ_{IZ} 与外磁场 B 的方向相反。由此可见,核自旋量子数 $I = \dfrac{1}{2}$ 的原子核,在外磁场中核磁矩只有两个可能的取向,其最大值 $\mu'_{IZ} = \dfrac{1}{2}g\mu_N$。

二、原子核的质量亏损、结合能

(一)质量亏损

原子核是由核子紧密结合在一起构成的,对于质量数为 A、核外电子数为 Z 的原子核来说,含有 Z 个质子和 $A-Z$ 个中子,该原子核的质量 M 应为全部核子质量的总和 Mx。但实验表明,原子核的质量 M 恒小于组成它的核子(质子、中子)的质量总和 Mx。我们把组成某一原子核的核子质量总和 Mx 与该原子核的质量 M 之差称原子核的**质量亏损**(mass defect),用 Δm 表示,即:

$$\Delta m = Mx - M = Zm_p + (A-Z)m_n - M \tag{11-6}$$

式 11-6 中,m_p 为质子的质量,m_n 为中子的质量。

例：${}_{4}^{9}\text{Be}$ 的原子质量是 9.012 186u。

${}_{4}^{9}\text{Be}$ 由 4 个质子和 5 个中子组成，则它的质量亏损为：

$$\Delta m = Zm_{p} + (A - Z)m_{n} - M$$
$$= 4 \times 1.007\ 276 + 5 \times 1.008\ 665 - 9.012\ 186 = 0.061\ 947\ 7(\text{u})$$

（二）结合能

所有的原子核都有正的质量亏损，说明核子在组成原子核时有能量释放出来。根据爱因斯坦的相对论质能关系，质量亏损所对应的能量变化为：

$$\Delta E = \Delta mc^{2} = \left[Zm_{p} + (A - Z)m_{n} - M \right]c^{2} \tag{11-7}$$

式 11-7 中，ΔE 称**结合能**（binding energy），它是质子和中子结合成原子核时，以释放出光子的形式带走的能量。相反，要使原子核分裂为质子和中子，也必须吸收与结合能相等的能量。1u 原子核相应的结合能为 $E = 1\text{u} \cdot c^{2} = 931.441\ \text{MeV}$，其中 c 为光速 $2.997\ 892\ 46 \times 10^{8}\ \text{m} \cdot \text{s}^{-1}$。因此，${}_{4}^{9}\text{Be}$ 原子核的结合能为：

$$\Delta E = \Delta M \cdot c^{2} = 0.061\ 947\ 7\text{u} \cdot c^{2} = 57.7(\text{MeV})$$

从原子核稳定性上说，结合能越大，核素就越稳定，对于不同的原子核具有不同的结合能，其稳定程度就不一样。为了描述原子核单个核子结合时平均放出能量的大小来反映核素的稳定程度，常用平均结合能表示原子核的稳定性，平均结合能由原子核的结合能 ΔE 与核子数 A 的比值来表示，即：

$$\varepsilon = \frac{\Delta E}{A} \tag{11-8}$$

式 11-8 中，ε 称**比结合能**（specific binding energy），它表示每个核子结合成核时平均放出的能量，即原子核结合的松紧程度。比结合能 ε 越大，原子核结合越紧密，越不容易把原子核拆成自由核子，原子核就越稳定，即核子分解时，需要的能量也就越大。比结合能 ε 越小，原子核结合越松，因而核易拆开。

不同的核素结合时，比结合能差别是很大的，且每个核子的比结合能对于不同的核素也不相同。为直观分析，对于稳定的核素 ${}_{Z}^{A}\text{X}$，以 A 为横坐标，以 ε 为纵坐标作图，把 ε 随 A 的变化曲线称为比结合能曲线，原子核的比结合能曲线如图 11-1 所示。由图可见，曲线的形状呈现中间高、两头低，表明中等质量数的核结合较紧，原子核比较稳定，很轻的核和很重的核结合得比较松散。当质量数 $A < 30$ 时，曲线呈上升趋势，且出现明显的周期性变化，在 A 为 4 的倍数即 $A = 4n$ 处，如 ${}_{2}^{4}\text{He}$、${}_{6}^{12}\text{C}$、${}_{8}^{16}\text{O}$、${}_{10}^{20}\text{Ne}$、${}_{12}^{24}\text{Mg}$ 等，这些核中质子数与中子数相等，比结合能 ε 有极大值，表明 4 个核子组成的原子核构成一个稳定的结构；当质量数 $A > 30$ 时，质量数变化颇

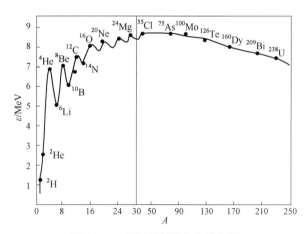

图 11-1 原子核的比结合能曲线

大,而比结合能变化很小且较大,这表明核子间的作用力具有饱和性,与分子力的饱和性类似,在重核区,由于质子数增多,静电斥力迅速增大,使比结合能有所减少,核子之间结合比较松散,原子核也就显示出不稳定性。所以,一些天然放射性核素都是原子序数较大的重核,它们能够自发地衰变而放出射线,当核内的中子数与质子数比例失调(中子数过多或质子数过多)时,原子核也不稳定。根据比结合能曲线,将重核分裂为中等质量数的核(即裂变)或将轻核聚合为重一些的核(即聚变),比结合能 ε 由小变大,有能量释放出来,这是利用核能的主要途径,如 $_1^2H + _1^3H \rightarrow _2^4He + _0^1n$,这样的反应放出大量的结合能(热核反应),氢弹利用的就是核聚变能。海水中大量存在的氘和氚在高温、高密度条件下,像太阳一样发生核聚变,为人类提供源源不断的能源。

例 11 - 1 已知锂($_3^7Li$)的原子核质量为 7.016 004u,计算其原子核的结合能和比结合能。

解: 已知锂核 $A = 7$,$Z = 3$,$M_{Li} = 7.016\,004u$,$m_p = 1.007\,276u$,$m_n = 1.008\,665u$,$1uc^2 = 931.441\,MeV$

由式 11 - 7,可得结合能为:

$$\Delta E = [Zm_p + (A - Z)m_n - M]c^2$$
$$= (3 \times 1.007\,276u + 4 \times 1.008\,665u - 7.016\,004u)c^2$$
$$= 0.040\,448 \times 931.441(MeV)$$
$$= 37.675(MeV)$$

比结合能为

$$\varepsilon = \frac{\Delta E}{A} = \frac{37.675}{7} = 5.382(MeV)$$

第三节 原子核的放射性衰变

放射性是 1896 年贝克勒尔(Antoine Henri Becquerel)发现的,他当时观察到铀盐放射出的射线能透过不透明的纸使照相底片感光。在目前人们已经知道的 2 600 多种原子核中,大约有 90% 是不稳定的,这些不稳定的原子核称**放射性核素**(radio nuclide)。它们能自发地放出射线(如 α 射线、β 射线、γ 射线等),同时由一种核素转变成另一种核素,这种现象称**核衰变**(nuclear decay)或**放射性衰变**(radioactive decay)。

一、核衰变类型

核衰变类型主要有 α 衰变、β 衰变和 γ 衰变 3 种,在衰变过程中遵守质量、能量、动量、电荷和核子数守恒定律。

(一) α 衰变

放射性核素放出 α 粒子而衰变为另一种核素的过程,称 α 衰变。α 粒子就是氦核($_2^4He$),它由两个质子和两个中子组成。当一个原子核放射出一个 α 粒子时,它的原子序数减少 2,质量数减少 4,原子核转变为另外一种元素的核。α 衰变反应式一般可表示为:

$$_Z^A X \longrightarrow _{Z-2}^{A-4} Y + _2^4 He + Q$$

上式中，$_Z^A X$ 是衰变前的原子核称母核，$_{Z-2}^{A-4} Y$ 是衰变后的原子核称子核，Q 为**衰变能**（decay energy），即母核衰变成子核时放出的能量。处于基态的母核发生 α 衰变时，既可以直接衰变到子核的基态；也可以先衰变到子核的激发态，放出能量较低的 α 粒子，然后再放出 γ 射线跃迁到基态。因此，α 衰变的能谱是不连续的线状谱，且常伴有 γ 射线，如图 11-2 所示分别为 $_{88}^{226} Ra$ 和 $_{84}^{210} Po$ 的 α 衰变图。

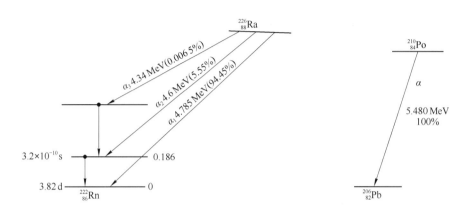

图 11-2 $_{88}^{226} Ra$ 和 $_{84}^{210} Po$ 的 **α** 衰变图

（二） β 衰变

原子核内释放出电子或正电子的衰变过程统称 β 衰变，主要包括 β^- 衰变、β^+ 衰变和电子俘获。

1. β^- 衰变 放射性核素放出一个 β^- 粒子和一个反中微子（$_0^0 \bar{\nu}$）而转变为另一种核素的过程称 β^- 衰变。β^- 粒子就是电子（$_{-1}^0 e$），反中微子不带电，其静止质量基本为零。β^- 衰变时，母核 X 释放出一个负电子而转变为子核 Y，子核的电荷数比母核的电荷数增加 1 而质量数不变，即在元素周期表中后移了一位，这就是 β^- 衰变的位移定则。其一般过程为：

$$_Z^A X \longrightarrow _{Z+1}^A Y + _{-1}^0 e + _0^0 \bar{\nu} + Q$$

β^- 衰变实际上是母核中的一个中子（$_0^1 n$）转变为一个质子（$_1^1 p$），同时放出一个电子和一个反中微子的过程。核素发生 β^- 衰变时，有的只放射出 β^- 粒子，有的则在放射 β^- 粒子的同时还伴有 γ 射线的发射，如图 11-3 所示。β^- 放射性在医学上有重要的应用价值，常用的有 $_1^3 H$、$_6^{14} C$、$_{15}^{32} P$ 和 $_{27}^{60} Co$ 等。

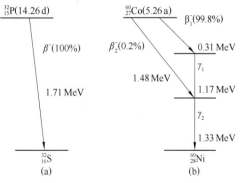

图 11-3 $_{15}^{32} P$ 和 $_{27}^{60} Co$ 的 **β** 衰变图

2. β^+ 衰变 放射性核素放出一个 β^+ 粒子和一个中微子（$_0^0 \nu$）而转变为另一种核素的过程称 β^+ 衰变。β^+ 粒子就是正电子（$_{+1}^0 e$），正电子是一种质量和电子质量相等、带一个单位正电荷的粒子。中微子和反中微子均不带电，其静止质量近似为零，它们与物质的相互作用很弱，因此不易探测。在 β^+ 衰变过程中,子核与母核质量数相同,而原子序数减少 1,即在元素周期表中前移了一位,这就是 β^+ 衰变的位移定则。其一般过程为:

$$_Z^A X \rightarrow _{Z-1}^{A} Y + _{+1}^{0} e + _0^0 \nu + Q$$

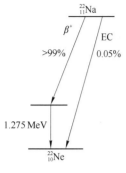

图 11-4 $_{11}^{22}$Na 的 $\boldsymbol{\beta^+}$ 衰变图

β^+ 衰变实际上是母核中的一个质子转变为一个中子,同时放出一个正电子和一个中微子的过程。同理,β^+ 衰变后的子核可能处于激发态,当它回到基态时,伴有 γ 射线的发射,如图 11-4 所示。

正电子只能存在极短的时间,当它被物质阻挡失去动能时,将与物质中的电子结合而转化成一对 γ 光子,这一过程称正负电子对湮没。正负电子对湮没可以转化为 1 个、2 个或 3 个光子,但转化为 2 个光子的概率最大。β^+ 衰变只有在少数人工放射性核素中发现,在天然放射性核素中尚未发现,医学上常用的有 $_6^{11}$C、$_7^{13}$N、$_8^{15}$O 等。

3. 电子俘获　发生 β 衰变的原子核俘获一个核外电子,同时放出一个中微子,使核内一个质子转变为中子的衰变过程称**电子俘获**(electron capture,EC)。其过程为:

$$_Z^A X + _{-1}^{0} e \rightarrow _{Z-1}^{A} Y + _0^0 \nu + Q$$

如果在 β 衰变时母核俘获一个 K 层电子称 K 俘获。同理,有 L 俘获和 M 俘获。因为 K 层最靠近原子核,故 K 俘获的发生概率最大。在一个内层电子被原子核俘获后,原子核的外层电子会立即将这个空位填充,多余的能量将以标识 X 射线的形式释放出来。如果多余的能量不是以 X 射线的形式释放出来,而是传递给同一能级的外层电子,使之成为自由电子,这种自由电子称**俄歇电子**(Auger electron)。在实际工作中,常常通过观测 X 射线或俄歇电子来确定电子俘获是否发生。如图 11-5 所示,即为 $_{26}^{55}$Fe 的电子俘获衰变图。β 衰变时由于核内的核子数并没有变化,因此都是发生在同量异位素之间的衰变。

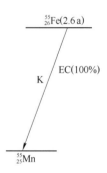

图 11-5 $_{26}^{55}$Fe 的电子俘获衰变图

(三)　γ 衰变

1. γ 衰变　原子核由高能级跃迁到低能级时,发出 γ 光子的过程称 γ 衰变。大多数情况下,原子核处于激发态的时间极短,因此 γ 衰变通常是伴随 α 衰变和 β 衰变而产生的。但有些核衰变中,原子核在激发态的时间较长,可以单独放出 γ 光子。在 γ 衰变过程中,原子核的质量数和电荷数都不改变,只是核的能量状态发生变化,这种过程称同质异能跃迁。衰变方程为:

$$_Z^{Am} X \rightarrow _Z^A X + \gamma$$

2. 内转换　有些原子核从激发态向低能级跃迁时,不一定放出 γ 光子,而是将能量直接传递给核外的内层电子,使其成为自由电子,这种现象称**内转换**(internal conversion),发射出的电子称**内转换电子**(internal conversion electron)。内转换电子主要是 K 层电子,也有 L 层或其他层电子。内转换的结果是,在原子核内层电子壳层上出现了空位,较外层的电子将填补这一空位,从而产生标识 X 射线或俄歇电子发射。

二、核衰变定律

原子核衰变是原子核自发地从不稳定状态进入稳定状态的过程。虽然对于单个原子核发生衰变是随机的,但对大量的原子核组成的放射性物质而言,衰变时都遵循共同的宏观基本规律。

（一）衰变定律

实验和理论研究证明,在 t 到 $t+\mathrm{d}t$ 时间内,衰变掉的原子核数 $-\mathrm{d}N$ 与时间间隔 $\mathrm{d}t$ 成正比,也与现有的原子核数 N 成正比,即:

$$-\mathrm{d}N = \lambda N \mathrm{d}t \tag{11-9}$$

式 11-9 中,比例系数 λ 称**衰变常数**(decay constant),它表示原子核在单位时间内发生衰变的概率,其大小反映了放射性核素衰变的快慢。λ 与核素的种类及发生衰变的类型有关,而与原子核的数量无关。若考虑到初始条件 $t=0$ 时,$N=N_0$,对式 11-9 积分后可得到:

$$N = N_0 e^{-\lambda t} \tag{11-10}$$

式 11-10 即为**放射性衰变定律**(radioactive decay law),它表示放射性原子核数目随时间按负指数规律衰减。如果某种核素能够同时进行多种类型的衰变,用 λ_1,λ_2,$\cdots$,λ_n 分别表示对应于每种衰变类型的衰变常数,则总的衰变常数是各个衰变常数之和,即 $\lambda = \lambda_1 + \lambda_2 + \cdots + \lambda_n$。

（二）半衰期

放射性核素衰变一半所需要的时间称**半衰期**(half life period),通常用 $T_{1/2}$ 来表示。由式 11-10 得到:

$$\frac{N_0}{2} = N_0 e^{-\lambda T_{1/2}}$$

即:
$$T_{1/2} = \frac{\ln 2}{\lambda} = \frac{0.693}{\lambda} \tag{11-11}$$

由式 11-11 得 $\lambda = \dfrac{\ln 2}{T_{1/2}}$,将其代入式 11-10 可得到用半衰期表示的衰变规律:

$$N = N_0 \left(\frac{1}{2}\right)^{t/T_{1/2}} \tag{11-12}$$

式 11-12 是放射性衰变定律的另一种形式,尤其当 t 为 $T_{1/2}$ 的整数倍时,计算较为方便。例如,$_{53}^{125}\mathrm{I}$ 的半衰期为 60 日,原子核数量若经过一个半衰期就剩下原来的 1/2,经过两个半衰期就剩下原来的 1/4,依此类推。

表 11-1 列出了一些放射性核素的半衰期和衰变类型,半衰期的单位为年(y)、日(d)、小时(h)、分(min)和秒(s)等。

表 11-1 一些放射性核素的半衰期和衰变类型

核 素	半衰期	衰变类型	核 素	半衰期	衰变类型
$_1^3\mathrm{H}$	12.33 y	β^-	$_{53}^{125}\mathrm{I}$	60 d	EC, γ
$_6^{11}\mathrm{C}$	20.4 min	β^+(99.75%) EC(0.24%)	$_{53}^{131}\mathrm{I}$	8.04 d	β^-, γ

核　素	半衰期	衰变类型	核　素	半衰期	衰变类型
$^{14}_{6}C$	5 730 y	β^-	$^{222}_{86}Rn$	3.8 d	α, γ
$^{32}_{16}P$	14.3 d	β^-	$^{226}_{88}Ra$	1 600 y	α, γ
$^{60}_{27}Co$	5.27 y	β^-, γ	$^{238}_{92}U$	4.5×10^{-9} y	α, γ

当放射性核素引入生物体时，其原子核的数量除按自身规律衰减外，还会通过生物体代谢排出体外。通常这种过程也随时间按负指数规律衰减。我们把单位时间内因为生物体的代谢而产生的原子核数减少的概率称**生物衰变常数**（biological decay constant），用符号 λ_b 表示；相对应的半衰期称**生物半衰期**（biological half-life），用符号 T_b 表示。原子核按自身规律衰变所具有的衰变常数和半衰期分别称**物理衰变常数**（physical decay constant）和**物理半衰期**（physical half-life），因此可引入生物体内原子核实际表现的衰变常数和半衰期，分别称**有效衰变常数**（effective decay constant），用符号 λ_e 表示；**有效半衰期**（effective half-life），用符号 T_e 表示，则它们之间有如下关系式：

$$\lambda_e = \lambda + \lambda_b, \quad \frac{1}{T_e} = \frac{1}{T_{1/2}} + \frac{1}{T_b} \tag{11-13}$$

（三）平均寿命

放射性核素在衰变前平均生存的时间称**平均寿命**（average lifetime），用符号 τ 表示。设 $t=0$ 时放射性样品的核数为 N_0，时间为 t 时样品中放射性核数为 N，在 t 至 $t+dt$ 时间内衰变掉的核数为 $-dN = \lambda N dt$，它们的寿命为 t，因此平均寿命为：

$$\tau = \frac{1}{N_0} \int_{N_0}^{0} -t dN = \frac{1}{N_0} \int_{0}^{\infty} \lambda N t dt = \int_{0}^{\infty} \lambda e^{-\lambda t} t dt = \frac{1}{\lambda} \tag{11-14}$$

由式 11-14 可知，平均寿命是衰变常数的倒数，衰变常数愈大，核素衰变得愈快，平均寿命就愈短。根据式 11-11 和式 11-14，衰变常数、半衰期和平均寿命三者的关系可表示为：

$$\lambda = \frac{\ln 2}{T_{1/2}} = \frac{1}{\tau}$$

（四）放射性活度

放射性核素在单位时间内衰变的核数称**放射性活度**（radioactivity），简称活度。活度越大，单位时间内衰变的核数越多，放射性核素发出的射线也越多。放射性活度表示放射性的强弱，通常用 A 表示：

$$A = -\frac{dN}{dt} = \lambda N$$

把式 11-10 代入上式，可得：

$$A = \lambda N_0 e^{-\lambda t} = A_0 e^{-\lambda t} = A_0 \left(\frac{1}{2}\right)^{t/T_{1/2}} \tag{11-15}$$

式 11-15 中，$A_0 = \lambda N_0$ 是 $t=0$ 时的放射性活度。由此可见，放射性活度也是随时间按负指数规律衰减的,单位是贝可,记作 Bq(Becquerel 的简写),1 Bq＝1 个核衰变·秒$^{-1}$。它的旧单位是居里(Curie),用 Ci 表示,1 Ci＝3.7×10^{10} Bq。因居里是一个很大的单位,在核医学中常用毫居里(mCi)和微居里(μCi)来计算。如在放射性治疗中用的$^{60}_{27}$Co 放射源,其放射性活度很大,通常高达数百至 1 000 居里(Ci)。

由式 11 - 14 得 $A = \lambda N = \dfrac{N}{\tau}$,故当核素一定(即 λ 不变)时,活度正比于放射性核素的数目;当 N 一定时,寿命短的核素放射性活度大;而 A 一定时,寿命短的核素所对应的原子核数少。临床上为达到诊疗疾病的目的,既要保证一定的放射性活度,又要减少辐射对人体的伤害而尽可能减少放射性核素在体内的残留量,因此尽量使用短寿命的核素,这在核医学中非常重要。

例 11 - 2　给患者服用$^{59}_{26}$Fe 标记的放射性药物来检查血液的病理状况。已知$^{59}_{26}$Fe 的物理半衰期为 46.3 d,9 d 后测得人体内放射性原子核数量的相对残留量为 79%,求$^{59}_{26}$Fe 的生物半衰期。

解:由式 11 - 12 得:

$$\frac{N}{N_0} = \left(\frac{1}{2}\right)^{t/T_e} = \left(\frac{1}{2}\right)^{9/T_e} = 79\%$$

解得:
$$T_e = 27(\mathrm{d})$$

由式 11 - 13 得$^{59}_{26}$Fe 的生物半衰期:

$$T_b = \frac{T_{1/2} \cdot T_e}{T_{1/2} - T_e} = \frac{46.3 \times 27}{46.3 - 27} = 65(\mathrm{d})$$

第四节　原子核的磁共振现象

一、原子核的磁性

核自旋量子数 I 为零的原子核,核自旋角动量 L_I 及核磁矩 μ_I 都为零。这类原子核不具有磁性,称非磁性原子核,如$^4_2$He、$^{12}_6$C 和$^{16}_8$O 等,不能产生核磁共振现象。

核自旋量子数 I 不为零的原子核,核自旋角动量 L_I 和核磁矩 μ_I 都不为零。这类原子核具有磁性,称**磁性原子核**(Magnetic nucleus)。在生物组织中,存在多种磁性原子核,如^{1}H、^{14}N、^{13}C、^{19}F、^{23}Na、^{31}P、^{39}K 等。满足一定条件时,磁性原子核可以发生核磁共振现象。在医学上的**磁共振波谱**(magnetic resonance spectroscopy, MRS)分析和磁共振成像中,^{1}H 的研究和应用最多,其原因在于:^{1}H 具有最高的磁化灵敏度;^{1}H 在生物组织中数量最多。由于磁化灵敏度高、数量多,^{1}H 在磁共振成像时能产生强信号,有较高信噪比。另外,含^{31}P 的化合物在生物组织能量代谢过程中扮演非常重要的角色,^{31}P 的磁共振波谱分析的研究和应用较多。其他磁性原子核受多种条件限制,目前还无法用于临床。

二、核磁共振的基本原理

(一) 原子核在外磁场中的进动及进动频率(拉莫尔频率)

具有核自旋角动量 L_I 及核磁矩 μ_I 的原子核,在稳恒外磁场 B 中因受到磁力矩 M 的作用,原子核将产生绕磁场方向的进动,就像快速旋转的陀螺在重力场中因受重力矩的作用而产生的进动一样。自旋原子核在外磁场中的进动称**拉莫尔进动**(larmor precession)。

具有核磁矩 $\boldsymbol{\mu}_I$ 的原子核,在外磁场 $\boldsymbol{B}$ 中受到的磁力矩为 $\boldsymbol{M}=\boldsymbol{\mu}_I\times\boldsymbol{B}=\gamma\boldsymbol{L}_I\times\boldsymbol{B}$,由角动量定理可知 $\mathrm{d}\boldsymbol{L}_I=\boldsymbol{M}\mathrm{d}t$ (与磁场的作用相比,重力的作用可忽略),$\mathrm{d}\boldsymbol{L}_I$ 与 $\boldsymbol{M}$ 的方向一致,故 $\mathrm{d}\boldsymbol{L}_I$ 垂直于 $\boldsymbol{L}_I$ 与 $\boldsymbol{B}$ 所决定的平面,因此处于稳恒外磁场 $\boldsymbol{B}$ 中的自旋原子核,其自旋轴还将绕着外磁场 $\boldsymbol{B}$ 的方向做回旋运动,即产生原子核的进动。在原子核的进动过程中,$\boldsymbol{L}_I$ 的大小以及 $\boldsymbol{L}_I$ 与 $\boldsymbol{B}$ 之间的夹角 θ 保持不变,如图 11-6 所示。

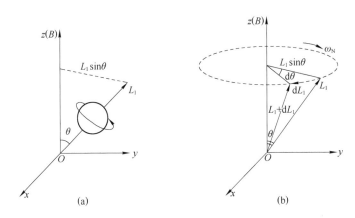

图 11-6　原子核在稳恒磁场中的进动

由图 11-6(b)可知,$\mathrm{d}L_I$ 与进动角 $\mathrm{d}\varphi$ 之间可看作圆弧与圆心角的关系:$\mathrm{d}L_I=L_I\sin\theta\cdot\mathrm{d}\varphi$

所以

$$\frac{\mathrm{d}L_I}{\mathrm{d}t}=L_I\sin\theta\cdot\frac{\mathrm{d}\varphi}{\mathrm{d}t}=L_I\sin\theta\cdot\omega_N$$

上式中,ω_N 为原子核的进动角速度(拉莫尔进动角速度)。

又因为

$$\frac{\mathrm{d}L_I}{\mathrm{d}t}=M=\mu_I B\sin\theta$$

代入上式,根据式 11-3 的旋磁比定义,可得拉莫尔进动角速度为:

$$\omega_N=\frac{\mu_I}{L_I}\cdot B=\gamma B \tag{11-16}$$

因此,原子核在稳恒外磁场 $\boldsymbol{B}$ 中的进动频率(拉莫尔频率)为:

$$\nu_N=\frac{\omega_N}{2\pi}=\frac{\gamma}{2\pi}B$$

将核的旋磁比 $\gamma=g\dfrac{e}{2m_p}$ 代入上式,并注意到核磁子 $\mu_N=\dfrac{eh}{4\pi m_p}$,上式可写成:

$$\nu_N=\frac{1}{h}g\mu_N B \tag{11-17}$$

由式 11-16 可知,对旋磁比 γ 相同的同种原子核,外磁场越强,进动角速度越大;对多种旋磁比 γ 不同的原子核,在相同磁场的作用下,进动角速度各不相同。

（二）核磁共振的基本原理

我们知道，磁矩在外磁场中具有势能。若以 $\boldsymbol{\mu}_I$ 与 $\boldsymbol{B}$ 方向垂直时的位置作为势能零位置，则核磁矩 $\boldsymbol{\mu}_I$ 在外磁场 $\boldsymbol{B}$ 中具有的势能为：

$$E = -\boldsymbol{\mu}_I \cdot \boldsymbol{B} = -\mu_I B \cos\theta$$

上式中，θ 为 $\boldsymbol{\mu}_I$ 与 $\boldsymbol{B}$ 之间的夹角。因为 $\mu_I \cdot \cos\theta = \mu_{IZ} = m_I g \mu_N$，所以

$$E = -m_I g \mu_N B \qquad (11-18)$$

对于核自旋量子数为 I 的原子核，核自旋磁量子数 m_I 的可能取值有 $-I, -I+1, \cdots, I-1, I$；共 $2I+1$ 个。也就是说，在外磁场 $\boldsymbol{B}$ 中，核自旋量子数为 I 的原子核可能具有 $2I+1$ 种不同的势能，附加在原来的能级上。所以，原子核原来的每一个能级，在外磁场中就会分裂成 $2I+1$ 个子能级。当 $m_I = I$ 时，E 为负值，子能级的能量最低；而 $m_I = -I$ 时，E 为正值，子能级的能量最高。相邻的两个子能级的能量差为：

$$\Delta E = -g \cdot \mu_N \cdot B \cdot [m_I - (m_I + 1)] = g \cdot \mu_N \cdot B \qquad (11-19)$$

由此可见，在外磁场 $\boldsymbol{B}$ 中，原子核两个相邻的核磁能级之差 ΔE，除由核本身的特征（核的 g 因子，无量纲数）决定外，还取决于外磁场 $\boldsymbol{B}$ 的大小，这是核磁能级的特点。根据跃迁的选择定则 $\Delta m_I = \pm 1$，原子核的跃迁只可能发生于相邻的两个核磁能级之间。

分子的能级只由分子本身的特性所决定，人们无法加以改变。然而在核磁能级中，改变外磁场 $\boldsymbol{B}$ 的大小，可以人为地改变核磁能级的能量差。例如，对于处在外磁场 $\boldsymbol{B}$ 中，核自旋量子数 $I = \dfrac{1}{2}$ 的原子核，由于 $m_I = \pm\dfrac{1}{2}$，有两种可能的附加磁势能 $\pm\dfrac{1}{2} g \cdot \mu_N \cdot B$，附加在原子核原来的能级之上，则原子核原来的一个能级就会分裂成两个能级，分别为 $E_1 + \dfrac{1}{2} g \cdot \mu_N \cdot B$ 和 $E_1 - \dfrac{1}{2} g \cdot \mu_N \cdot B$，其中 E_1 表示原子核原来的能级，如图 11-7 所示。两个核磁能级的能量差 $\Delta E = g \cdot \mu_N \cdot B$，随着外磁场 B 的增加而增大。

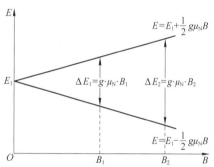

图 11-7　$I = \dfrac{1}{2}$ 的原子核之能级在外磁场中的分裂

如果将原子核置于稳恒的外磁场 $\boldsymbol{B}$ 中，然后在垂直于磁场 $\boldsymbol{B}$ 的方向上，再加一个较弱的高频交变磁场，且该交变磁场的频率 ν 满足如下共振条件：

$$h\nu = \Delta E = g \cdot \mu_N \cdot B$$

即：

$$\nu = \frac{1}{h} g \mu_N B \qquad (11-20)$$

则处于外磁场中的原子核就会强烈地吸收高频交变磁场的能量，从低能级跃迁到高能级，此即**核磁共振**（nuclear magnetic resonance, NMR）现象。需要说明的是，处于热平衡态时，磁场中的磁性原子核数目按能量的分布，遵从玻尔兹曼分布定律，即处于低能级的原子核数稍多

于处于高能级的原子核数。因此,原子核吸收交变磁场能量从低能级跃迁至高能级的总概率,稍大于受交变磁场激励从高能级跃迁至低能级的总概率。显然,处于低能级上的原子核数越多,能量的吸收现象就越强烈,共振信号也就越强。

将式 11-17 与式 11-20 对比可知,处于稳恒外磁场 $\boldsymbol{B}$ 中的原子核产生核磁共振时,所加垂直于 $\boldsymbol{B}$ 的交变磁场的频率与原子核进动的拉莫尔频率相等。由式 11-20,若取外磁场 $B=1\text{ T}$,则 ^1H 的共振频率 $\nu=42.57\text{ MHz}$,^{31}P 的共振频率 $\nu=17.24\text{ MHz}$,其中核磁子 μ_{N} 取 $5.05\times10^{-27}\text{ A·m}^2$,普朗克常数 h 取 $6.626\times10^{-34}\text{ J·s}$,$^1\text{H}$ 的朗德因子 g 取 $5.585\,4$,^{31}P 的朗德因子 g 取 2.262。由此可知,交变磁场在发生核磁共振时的频率(共振频率)为 MHz 量级,一般称高频交变磁场。

综上所述,与陀螺在重力场中的进动相似,$I\neq0$ 的某个自旋原子核(磁性原子核)在稳恒外磁场 $\boldsymbol{B}$ 中,将以拉莫尔频率 ν_{N} 绕着 $\boldsymbol{B}$ 的方向进动,自旋的轴线(即 $\boldsymbol{L}_I$ 的方向)与 $\boldsymbol{B}$ 的夹角 θ 将保持不变;因此,核磁矩 $\boldsymbol{\mu}_I$ 在稳恒外磁场 $\boldsymbol{B}$ 中的附加势能 $E=-\mu_I B\cos\theta$ 也不变。如果在垂直于稳恒磁场 $\boldsymbol{B}$ 的方向上再另加一个较弱的交变磁场,而其频率 ν 又与原子核进动的拉莫尔频率 ν_{N} 相等时,那么磁场中的原子核将强烈地吸收该交变磁场的能量,产生核磁共振现象,此时核磁矩 $\boldsymbol{\mu}_I$ 在磁场 $\boldsymbol{B}$ 中的附加势能及其与 $\boldsymbol{B}$ 的夹角 θ 都将相应地增大。

例 11-3 孤立质子的朗德因子 $g=5.585\,4$,核自旋量子数 $I=1/2$,若产生核磁共振的交变磁场频率为 50 MHz,试求:(1)产生核磁共振的磁感应强度;(2)质子在此磁场中的附加能量;(3)质子在此磁场中相邻两能级间的能量差。

解:(1)由核磁共振原理 $h\nu=g\mu_{\text{N}}B$,可得:

$$B=\frac{h\nu}{g\mu_{\text{N}}}=\frac{6.626\times10^{-34}\times50\times10^6}{5.585\,4\times5.05\times10^{-27}}=1.175(\text{T})$$

(2)附加能量

$$E=-m_I g\mu_{\text{N}}B=-5.585\,4\times5.05\times10^{-27}\times1.175m_I=-33.14m_I\times10^{-27}$$

由质子的核自旋量子数 $I=\dfrac{1}{2}$,故 $m_I=\pm\dfrac{1}{2}$

附加能量分别为 $E_1=-16.57\times10^{-27}(\text{J})$,$E_2=16.57\times10^{-27}(\text{J})$

(3)相邻两能级能量差 $\Delta E=E_2-E_1=33.14\times10^{-27}(\text{J})$

第五节　辐射剂量与辐射防护

一、辐射剂量

(一)照射量

照射量(exposure dose)只适用于 X 射线或 γ 射线,它表示射线对空气的电离能力,用 X 表示:

$$X=\frac{\text{d}Q}{\text{d}m} \tag{11-21}$$

式 11-21 中，dQ 是在 X 射线或 γ 射线的照射下，质量为 dm 的干燥空气电离形成的任何一种（正或负）离子总电量的绝对值。照射量的单位是库仑·千克$^{-1}$（C·kg^{-1}），旧单位是伦琴（R），$1\,R = 2.58 \times 10^{-4}\,C \cdot kg^{-1}$。

（二）吸收剂量

各种电离辐射照射物体所引起的效应强弱与物质吸收能量的多少密切相关。单位质量的被照射物质所吸收的辐射能量称**吸收剂量**（absorbed dose），用 D 表示：

$$D = \frac{dE}{dm} \tag{11-22}$$

吸收剂量的单位是戈瑞（Gy），$1\,Gy = 1\,J \cdot kg^{-1}$，旧单位是拉德（Rad），$1\,Gy = 100\,Rad$。

（三）剂量当量

生物体内单位质量的组织从各种射线中吸取同样多的能量，所产生的生物效应有很大差别。在辐射防护中，用生物组织受伤害的程度来修正单纯的吸收剂量，即**剂量当量**（dose equivalent），用 H 表示

$$H = Q \cdot D \tag{11-23}$$

式 11-23 中，Q 是一个没有量纲的修正因子，称**品质因数**（quality factor），如表 11-2 所示。Q 越大，生物效应越强。剂量当量的单位是希沃特（S$_v$）。

表 11-2　核辐射的品质因数

辐　射　种　类	品质因数 Q	辐　射　种　类	品质因数 Q
X、β^+、β^-、γ 射线	1	快中子、快质子射线	10
慢中子射线	1～5	反冲核、α 射线	20

二、辐射防护

放射性核素在医药学等领域都得到了广泛的应用，接触放射性核素的人群也日益增多，因此对射线的防护问题必须引起重视，以下介绍几个防护上经常使用的概念。

（一）最大容许剂量

人们在自然条件下也会受到各种射线的照射，这些射线有的来自宇宙，有的来自地球上的放射性物质。国际上规定，经过长期的积累或一次照射后对机体既无损害又不发生遗传危害的最大剂量称**最大容许剂量**（maximum permissible dose）。对于某些生物效应，如癌症或遗传性疾患等的发生概率不存在阈剂量，即便是受到很小的剂量，也有可能导致疾病的发生。因此，放射性辐射没有什么"安全剂量"或"最大容许剂量"。我们应该尽量避免一切不必要的照射或把剂量保持在所需的最低水平。

（二）外照射防护

放射源在体外对人体进行照射称**外照射**（external exposure）。外照射的防护有距离防护、时间防护和屏蔽防护三个方面。因此，与放射源接触的工作人员应尽可能利用远距离的操作工具，减少在放射源周围停留的时间。同时，应在放射源和工作人员之间放置屏蔽装置，以减

弱放射性辐射的强度。

对不同的射线，应采取不同的防护措施。如对 α 射线，因其贯穿本领低、射程短，工作时只要戴上手套就可达到防护目的。对 β 射线除利用距离防护和时间防护外，屏蔽物质不宜采用原子序数高的物质，由于原子序数高的物质虽然衰减系数大，但易发生轫致辐射，故一般采用有机玻璃、铝等原子序数中等的物质作为屏蔽材料。对 X 射线和 γ 射线，因穿透能力大，多采用重原子序数的物质（如铅、混凝土等）作为屏蔽材料。对于中子的屏蔽，原则上是使中子很快减速，其中慢化能力最好的是含氢的物质，如水、石 蜡等。

（三）内照射防护

放射性核素进入体内对人体进行照射称**内照射**（internal exposure）。多数放射性物质都具有较长的半衰期，进入体内后会对人体产生长时间的辐射伤害。因此，除某些治疗和诊断必须要将放射性物质引入体内外，任何射线的内照射都应尽量避免。为此，与放射性核素接触的人员要严格防止放射性物质从呼吸道、食管或外伤部位进入体内，一旦进入体内，可服用适当药物，以便缩短核素在人体内的生物半衰期，加速核素的排出。

第六节　放射性核素在医学上的应用

一、诊断方面

诊断核医学按放射性核素是否引入机体内，可分为体外诊断和体内诊断两类。体外诊断即在体外利用放射性核素及其标记物对机体分泌物、血液和组织标本进行放射性免疫测量或活化分析，最具代表性的是放射免疫分析，它是一项超微量生物活性物质测量技术，具有很高的临床应用价值。体内诊断即把放射性核素及其标记物引入活体内，进行脏器功能测量或显像，以此来诊断疾病。近年来应用放射性核素检查，是临床上常用的诊断手段，这已成为当代核医学最主要的工作领域。

核素示踪技术是核医学诊断中的重要技术手段，它是以放射性核素或其标记的化合物作为示踪剂引入生物体内，应用射线探测方法来对其进行精确定性、定量及定位测量。这种技术的基本依据是：放射性核素总是自发发射各种射线；放射性核素与其稳定的同位素有相同的化学性质，进入体内后所发生的化学变化和生物学过程也均相同。核素示踪技术不仅能有效地动态研究物质在生物体内的运动规律，揭示其内在关系，而且灵敏度高、操作方便、合乎生理条件、可解决其他方法不能解决的难题、准确定位，可精确地检测出 $10^{-18} \sim 10^{-14}$ g 的放射性物质。

在临床上应用[131]I 标记的马尿酸作为示踪剂，静脉注射后通过肾图仪描记肾区的放射性活度随时间变化的情况，可以反映肾动脉血流、肾小管分泌功能和尿路的排泄情况。又如把胶体[198]Au 注射到体内后，将通过血液而集积在肝脏内，但不能进入肝肿瘤中。从体外探测[198]Au 发出的 γ 射线，可了解[198]Au 在肝脏内的分布情况，为肝癌的诊断提供有力的依据，并可以确定病变的位置和大小。

二、治疗方面

治疗方面主要利用射线抑制和破坏病变组织的特性，达到临床治疗目的。根据照射源的不同，可分为外照射治疗和内照射治疗两大类。

（一）外照射治疗

利用^{60}Co治疗机、医用电子感应加速器和医用电子直线加速器等仪器,使发生的α射线、β射线、γ射线或X射线从体外照射病灶,可对敏感的癌细胞产生巨大的杀伤力。常用的^{60}Co治疗机俗称钴炮,它发出的γ光子能量较大,用γ射线集中照射肿瘤病变部位,杀死肿瘤细胞,从而达到不开刀治疗肿瘤的目的,主要用于治疗深部肿瘤,如颅脑内、纵隔及鼻咽部肿瘤等。用高能量的γ射线代替传统意义上的手术刀,简称γ刀。γ刀是一种立体放射性神经外科治疗设备,利用高精度的立体定向装置对病灶进行精确的三维定位,然后用高能量的γ射线一次多方向地聚焦于病灶,使组织发生坏死,病灶外的组织因射线剂量迅速减少而不受损伤,类似于外科手术的治疗效果,可以治疗脑肿瘤、肺癌及纵隔、腹腔和盆腔肿瘤等。对于放射低能β射线的放射源(如^{32}P等),可把放射物直接敷贴于患部照射体表病灶,常用于治疗皮肤和眼科疾病。

（二）内照射治疗

内照射治疗是将放射性核素引入照射局部进行治疗的方法,利用一些组织对某些特定元素的选择性摄取和聚集作用的特点,将放射性药物引入体内,使放射源进入瘤体内或贴近瘤体表面进行照射,可以最大限度地贴近肿瘤组织持续照射,使肿瘤组织得到有效的杀伤剂量,而周围的正常组织受量较低,从而破坏或抑制病变组织的生长。例如,甲状腺癌使用^{131}I来进行治疗,通常是通过口服的方法将^{131}I进入到体内之后,靶向性地分布在残留的甲状腺组织以及甲状腺癌的复发灶或者转移灶的病变部位上,通过持续低剂量的照射而起到治疗的效果。利用^{89}Sr来治疗恶性病变骨转移,能够起到止痛的效果,同时也能够缩小病灶,提高患者的生存质量。

三、核医学影像

核医学影像的本质就是体内放射性物质分布的体外测量,同时将测量结果用图像的形式表示出来。核医学成像可以获得定性、定量、定位的生物体内物质的动态变化,反映人体代谢、组织功能和结构形态。

（一）γ相机

γ相机是用来给释放γ光子辐射的放射性核素进行成像的设备,可对人体内脏器中的放射性核素分布进行一次成像,能动态观察、显示、记录放射性药物在人体脏器内的代谢情况。γ相机可同时记录脏器内各个部分的射线,快速形成一帧器官的静态平面图像。因其成像速度快,也可用于获取反映脏器内放射性物质分布变化的连续照片,经过数据处理后,可观察脏器的动态功能及其变化。因此,γ相机不仅具有人体脏器的形态显示功能,而且具有功能显像功能,同时又具有动态显像功能。

γ相机主要由探测器(包括准直器、闪烁晶体、光电倍增管、电阻矩阵等)、电子学线路和图像显示记录装置等部分组成。人体接受某种放射性药物后,脏器中的示踪核素放射的γ射线沿准直孔方向投射到闪烁晶体上产生荧光,光电倍增管输出电脉冲的幅度与接受的闪烁荧光强度成正比。对应于每个入射的γ光子,光电倍增管分别输出位置和能量两种信号。每个管子的位置信号经过电阻矩阵分别输入到四个放大器,其输出信号给出晶体中荧光产生点的中心位置,即入射的γ光子击中晶体的位置。同时,所有光电倍增管的能量信号通过加和电路,其输出作为总的能量信号,它的大小与荧光光量成正比,从而在图像显示器上呈现内脏器官投影面的图像。在临床上,γ相机对于肝脏肿瘤和胆道梗阻等疾病都能做出准确的诊断;在骨科疾病的诊断中,γ相机主要用于寻找恶性肿瘤的骨转移灶,诊断骨髓炎、原发性骨癌等;也常用于呼吸系统、心脑血管及肾脏、甲状腺等疾病的诊断。

（二）单光子发射型计算机断层扫描

单光子发射型计算机断层扫描（single photon emission computerized tomography，SPECT）是利用人体内不同组织具有选择性吸收放射性示踪原子的特点，采用 γ 相机探测示踪原子发射的光子，从而获得断层上的投影数据，由此重建断层图像。SPECT 实际上是 γ 相机的一种改进，它的 γ 相机探头可绕人体做 360°旋转，将探头从多角度得到的二维投影数据重建后即为体内某一断层面上放射性核素分布的图像。SPECT 的图像是人体内组织和脏器断层中放射性核素的浓度分布，它反映的不是有关断层的解剖学图像，而是有关组织和脏器的放射性活度生理生化过程的分布。SPECT 同时也具有一般的 γ 相机的功能，可以进行脏器的平面和动态（功能）的显像，与 γ 相机比较，断层图像受脏器大小、厚度的影响大为降低，对一些深度组织的探测能力也显著提高。但往往 SPECT 的成像不够清晰，单一的 SPECT 显像逐渐被单光子发射计算机断层成像技术（SPECT－CT）所取代，SPECT－CT 成为目前人类最先进的核医学设备之一，是进行活体疾病诊断和新药研发的理想工具，同时可以精确定位病变的位置、性质和程度。SPECT 显像在早期诊断恶性肿瘤骨转移、心肌缺血的诊断、肾动脉病变及双肾血供情况等临床上有重要作用，还能对痴呆程度和认知状况接近的两类痴呆进行鉴别。SPECT－CT 主要通过将含有微量的放射性药物经口服或注射到患者体内，通过药物本身发射出的射线，来诊断、治疗和研究，主要适用于全身骨骼显像、肾动态显像、心肌灌注断层显像、甲状腺静态显像等。

（三）正电子放射型计算机断层扫描

正电子放射型计算机断层扫描（positron emission computerized tomography，PET）是一种无创性探测发射正电子的核素在机体内分布的断层显像技术，它是目前在分子水平上进行人体功能显像的最先进的核医学影像技术，空间分辨率明显优于 SPECT。PET 的基本原理是根据正电子核素衰变产生的正电子与体内的负电子湮没，产生一对方向相反、能量为 511 keV 的 γ 光子，采用符合探测技术探测这一对光子，得到人体内不同脏器的核素分布信息，由计算机进行图像的断层重建处理，得到人体内标记化合物的分布图像，以显示人脑、心脏、全身其他器官及肿瘤组织的生理、病理的功能和代谢情况，从分子水平上反映人体组织的生理、病理、生化及代谢等改变，尤其适合定量评价人体组织的生理生化功能。PET 所使用的都是半衰期非常短的核素，可以注入较大的剂量，而人体接受的辐射剂量却相对较小，这有利于提高图像的质量。作为一种无创伤检查手段，PET 可以从体外对人体内的代谢物或药物的变化进行定量，动态检测，已成为诊断和指导治疗各类肿瘤疾病、冠心病和脑部疾病的最佳方法。PET 的发展及其成功的临床应用是当代高科技医疗诊断技术的主要标志之一，在临床医学的应用主要集中在神经系统、心血管系统、肿瘤等领域。

小　结

1. 原子核的基本性质

（1）原子核的自旋角动量：$L_I = \sqrt{I(I+1)}\ \dfrac{h}{2\pi}$

（2）核自旋角动量在外磁场方向上的分量：$L_{IZ} = m_I \dfrac{h}{2\pi}$

（3）原子核的磁矩：$\mu_I = g\mu_N \sqrt{I(I+1)}$

（4）核磁矩在外磁场方向上的分量为：$\mu_{IZ} = g\mu_N m_I$

（5）原子核的质量亏损：$\Delta m = Zm_p + (A-Z)m_n - M$

（6）原子核的结合能和比结合能：$\Delta E = \Delta mc^2$，$\varepsilon = \dfrac{\Delta E}{A}$

2. **原子核放射性的衰变规律**　放射性核素能自发地放出射线，同时由一种核素转变成另一种核素，这种现象称核衰变。

（1）核衰变类型：α 衰变、β 衰变和 γ 衰变。

（2）核衰变定律：$N = N_0 e^{-\lambda t}$

λ 为衰变常数，反映放射性核素衰变的快慢。

（3）衰变常数、半衰期和平均寿命的关系：$\lambda = \dfrac{\ln 2}{T_{1/2}} = \dfrac{1}{\tau}$

（4）放射性核素在单位时间内衰变的核数称放射性活度：$A = -\dfrac{dN}{dt} = A_0 e^{-\lambda t} = A_0 \left(\dfrac{1}{2}\right)^{t/T_{1/2}}$

3. **原子核的磁共振现象**

（1）磁性原子核在外磁场中的进动：磁性原子核在稳恒外磁场 **B** 中的进动称拉莫尔进动，进动的频率为 $\nu_N = \dfrac{1}{h} g\mu_N B$。

（2）核磁共振现象：在稳恒外磁场 **B** 中，核自旋量子数为 I 的原子核原来的每一个能级，将会分裂成 $2I+1$ 个子能级，两个相邻的核磁能级之差 $\Delta E = g \cdot \mu_N \cdot B$。如果在垂直于稳恒磁场 **B** 的方向上另加一个较弱的交变磁场，且该交变磁场的频率 ν 满足共振条件 $h\nu = \Delta E = g \cdot \mu_N \cdot B$（即 $\nu = \nu_N$）时，则处于磁场中的原子核就会强烈地吸收交变磁场的能量，从低能级跃迁到高能级，此即核磁共振现象。

4. **辐射剂量与辐射防护**

（1）照射量：$X = \dfrac{dQ}{dm}$

式中 dQ 是当辐射线在质量为 dm 的干燥空气中形成的任何一种（正或负）离子总电量的绝对值。

（2）单位质量的被照射物质所吸收的辐射能量称吸收剂量：

$$D = \frac{dE}{dm}$$

（3）剂量当量反映各种射线生物效应的强弱程度：

$$H = Q \cdot D$$

（4）辐射防护分为内照射防护和外照射防护。

习 题

11-1 原子核 ^{6}Li 的核自旋 $I=1$,问它的自旋角动量是多少?它在外磁场 Z 方向的分量有哪些可能的取值? 设实验测得核磁矩在磁场方向的最大分量等于 $0.822\,0\mu_N$,试求它的 g 因子、核磁矩以及核磁矩在磁场方向的分量。

11-2 试计算 $^4_2$He 原子核的结合能和比结合能(氦原子核质量为 $4.001\,506$u)。

11-3 某种放射性核素在 1 小时内衰变掉原来的 29.3%,求它的衰变常数、半衰期和平均寿命。

11-4 胶体金 ^{198}Au 可用来作肝扫描检查,它的半衰期为 2.7 日,样品存放 10 日后,^{198}Au 核素的数量为 10 日前的多少倍?

11-5 某放射性元素的半衰期为 20 日,衰变掉原有原子数的 3/4 所需的时间有多长?

11-6 一种放射性核素,经过 24 小时后,所剩的核数为开始时的 1/8,它的半衰期是多少?

11-7 试计算经过多少个半衰期,可以使某种放射性核素减少到原来的 1/256?

11-8 一种放射性核素,其物理半衰期为 10 日,患者服用含该放射性核素的药物后,测得其有效半衰期为 8 日,求该放射性核素的生物半衰期。

11-9 已知某种放射性核素的平均寿命为 100 日,求 10 日后发生核衰变的核数为总核数的百分之几? 第 10 日发生衰变的核数为总核数的百分之几?

11-10 某放射性核素的半衰期为 30 年,放射性活度减为原来的 12.5% 所需的时间是多少?

11-11 放射性活度为 3.70×10^9 Bq、半衰期为 14.3 日的 $^{32}_{15}$P 制剂,在制剂后 10 日、20 日和 30 日,放射性活度分别是多少?

11-12 一患者服用 30 μCi 的放射性 ^{123}I 后 24 小时,测得其甲状腺部位的活度为 4 μCi,若 ^{123}I 的半衰期为 13.1 小时,求在这 24 小时内多大比例的 ^{123}I 集聚在甲状腺部位了(一般正常人为 15%~40%)。

11-13 向一人静脉注射含有放射性 ^{24}Na 而活度为 300 kBq 的食盐水,10 小时后他每立方厘米血液的活度是 30 Bq,若 ^{24}Na 的半衰期为 14.97 小时,求此人全身血液的总体积。

11-14 一患者内服 600 mg 的 Na_2HPO_4,其中含有放射性活度为 5.55×10^7 Bq 的 $^{32}_{15}$P,第一昼夜排出的放射性物质活度有 2.00×10^7 Bq,而第二昼夜排出 2.66×10^6 Bq(测量是在收集放射性物质后立即进行的),试计算患者服用两昼夜后,尚存留在体内的 $^{32}_{15}$P 的百分数和 Na_2HPO_4 的克数(设 $^{32}_{15}$P 的半衰期为 14.3 日)。

11-15 将样品核 ^{6}Li 置于磁感应强度 $B=1.5$ T 的磁场中。已知 ^{6}Li 的自旋量子数 $I=1$,朗德因子 $g=0.822\,0$。试求:(1) 样品核在此磁场中的附加势能是多少?(2) 在此磁场中的样品核,其相邻两核磁能级之差为多少?(3) 为了使样品核产生核磁共振,与稳恒磁场 B 垂直的交变磁场的频率应为多少?

11-16 甲乙两人肝区做放射性内照射,甲为 α 射线照射,吸收剂量为 1.5 mGy,乙为 γ 射线照射,吸收剂量为 15 mGy,已知 α 射线的品质因数为 20,γ 射线的品质因数为 1,问哪一位所受的辐射伤害大? 大几倍?

主要参考文献

［1］胡新珉.医学物理学［M］.北京：人民卫生出版社,2010.

［2］王鸿儒.物理学［M］.北京：人民卫生出版社,2002.

［3］章新友,侯俊玲.物理学［M］.北京：中国中医药出版社,2021.

［4］喀蔚波.医用物理学［M］.北京：高等教育出版社,2012.

［5］邵建华,韦相忠.物理学［M］.2版.上海：上海科学技术出版社,2018.

［6］赵近芳,王登龙.大学物理学［M］.北京：北京邮电大学出版社,2021.

［7］王磊,冀敏.医学物理学［M］.北京：人民卫生出版社,2020.

［8］王涛,韦相忠.医用物理学［M］.北京：科学技术出版社,2015.

［9］张美玲,李增志,吉强.医学物理学［M］.北京：清华大学出版社,2019.

［10］王晨光,计晶晶.医用物理学［M］.北京：科学出版社,2021.

［11］侯俊玲,刚晶.医药物理学［M］.北京：中国医药科技出版社,2020.

本书配套数字教学资源

微信扫描二维码,加入医用物理学
读者交流圈,获取配套教学视频、
学习课件、课后习题和沟通交流平
台等板块内容,夯实基础知识

附 录

常用物理常数

真空中光速 $C = 3.00 \times 10^8 \text{ m} \cdot \text{s}^{-1}$

真空中介电常数 $\varepsilon_0 = 8.85 \times 10^{-12} \text{ C}^2 \cdot \text{N}^{-1} \cdot \text{m}^{-2}$

真空磁导率 $\mu_0 = 4\pi \times 10^{-7} \text{ T} \cdot \text{m} \cdot \text{A}^{-1}$

库仑定律恒量 $K = 8.99 \times 10^9 \text{ N} \cdot \text{m}^2 \cdot \text{C}^{-2}$

万有引力常量 $G = 6.67 \times 10^{-11} \text{ N} \cdot \text{m}^2 \cdot \text{kg}^{-2}$

阿伏伽德罗常数 $N_A = 6.022 \times 10^{23} \text{ mol}^{-1}$

普适气体常量 $R = 8.31 \text{ J} \cdot \text{mol}^{-1} \cdot \text{K}^{-1}$

玻尔兹曼常数 $k = 1.38 \times 10^{-23} \text{ J} \cdot \text{K}^{-1}$

基本电荷 $e = 1.60 \times 10^{-19} \text{ C}$

电子静止质量 $m_e = 9.11 \times 10^{-31} \text{ kg}$

质子静止质量 $m_p = 1.673 \times 10^{-27} \text{ kg}$

中子静止质量 $m_n = 1.675 \times 10^{-27} \text{ kg}$

原子质量常量 $m_u = 1.66 \times 10^{-27} \text{ kg}$

斯特藩-玻耳兹曼常量 $\sigma = 5.67 \times 10^{-8} \text{ W} \cdot \text{m}^{-2} \cdot \text{K}^{-4}$

维恩位移常量 $b = 2.898 \times 10^{-3} \text{ m} \cdot \text{K}$

普朗克常数 $h = 6.626 \times 10^{-34} \text{ J} \cdot \text{s}$

里德伯常数 $R_\infty = 1.097\,373 \times 10^7 \text{ m}^{-1}$

玻尔半径 $\alpha_0 = 0.529\,177 \times 10^{-10} \text{ m}$

玻尔磁子 $\mu_B = 9.274 \times 10^{-24} \text{ A} \cdot \text{m}^2$

质子磁矩 $\mu_p = 1.41 \times 10^{-26} \text{ A} \cdot \text{m}^2$

核子磁矩 $\mu_N = 5.05 \times 10^{-27} \text{ A} \cdot \text{m}^2$

电子的康普顿波长 $\lambda_c = 2.426\,308 \times 10^{-12} \text{ m}$

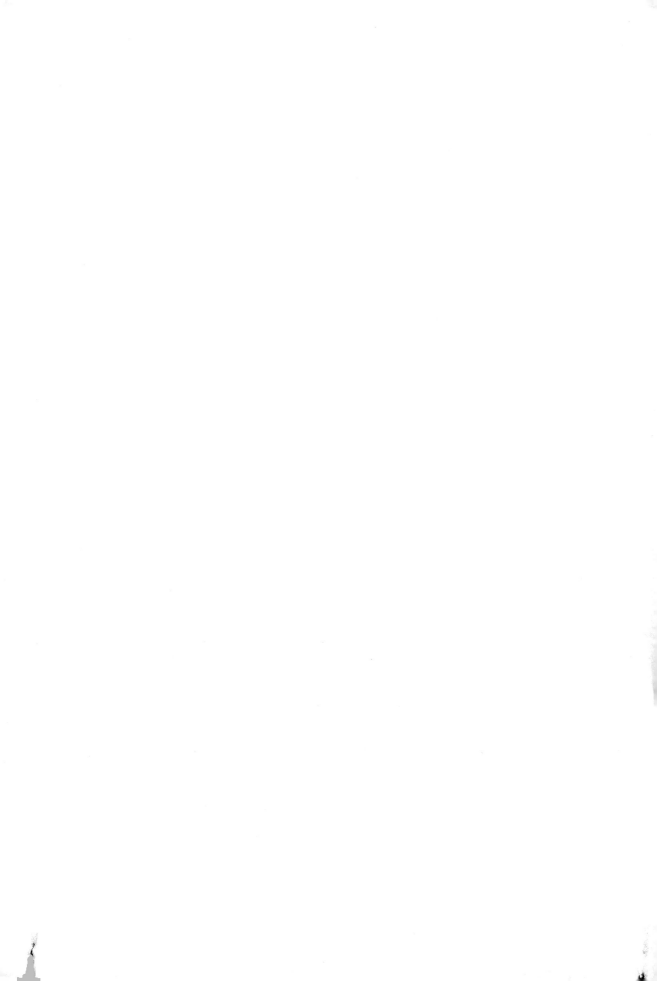